ulmer

Ursel Bühring

Mein erster Heilpflanzenkurs

Wissen und Rezepte für die Hausapotheke

Inhalt

Gesund durchs Jahr 85

Heilpflanzen kennenlernen 99

Service 151

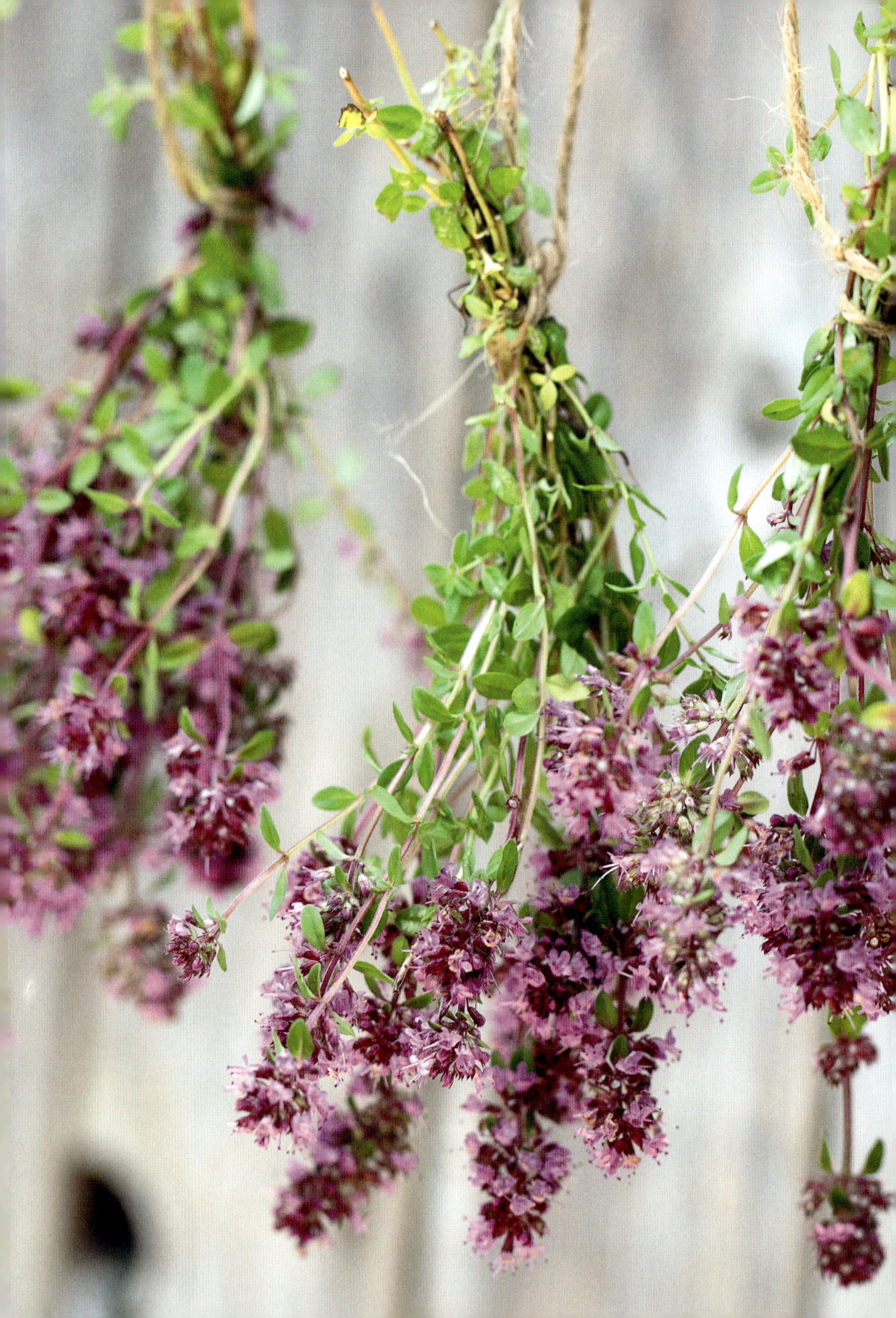

Dieses Büchlein …

… soll wie der Thymian sein: kleine Gestalt, großer Inhalt. Die Duftpflanze mit dem unnachahmlichen Aroma hat Platz bei jedem daheim und verschenkt seine Heilkraft, sobald man nur ein kleines Zweigerl zu sich nimmt. Im übertragenen Sinn möchte Ihnen genau das dieses Buch sein.

Nicht jeder will gleich alles über Heilpflanzen wissen oder eine Ausbildung machen. Manchmal braucht es nur ein kleines Büchlein: leicht genug zum Mitnehmen, bezahlbar zum Verschenken, verständlich zu lesen und mit handfestem Inhalt. Es soll Ihnen ein erster Begleiter sein, wenn Sie sich für die Heilkraft der Pflanzen interessieren. Eine kleine Hausapotheke für die wichtigsten Wehwehchen und zum Gesundbleiben für Sie selbst, Ihre Kinder oder Ihre Eltern und eine Art Einsteigerkurs. Es möchte Sie begleiten mit Heilpflanzentipps zum Nachmachen: von Kopf bis Fuß und durchs Jahr hindurch. Und Ihnen die passenden Heilpflanzen dazu vorstellen – als „grüne Freundinnen" sozusagen.

Sie können entweder bei den Pflanzen beginnen, wenn Sie gerade eine gefunden haben, die Sie interessiert. Oder Sie schlagen das Buch auf, weil Sie sich beispielweise fragen: Es ist Sommer – was kann ich gegen Sonnenbrand und Insektenstiche tun? Oder Sie wollen endlich einmal eine Frühjahrskur machen, denn davon haben Sie schon viel gehört. Sie haben Lust, einen Medizinalwein anzusetzen oder als schönes Geschenk ein Aromaspray zu kreieren? Es plagt Sie etwas und Sie wollen Ihren Husten stillen, Blähungen vielleicht oder Kopfweh lindern? Oder Sie suchen milde Pflanzenmedizin für Ihr Kind? Vielleicht aber haben Sie einfach Lust auf einen Schönheitstag ganz für sich! Dieses handliche Büchlein möchte Sie naturheilkundlich begleiten und bietet Ihnen Tipps und Rezepte zum Nachmachen an.

Ich wünsche Ihnen viel Freude beim Durchstöbern und Ausprobieren. Genießen Sie das beruhigende Gefühl, dass Sie im Fall der Fälle immer das „Grüne-Freundinnen-Buch" parat haben.

Ihre Ursel Bühring

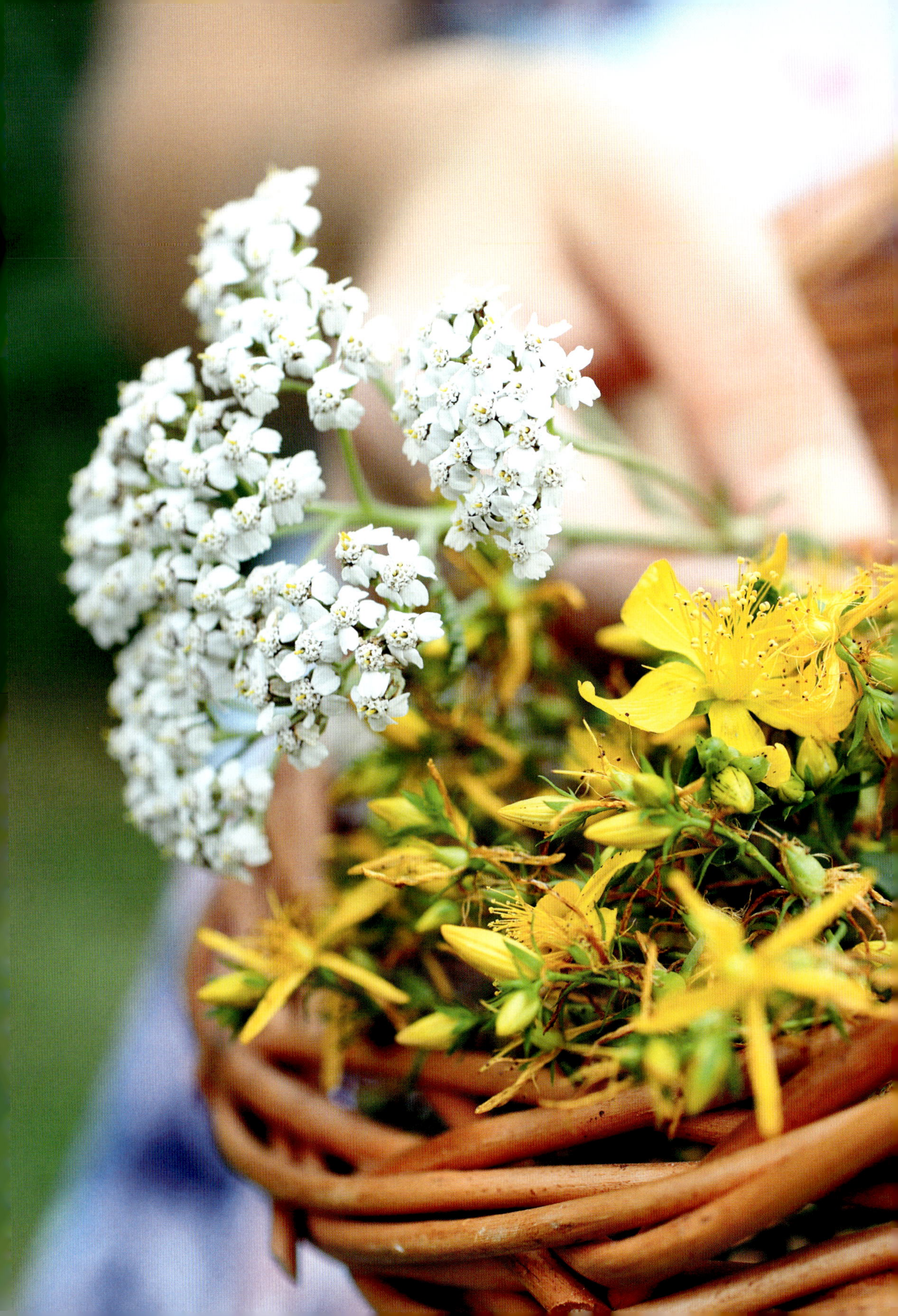

Heilpflanzen richtig anwenden

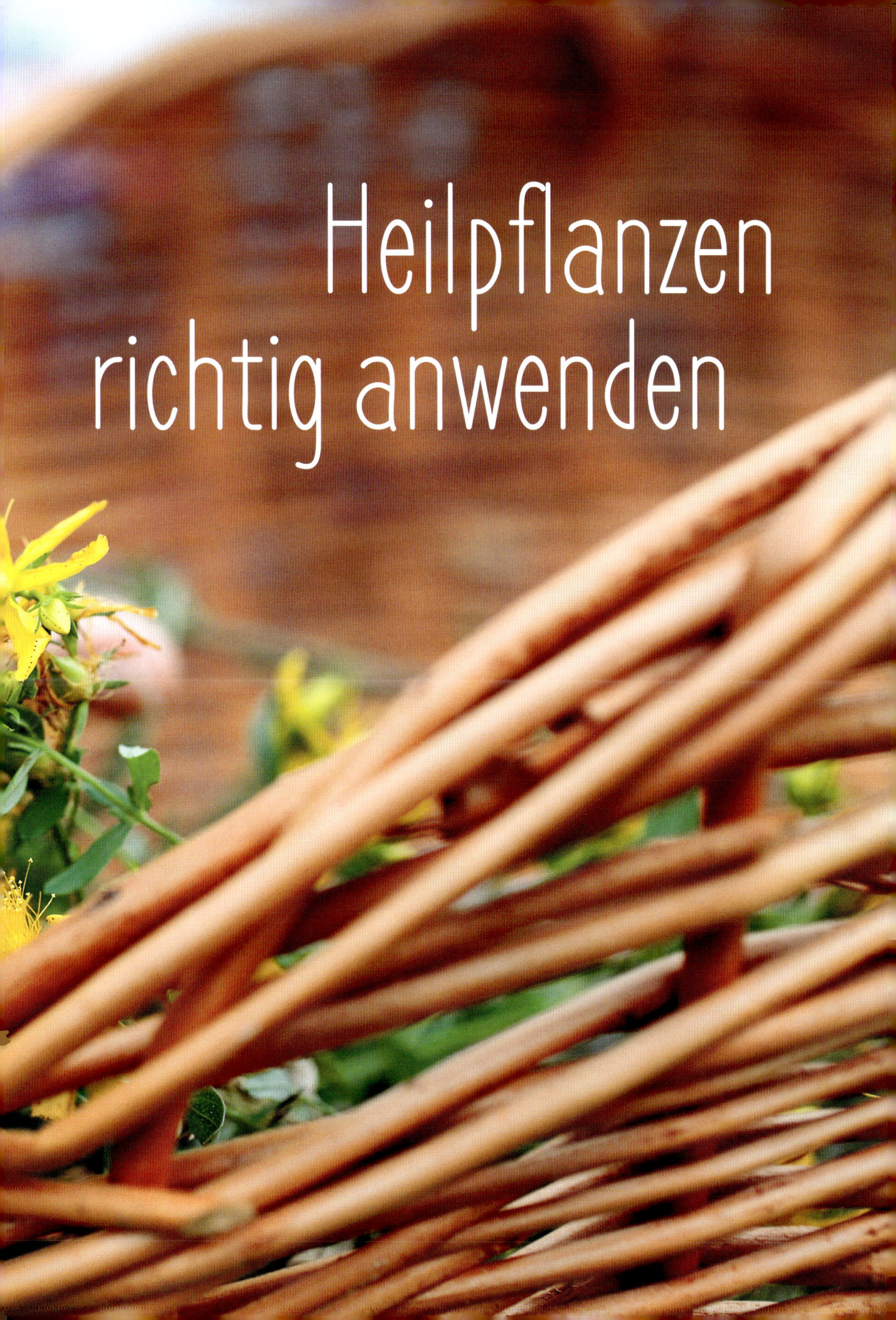

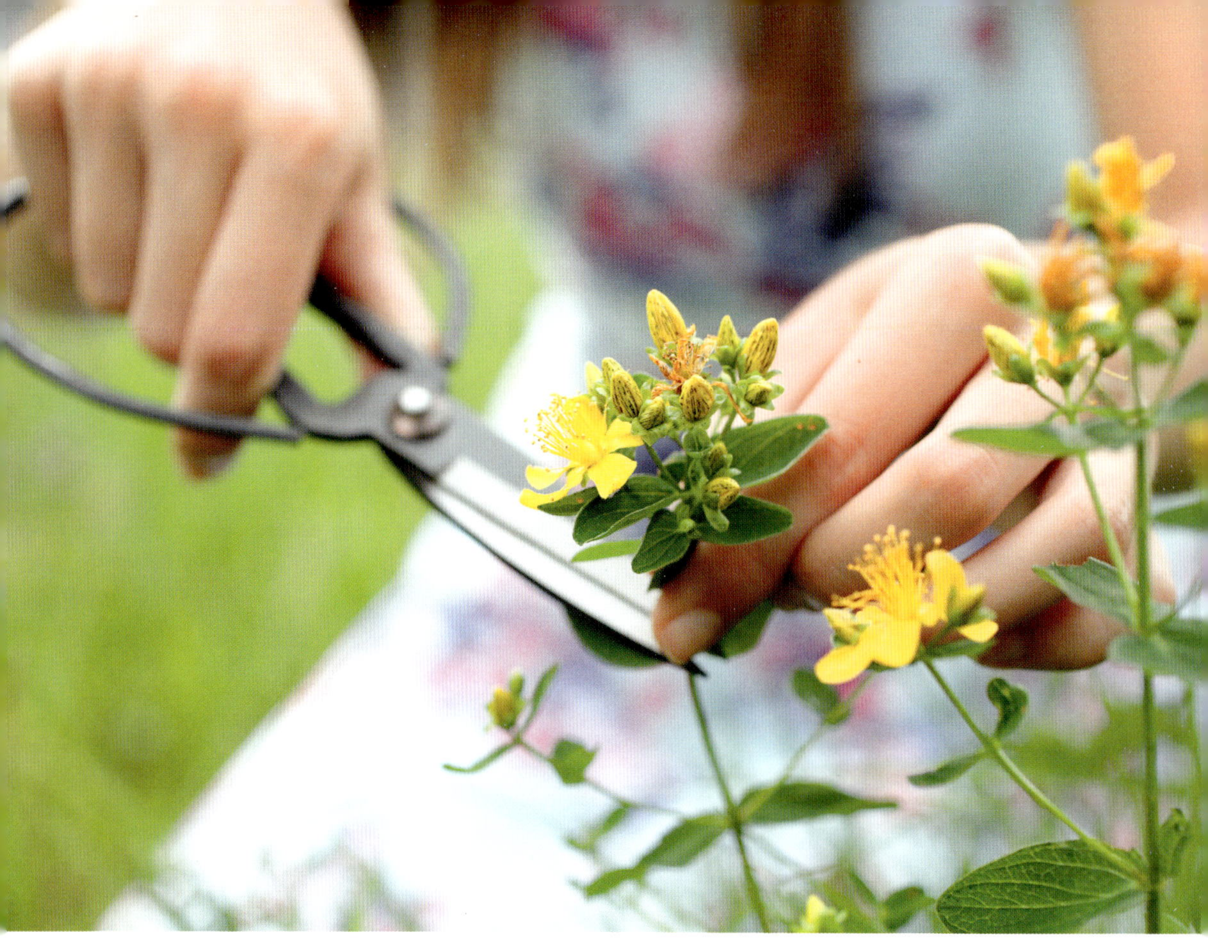

Richtig sammeln

Auf die Qualität kommt's an

Heilpflanzen für Ihre „Grüne Apotheke“ bekommen Sie in Apotheken, Reformhäusern oder Naturkostläden. Oder Sie sammeln selbst. Alle Rezepte in diesem Buch beziehen sich, falls nicht anders angegeben, auf getrocknete Pflanzenteile.

Sammeln Sie:

- nur Teile von kräftigen, gesunden und sauberen Pflanzen.
- nur Pflanzen, die Sie ganz genau kennen.
- zum optimalen Zeitpunkt, einen Sammelkalender mit den wichtigsten Pflanzen finden Sie ab Seite 152.
- so schonend, dass die Pflanze weiter wachsen kann.
- an unbelasteten Feld-, Wald- und Wiesenrändern, an Hecken, Bach- und Flussufern, trockenen Hängen, auf Brachflächen, Waldlichtungen und im Garten.

- vormittags bei trockenem Wetter, sobald der Tau getrocknet ist; Pflanzen mit ätherischen Ölen am späten Vormittag.
- die Pflanzen in einen flachen Korb, in Stofftaschen oder Papiertüten – nicht in Plastiktüten!
- nicht dort, wo mit Pestiziden gearbeitet wird oder Flächen intensiv landwirtschaftlich genutzt werden, nicht in der Nähe von viel befahrenen Straßen, nicht in Naturschutzgebieten und niemals gefährdete oder geschützte Pflanzen.

Trocknen Sie die Pflanzen:

- um sie durch Wasserentzug haltbar zu machen. Vor dem Trocknen Pflanzen bitte nicht waschen, nur welke und unsaubere Teile entfernen.
- luftig, trocken, schattig-dunkel, staubfrei, bei unter 40 °C (Pflanzen mit ätherischen Ölen bei unter 30 °C).
- möglichst schnell: Binnen 3–4 Tagen sollen sie „bruchtrocken" sein – woran Sie das erkennen, lesen Sie im nächsten Abschnitt „Getrocknete Pflanzen aufbewahren". Wird nicht korrekt getrocknet, könnten sich ätherische Öle verflüchtigen, Pflanzenenzyme mit ihrer Zersetzungsarbeit beginnen oder die Pflanzen ihre Farbe verlieren; in feuchter Wärme bauen sich auch Gerbstoffe um.

Getrocknete Pflanzen aufbewahren

- Pflanzen sind fertig getrocknet und bereit zum Aufbewahren, wenn sie strohtrocken sind, sich nicht mehr elastisch, sondern knisternd wie Cornflakes anfühlen und sich zwischen den Fingern zu Pulver zerreiben lassen: Das nennt man „bruchtrocken". Erst dann werden sie in aroma- und feuchtigkeitsgeschützte, dunkle Gläser oder Dosen aus Pappe verpackt.
- Aufbewahrung möglichst als ganze Blätter oder Blüten (Ganzblattware), sonst kann es an den Bruchstellen zu Wirkstoffverlusten kommen.
- Mit Pflanzenname und Erntezeit beschriften.

Weitere Zutaten

Bei manchen Zubereitungen benötigen Sie weitere Zutaten wie Bienenwachs, Hydrolate, fertige Tinkturen oder auch Tropffläschchen. Manchmal wird auch die Anwendung eines Fertigpräparates empfohlen, wenn das Sammeln zu mühsam oder bezüglich einer genauen Wirkstoffdosierung ungeeignet ist. Diese Zutaten und Produkte gibt es in Apotheken oder im Internet (einen Vorschlag für eine Grundausrüstung an Utensilien sowie Anbieter finden Sie im Service auf Seite 154).

PFLANZENTEILE TROCKNEN

Blätter bzw. Blüten (ohne Stängel) locker ausgebreitet in einem mit einem Leinentuch ausgelegten flachen Korb (oder im Dörrapparat). Für größere Mengen eignet sich ein Wäscheständer mit darübergelegtem Tuch.

Blühendes Kraut: Pflanzen nur dann als Kräuterstrauß trocknen, wenn das blühende Kraut (das heißt Blüte, Blatt und Stängel) verwendet wird. Denn die Wirkstoffe wandern während des Trocknens in den Stängel, der sonst weggeworfen wird.

Pflanzen mit Pflanzenschleimen (Königskerze, Spitzwegerich ...) besonders sorgfältig und locker ausgebreitet, Blatt neben Blatt, Blüte neben Blüte, da sie schwer trocknen, Wasser an sich ziehen und zum Schimmeln neigen.

Wurzeln und Rinden an der Sonne, sonst trocknen sie nicht durch: Wurzeln waschen, bürsten, längs aufschneiden, eventuell zum Trocknen aufhängen.

Heiltees

Tee ist nicht gleich Tee

Ein Plädoyer für Tee: Ein Heilpflanzentee ist eine angenehme, meist schmackhafte Medizin und ein hochmodernes Arzneimittel, sowohl hinsichtlich des Gehalts an Inhaltsstoffen als auch der Verfügbarkeit. Genießen Sie eine Auszeit und schenken Sie sich erstmal eine Tasse Tee ein.

Teetrinken ist Ritual und Genuss gleichermaßen in hektischer Zeit. Voraussetzung für einen wirksamen Arzneitee ist qualitativ hochwertige, einwandfreie, im Idealfall aus kontrolliert-biologischem Anbau stammende bzw. selbst gesammelte Ware. Wenn Sie die Pflanzenteile als sogenannte Ganzblattware, also unzerkleinert, aufbewahrt haben, optimiert das die Wirkung eines Heilpflanzentees, weil so die Inhaltsstoffe weitestgehend erhalten blieben. Bitte erst direkt vor der Zubereitung die Teekräuter fein zerkleinern (trockene Kräuter einfach zwischen den Fingern zerbröseln, trockene Früchte und Samen mörsern, frische Kräuter klein schneiden), denn jetzt (erst) sollen sich die Wirkstoffe gut entfalten. Der Zerkleinerungsgrad der Pflanzen ist wichtig, denn mit fortschreitender Zerkleinerung nimmt der Gehalt an Inhaltsstoffen im Teegetränk zu.

Damit Tee mehr ist als durstlöschender Genuss und sich seine heilsamen Eigenschaften voll entfalten, gibt es bei der Zubereitung einige Grundregeln und verschiedene Methoden.

GRUNDREGELN ZUR DOSIERUNG

- 1 gestrichenen TL / Tasse (150 – 200 ml) Wasser
- Die übliche Tagesmenge beträgt 2 – 3 Tassen.

Heißer Aufguss: Infus

Die häufigste Art der Zubereitung ist ein heißer Aufguss, ein Infus. Das ist das, was man allgemein unter Teezubereitung kennt. Er kommt für zartere Pflanzenteile wie Blüten und Blätter oder sehr fein zerkleinerte, pulverisierte Wurzeln oder Rinden zur Anwendung.

Die getrockneten oder frischen Pflanzenteile mit kochendem Wasser übergießen und bedeckt 3 – 10 Min. ziehen lassen. Anschließend abgießen.

Pflanzen mit heilkräftigen ätherischen Ölen (alles, was fein duftet, enthält ätherische Öle) mit abgekochtem Wasser, das nicht mehr sprudelt, aufgießen. Ganz wichtig: Sofort abdecken, damit die Wirkstoffe nicht mit dem Wasserdampf verloren gehen! Nachdem der Tee 5 – 10 Min. gezogen hat, die am Deckel befindlichen Kondenstropfen in die Tasse abtropfen. Sie sind reich an ätherischen Ölen, die wir ja im Getränk wollen.

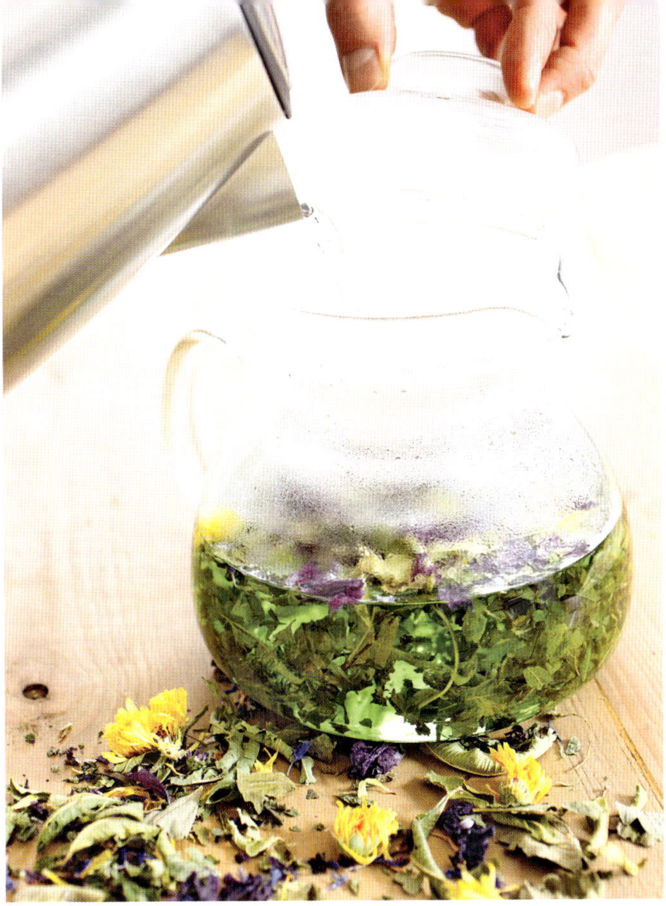

Nach dem Aufgießen von Heiltees bitte immer einen Deckel aufsetzen, damit sich die heilkräftigen ätherischen Öle nicht verflüchtigen.

Kaltwasserauszug: Mazerat

Wenn Sie Pflanzen mit heilkräftigen reizlindernden Pflanzenschleimen zubereiten, dann bitte mit kaltem Wasser ansetzen, weil viele Schleimstoffe bei Hitze abgebaut und Wirkstoffe vermindert werden.

Die zerkleinerten Pflanzen in kaltes Wasser legen und 1–5 Stunden unter gelegentlichem Umrühren ziehen lassen (zarte Malvenblätter und -blüten 1–2 Stunden, Eibischwurzeln 3–5 Stunden). Achtung: Solche Tees dürfen Sie nicht lange aufbewahren, weil sie schnell schimmeln. Deshalb immer nur eine Tasse ansetzen und diese unmittelbar nach dem Auszug verwenden. Schluckweise kalt trinken und dabei im Mund anwärmen.

Abkochung: Dekokt

Wenn Heilpflanzen aus harten Wurzeln, getrockneten Rinden oder Hölzern bestehen, benötigen diese harten Pflanzenteile eine längere Kochzeit, um ihre Wirkstoffe freizusetzen.

Pflanzenteile mit einem Messer oder im Mörser zerkleinern. Dann mit kaltem Wasser ansetzen, zum Kochen bringen und 5–30 Min. kochen lassen, danach abfiltrieren.

Tinkturen

Starke Heilkraft auf Vorrat

Tinkturen sind in Alkohol konservierte Pflanzenheilkräfte, sie sind praktisch, sofort tropfenweise verfügbar und man kann sie überall mitnehmen.

GRUNDREGELN ZUR DOSIERUNG

- Erwachsene nehmen in der Regel dreimal täglich 20 – 30 Tropfen in Wasser oder Tee ein.
- Kinder ab dem 1. Lebensjahr dreimal täglich 1 Tropfen pro Lebensjahr in Wasser, Tee oder auch Fruchtsaft.

Tinkturen sind flüssige Zubereitungen aus getrockneten Pflanzen, die mit Alkohol verschiedener Konzentration hergestellt werden. Die Mazeration, das Ausziehen zerkleinerter Pflanzen über eine gewisse Zeit in Alkohol, ist ein sehr einfaches Verfahren. Es stellt keine besonderen Anforderungen an Gerätschaften oder Arbeitsaufwand und eignet sich daher gut zum Selbermachen. Im Allgemeinen werden Tinkturen aus 1 Teil getrockneter Pflanzenteile und 5 – 10 Teilen Alkohol hergestellt, also ein Ansatzverhältnis von 1:5 bis maximal 1:10. Für die Hausapotheke sind in den meisten Fällen Wodka oder Korn gut geeignet.

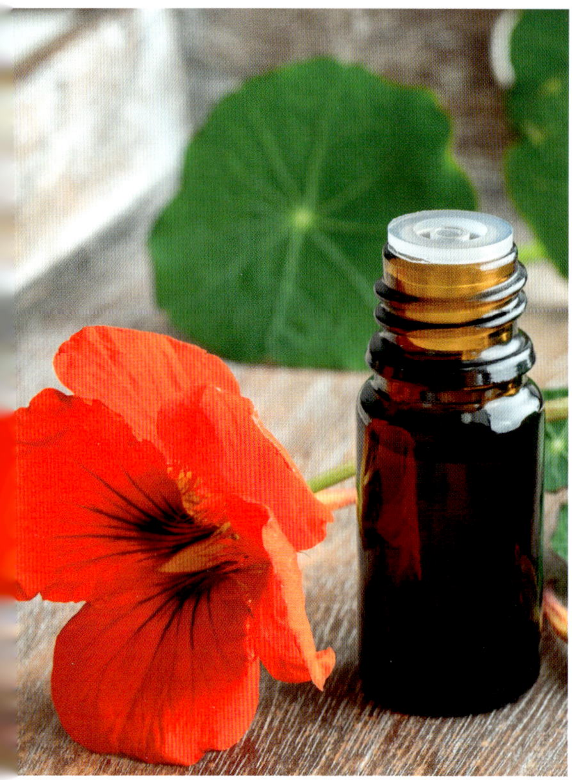

GRUNDREZEPT: TINKTUREN

Ein helles Schraubglas locker mit fein zerkleinerten Pflanzen füllen, mit Wodka oder Korn übergießen (entspricht einem Ansatzverhältnis von 1:5 bis 1:10) und 3 Wochen am Fensterbrett stehen lassen; regelmäßig schütteln. Danach in dunkle Tropffläschchen abgießen; etikettieren, lichtgeschützt und gut verschlossen aufbewahren. Tinkturen halten 2 – 3 Jahre.

Wichtig beim Ansatz: Je besser zerkleinert, desto besser der Wirkstoffauszug! Mäßige Wärme, also 30 – 35 °C im Schatten, nicht in der Sonne, und regelmäßiges Schütteln fördern den optimalen Wirkstoffauszug.

So schön die Pflanze auch aussieht: Für eine wirksame Tinktur muss sie immer gut klein geschnitten werden.

Medizinalweine

Auf Ihre Gesundheit!

Medizinalweine sind alte Rezepturen, die vornehmlich in Klöstern entwickelt wurden. Sie verbinden das Angenehme mit dem Nützlichen.

Angenehm der feine Geschmack trotz oft „bitterer Medizin“ – nützlich, weil durch den Alkohol auch alkohollösliche Inhaltsstoffe freigesetzt werden. Zudem konserviert Alkohol. Nur für Leber- und Alkoholkranke ist so ein Medizinalwein nichts.

Medizinalweine selber herzustellen, ist einfach: Etwa 30–50 g zerkleinerte getrocknete Pflanzen in 1 l Süßwein (Sherry, Portwein, Malaga) ansetzen, bis 7 Tage warm stellen, stets gut schütteln, danach abfiltrieren. Süßweine werden durch Konzentration des Traubensaftes mit nachfolgender Gärung hergestellt und haben einen Alkoholgehalt von etwa 17 % Vol. Deshalb ist die Haltbarkeit von Medizinalweinen mit etwa 4 Monaten kürzer als die von Tinkturen. Wenn Sie ein wenig Korn oder Weinbrand hinzugeben und somit den Alkoholgehalt auf 20 % erhöhen, ist der Gesundheitstrunk 1 Jahr haltbar.

GRUNDREGELN ZUR DOSIERUNG

Bitte likörgläschenweise genießen.

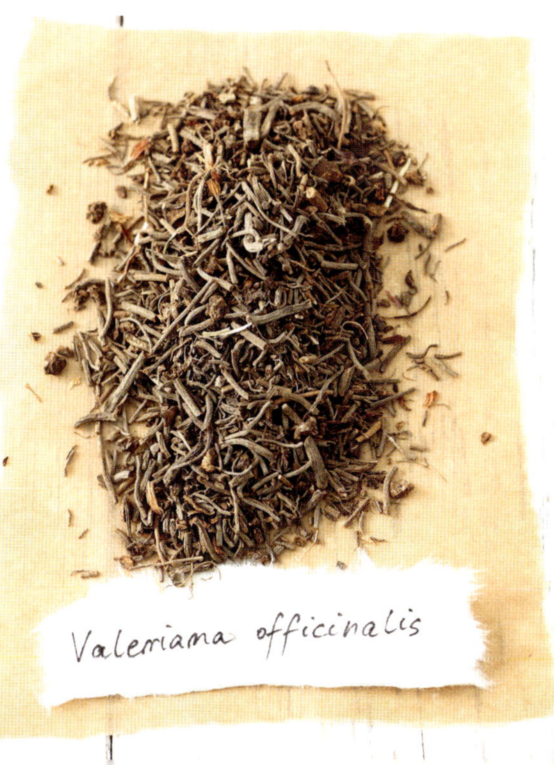

BALDRIANWEIN BEI STRESS UND ERSCHÖPFUNG

Je 10 g zerkleinerte Baldrian- und Ingwerwurzeln, Hopfendolden, Lavendelblüten und Melissenblätter und 1 geöffnete Vanilleschote mit ¾ l Portwein übergießen. Gut verschlossen 1 Woche ziehen lassen, danach abfiltrieren. Bei Bedarf 1 Likörglas vor dem Schlafengehen einnehmen.

HEILWEIN BEI NERVÖSEM MAGEN

Ein Schraubglas mit je 10 g klein geschnittenen Baldrian- und Engelwurzwurzeln, Fenchelsamen, Pfefferminzblättern und Kamillenblüten füllen, ½ zerkleinerte Zimtstange dazugeben und mit ¾ l Sherry auffüllen. 1 Woche stehen lassen, regelmäßig schütteln und abgießen.

Die Heilkraft der Baldrianwurzel löst sich in Alkohol besser als in Wasser – optimal für einen Medizinalwein.

Cremes und Salben

Heilkraft auf die Haut gebracht

Salbenrühren ist eine uralte Tradition und ein „heiliges Geschäft“: Es erfordert Ruhe, Zeit, Muße und Konzentration. Salben und Cremes bringen heilsame Pflanzenzusätze über die Haut in den Körper und sie schützen und heilen die Haut.

Salben sind halbfeste Arzneizubereitungen verschiedener Fette, Öle oder Wachse ohne Wasser. Sie bilden auf der Haut einen zusammenhängenden Lipidfilm und verhindern dadurch die Abdunstung, erhöhen den Feuchtigkeitsgehalt sowie die Elastizität der oberen Hautschichten und lassen die enthaltenen Wirkstoffe tiefer in die Hautschichten eindringen. Salben werden vor allem bei chronischen Hauterkrankungen eingesetzt.

Cremes sind von weicher Konsistenz und bestehen aus einer fettlöslichen und einer wässrigen Phase. Damit sich Fett und Wasser beim Lagern nicht wieder voneinander trennen, gibt man meist einen Emulgator hinzu. Cremes werden zur Behandlung akuter Entzündungen bevorzugt, weil sie kühlen und in gewissem Maß austrocknen.

Verwenden Sie nur beste Zutaten als Grundlage: hochwertige pflanzliche Fette und Kräuter aus kontrolliert-biologischem Anbau, damit keinerlei chemische Rückstände auf bzw. in die Haut gelangen. Mineralische Öle und Fette wie Vaseline, Melkfett oder Paraffin sind gereinigte Erdöle und eignen sich nur als isolierender (Schutz-)Film von außen. Für die Creme- und Salbenherstellung zum Heilen sind sie ungeeignet.

GRUNDREZEPT: SCHNELLE SALBE

Eine schnelle Heilsalbe, die je nach verwendeter Pflanze bei kleineren Verletzungen (Ringelblumenblüten), Blähungen und Bauchweh (Fenchelsamen) oder Bronchitis (Thymiankraut) hilft: 2 EL Butterschmalz (Ghee) oder Butter im Topf schmelzen, 2 EL fein zerkleinerte Kräuter (wie oben genannt – je nach Zweck der Anwendung) einstreuen und 10 – 15 Min. darin schwenken (die Butter darf keinesfalls bräunen). Durch ein Tuch abfiltern. Die Salbe hält gekühlt mehrere Wochen; man kann sie auch in kleinen Stücken einfrieren.

RINGELBLUMEN-HAUTHEIL-SALBE

20 g Ringelblumenblüten in 100 ml Olivenöl 15 Min. lang erhitzen (bei maximal 70 °C, nicht „frittieren“!). Absieben und das Ringelblumenöl wieder in den Topf geben. 15 g Bienenwachs in diesem Öl zum Schmelzen bringen, den Topf vom Herd nehmen und in Salbendöschen füllen. Mit Küchenpapier bedeckt erkalten lassen, erst danach den Deckel schließen. Die Salbe ist 1 Jahr im Kühlschrank haltbar.

GRUNDREZEPT: CREME

Zunächst ist die Herstellung einer Emulsion notwendig, weil fett- und wasserlösliche Stoffe gemischt werden sollen. Für die „fette Fraktion" 3 TL Bienenwachs, 100 ml Mandelöl und 4 TL Lamecreme (ein Emulgator) in ein 200-ml-Schraubglas geben und im Wasserbad erwärmen, bis alles flüssig ist. Parallel dazu die „wässrige Fraktion", zum Beispiel 20 ml Tinktur und 20 ml Wasser, Tee oder Hydrolat, auf 60–70 °C im Wasserbad erwärmen. Anschließend die wässrige in die fette Fraktion einrühren und kräftig schütteln. Ist die Mischung handwarm, auf Wunsch noch ätherische Öle (oder Bachblüten, Homöopathika etc.) zugeben.

Die Creme erhärtet im Laufe des Abkühlens. Wenn sie zu flüssig ist, mehr Bienenwachs als Konsistenzgeber zugeben; bricht die Emulsion (das heißt, es scheidet sich die wässrige von der fetten Phase), dann etwas mehr Lamecreme zugeben. In Cremedöschen abfüllen und verschließen. Im Kühlschrank 3–6 Monate haltbar.

Ringelblumensalbe gehört in jeden Haushalt und in die Reise- und Sportapotheke.

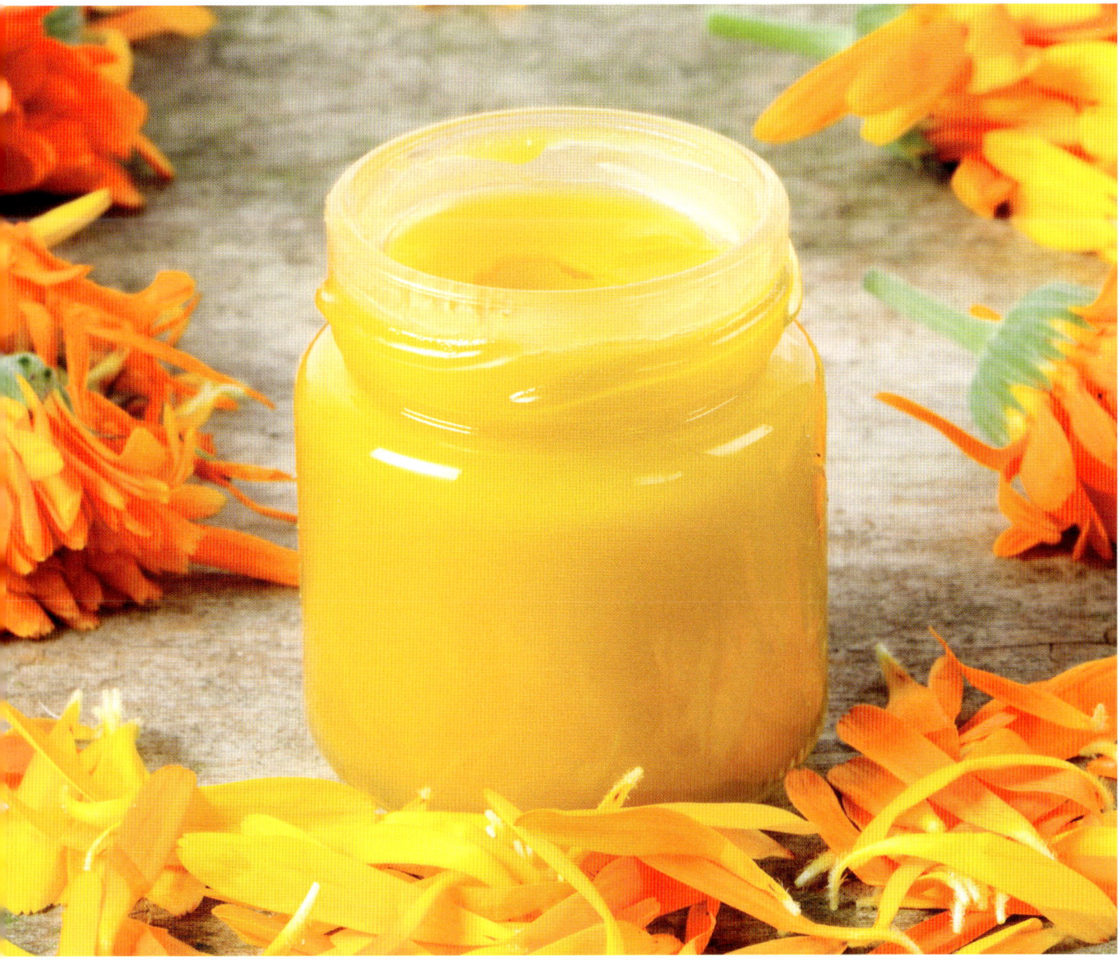

Wickel und Auflagen

Wohlgefühl zum Gesunden

Wickel sind etwas Wunderbares und mehr als Großmuttermedizin! Sie schenken aufmerksame Zuwendung, Berührung und Nähe, sie sprechen die Sinne an durch feine Düfte und wohlige Wärme und geben ein Gefühl von Geborgenheit. All das kommt der Genesung zugute.

Die medizinische Wirkung von Wickeln und Auflagen kommt durch das Zusammenspiel verschiedener Wirkprinzipien zustande: durch die spezifische Eigenschaft der verwendeten Arzneipflanze, dazu die physikalische Wirkung von Wärme oder Kälte oder von trockenen oder feuchten Anwendungen. Mit Letzterem kann man Wärme erhalten und aufbauen oder entziehen und ableiten. Und was wirkt eigentlich beim feuchtwarmen Wickel? Zunächst erweitern sich die Gefäße, das verstärkt die Durchblutung. Die Wärme verbessert die Stoffwechselaktivität, entspannt und entkrampft. Nachfolgend kann diese intensive Wärme, je nach Lokalisation der Anwendung und Größe der Auflagefläche, gezielte Wirkungen auf innere Organe haben und natürlich dieses schöne Gefühl des Umsorgtseins vermitteln. Für viele Menschen, selbst für chronische Nichtschläfer und unruhige Kinder, sind Wickelanwendungen ein überraschend gutes Einschlafmittel – der Mensch kommt zur Ruhe.

Aber Wickel müssen korrekt angewendet und Vorsichtsmaßnahmen beachtet werden, sonst kann die Anwendung eher schaden als nützen und beispielsweise zu Verbrühungen oder zum Auskühlen führen oder Allergien hervorrufen.

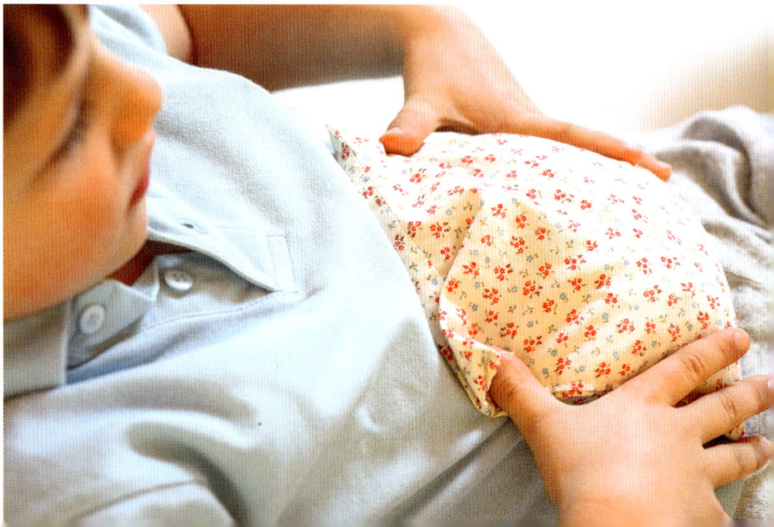

Wickel lassen sich schon bei Kindern ab 1–2 Jahren gut anwenden; sie genießen das Umsorgtwerden besonders.

SCHAFGARBEN-LEBERWICKEL

Ein feuchtwarmer Leberwickel hilft der Leber beim Entgiften. Am besten mittags nach dem Essen oder abends vor dem Zubettgehen anlegen, das lindert schnell das unangenehme Völlegefühl bei chronischen Lebererkrankungen.

6 EL Schafgarbenblüten mit ½ l heißem Wasser überbrühen, 10 Min. bedeckt ziehen lassen, in eine Schüssel abgießen und ½ l heißes Wasser zugießen. Ein Innentuch (zum Beispiel ein Geschirrhandtuch) auf Lebergröße falten, auf ein größeres Auswringtuch legen und in diesem zu einer Rolle wickeln. An den langen Enden halten und die Mitte der Rolle (mit dem Innentuch) in den Schafgarbentee tunken, vollsaugen lassen und die Rolle danach kräftig auswringen: Je trockener das Innentuch, desto heißer wird es auf der Leber vertragen und desto besser speichert es die Hitze.

Den teegetränkten Wickel (nur das Innentuch!) behutsam über der Leber anlegen – bitte vergewissern Sie sich, dass er nicht zu heiß ist – ein größeres, trockenes Tuch darüberlegen und mit einem langen Wollschal um den Bauchbereich straff fixieren, sodass keine „Kältebrücken" entstehen. 15–30 Min. belassen, dann die feuchten Tücher entfernen, den Wollschal rasch wieder umwickeln und 30 Min. nachruhen. Auf Wunsch unterstützt eine dünn gefüllte Wärmflasche den Entspannungs- und Wärmeprozess.

⊕ **Bitte beachten:** Nicht anwenden bei entzündlichen Prozessen.

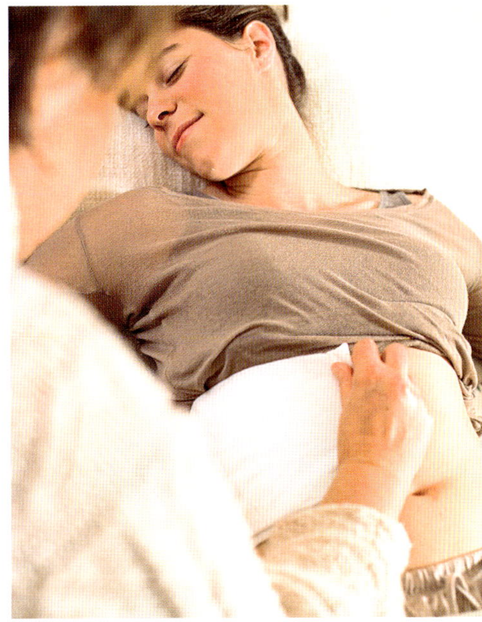

Legen Sie den Leberwickel auf der rechten Körperseite, direkt unter dem Rippenbogen an.

KAMILLEN-BAUCHWICKEL

6 EL Kamillenblüten mit 1 l heißem Wasser überbrühen, bedeckt 10 Min. ziehen lassen. Dann den feuchtwarmen Wickel anlegen: Ein Tuch, vierlagig auf die Größe des Bauchs gefaltet, in den Tee tunken und kräftig auswringen, bis es nicht mehr tropft. Auf den Bauch legen und mit einem weiteren, trockenen Tuch und danach mit einem Wolltuch abdecken, und zwar so, dass die Tücher fest am Körper liegen. Auf Wunsch eine flach gefüllte Wärmflasche auflegen. Nach 20–30 Min. den Wickel abnehmen und nachruhen. Lindert Bauchschmerzen und Krämpfe und beruhigt zugleich.

Heilpflanzenbäder

Einfach gesundbaden

Baden ist Wonne in der Wanne. Das Eintauchen in warmes Wasser lässt neue Kräfte schöpfen und Belastendes abgleiten, lässt innehalten im hektischen Alltag und Körper, Seele und Geist heilsam verschnaufen.

Baden ist mehr als Körperreinigung, es ist Gesundheitsvorsorge! Ein Bad kann anregen, ermüden, entspannen, erfrischen, beleben oder erregen, Haut heilen oder Schmerzen lindern – je nach Zusatz. Der hochwirksame Effekt eines Bades als solches wird von duftenden Heilkräutern unterstützt, die auf die Haut selbst wirken, die resorbiert oder inhaliert werden und so den gesamten Organismus beeinflussen.

Bade-Pflanzen

Gänseblümchenblüten und -blätter: Hautpflege bei trockener Ekzem-Haut
Holunder- und Lindenblüten: bei Erkältungen, schweißtreibend, beruhigend
Lavendelblüten, Hopfenzapfen, Melissenblätter: beruhigend, entspannend bei Stress und Nervosität
Pfefferminzblätter: erfrischend, kühlend
Rosenblütenblätter: duftende Pflege für straffe Haut
Ringelblumenblüten: wundheilungsfördernd, zur Hautpflege
Thymiankraut: krampflösend, bei Erkältungen

Bademischungen

Hautbad: Ringelblumen-, Gänseblümchen- und Rosenblüten, Ackerstiefmütterchenkraut
Erkältungsbad: Thymiankraut, Holunder- und Lindenblüten
Schlummerbad: Hopfenzapfen, Lavendel- und Lindenblüten, Melissenblätter
Muntermacher: Rosmarin- und Pfefferminzblätter, Thymiankraut, Rosen- und Ringelblumenblüten

GRUNDREZEPT: VOLLBAD

50–100 g getrocknete Kräuter (10–30 g für Säuglings- und Kinderbäder) mit 2 l heißem Wasser überbrühen, bei geschlossenem Deckel 10 Min. ziehen lassen, abgießen und ins 35–38 °C warme Badewasser geben.

Bitte beachten: Keine Vollbäder bei größeren Verletzungen, unklaren Hauterkrankungen oder schweren Erkrankungen nehmen.

Inhalationen

Dampfbäder für den Kopf

Ja, auch der Kopf darf baden. Wir kennen das als Dampfinhalation bei Schnupfen. Aber auch der Schönheit dient ein Dampfbad, wenn beispielsweise die Gesichtshaut mit Rosenblütentee „bedampft" wird.

Inhalationen helfen bei Nasennebenhöhlenentzündung: Der heiße Dampf von Tee aus Eukalyptus- und Pfefferminzblättern, Kamillen- oder Holunderblüten dringt in die Nasenräume, befeuchtet die Schleimhäute und hilft, verhockten Schleim zu lösen. Das beschleunigt den Sekretabfluss aus den Nasennebenhöhlen, lindert den unangenehmen Kopfdruck und lässt den Schnupfen schneller abklingen. Dämpfe von Anis- oder Fenchelsamentee, Thymiankraut- oder Kamillenblütentee dringen tief hinab in die Bronchien, erwärmen, entspannen und fördern die Durchblutung. Das lindert Halsschmerzen und Husten.

Viel braucht es nicht für eine Dampfinhalation: eine große Schüssel, Kräuter, heißes Wasser und ein großes Handtuch.

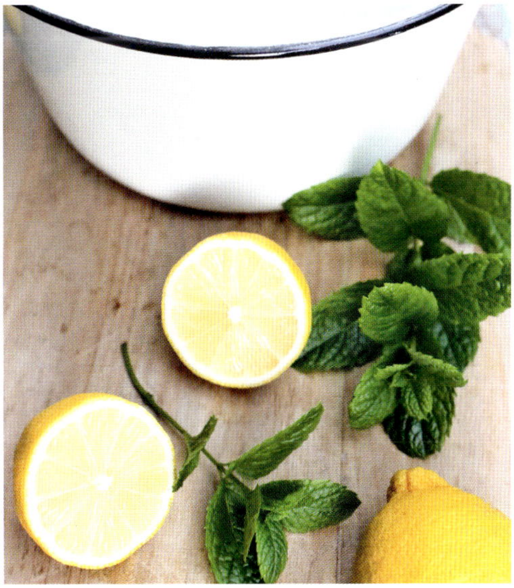

GRUNDREZEPT: KOPFDAMPFBAD

2–3 EL Teekräuter in einer Schüssel mit 1 l siedendem Wasser überbrühen. Damit die ätherischen Öle mit dem heißen Wasserdampf gezielt zu den oberen Luftwegen gelangen, ein Handtuch wie ein schützendes Zelt über Kopf und Inhalationsgefäß legen. Beugen Sie Ihren Kopf über die Schüssel und atmen Sie die aufsteigenden Dämpfe ein, bis der Tee kühler wird (5–7 Min.). Anschließend 1 Stunde nachruhen. Mehrmals täglich anwenden.

Statt Schüssel und Handtuch können Sie auch einen Inhalator aus der Apotheke nutzen: einfach auf Mund und Nase halten, sodass die Augen frei bleiben.

AROMA-INHALATION

1–2 Tropfen eines naturreinen ätherischen Öls (Pfefferminze, Eukalyptus oder Thymian) mit 1 l heißem Wasser überbrühen, die aufsteigenden Dämpfe einatmen. Nur für Erwachsene.

TROCKENE INHALATION

Für nachts oder unterwegs: 1–2 Tropfen naturreines ätherisches Pfefferminz-, Eukalyptus- oder Thymianöl auf ein Taschentuch geben und immer wieder daran schnuppern. Nur für Erwachsene.

Kräuterkissen

Düfte heilen im Schlaf

Mit süßlich duftenden Kräutern wurden früher Matratzen und Kissen gefüllt, um unliebsames Viehzeug fernzuhalten, die Geburt zu erleichtern oder die Nerven zu beruhigen. Heute erfahren Kräuterkissen wieder eine Renaissance.

Kräuterkissen eignen sich gut fürs Bett oder Sofa, wo die Körperwärme dafür sorgt, dass sich die heilsamen Düfte entfalten, eingeatmet werden und zur Wirkung kommen – so ist Medizin angenehm! Für die Kräuterfüllung müssen die Pflanzen ganz durchgetrocknet und zerkleinert, aber nicht pulverisiert sein. Den Kissenbezug aus Baumwolle oder Leinen wählen Sie nicht zu dick (damit sich der Duft entfalten kann) und nicht zu dünn (damit die Pflanzenteile nicht herausbröseln). 50–150 g einer Mischung von Pflanzen mit ätherischen Ölen in eine etwa 15 × 15 cm kleine Kissenhülle füllen. Das Kissen oben zunähen oder mit Klettverschluss versehen.

Die Haltbarkeit beträgt 6–12 Monate. Wenn Sie Kräuterkissen zwischen zwei Wärmflaschen erwärmen, wirken sie intensiver, aber ihre Haltbarkeit verkürzt sich dadurch – für etwa 15 Anwendungen können Sie sie jeweils verwenden.

Duftmischungen für Kissen

Allroundkissen: Kamillenblüten beruhigen, lindern Erkältungen, Kopf-, Zahn- und Ohrenschmerzen, Bauchweh oder Menstruationskrämpfe.

Bauchwehkissen: Majorankraut, Kamillenblüten und Fenchelsamen lindern Bauchweh, Zahn- oder Ohrenschmerzen und beruhigen quengelige Kinder.

Kopfwehkissen: Pfefferminz- und Melissenblätter, Mutterkraut, Kamillen- und Orangenblüten

Schlafkissen: Hopfenzapfen, Lavendel-, Rosen- oder Orangenblüten, Melissenblätter oder Waldmeisterkraut

Konzentrationskissen: Basilikum-, Bohnenkraut-, Pfefferminz-, Rosmarin-, Zitronenverbenenblätter oder Thymiankraut. Gut für Schulkinder.

Duftende Kräuterkissen lindern Kopf- und Bauchweh – und wer hätte das gedacht: auch Heimweh.

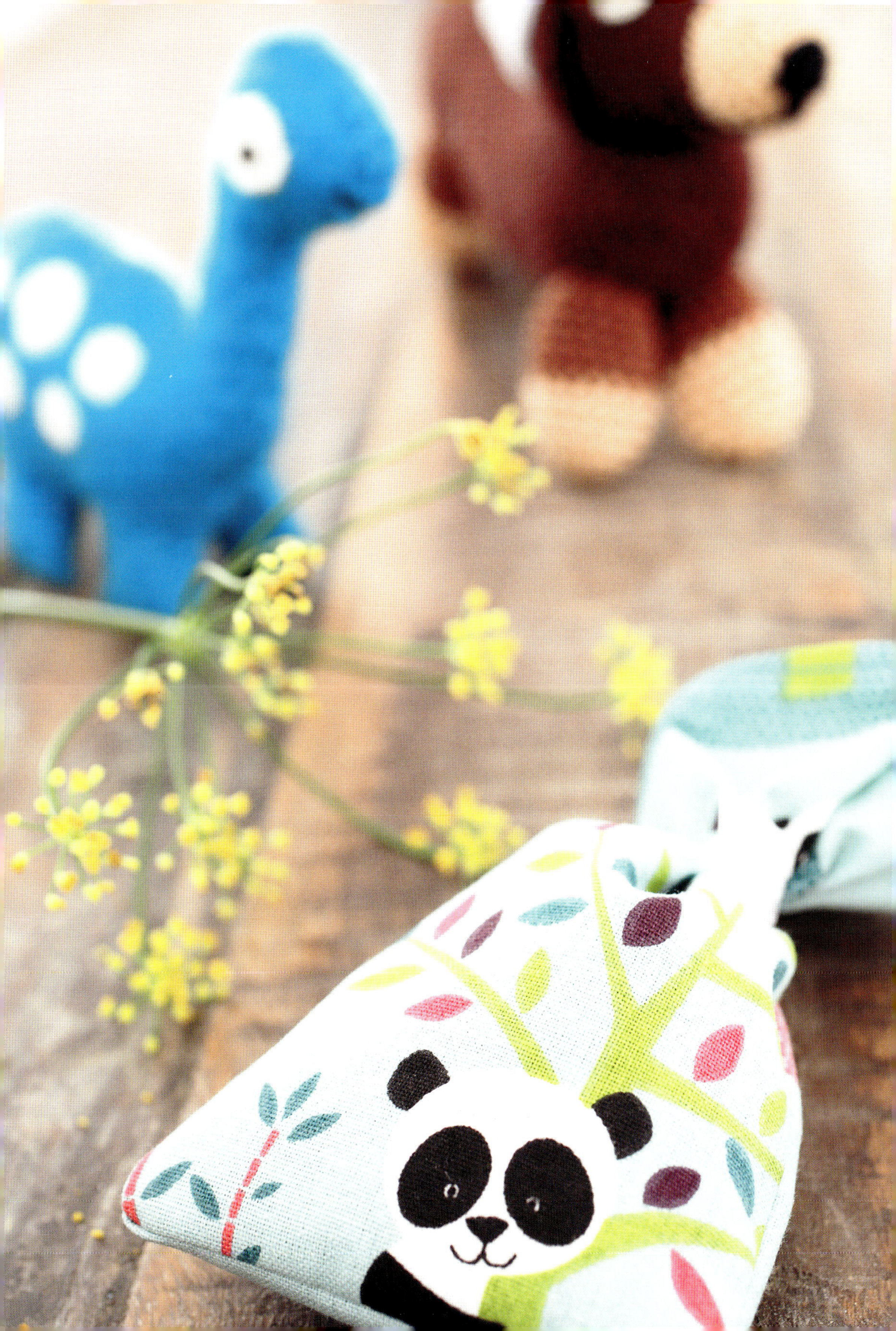

Aromasprays

Heilkraft zum Sprühen

Was ist ein Aromaspray? Eine einfach herzustellende und äußerst angenehme Wohlfühltherapie, die den Alltag duftend begleitet – hergestellt aus einer Mischung ätherischer Öle mit Alkohol und Wasser.

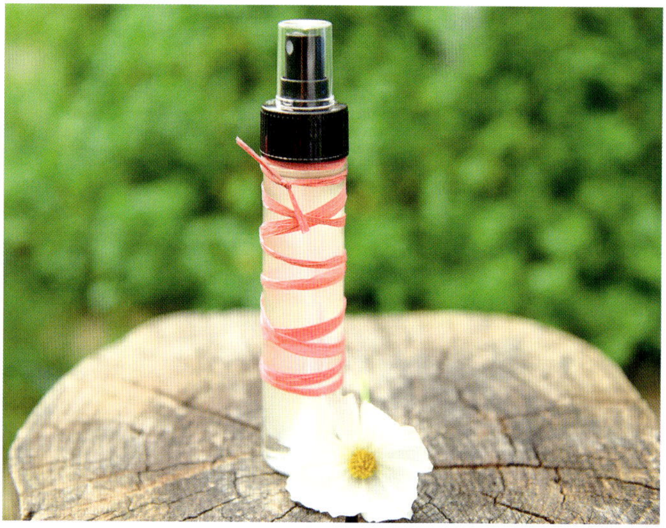

Kleines Spray – große Wirkung für Körper und Seele: Duft macht nicht an der Nase halt, er geht auch direkt ins Gehirn, genauer gesagt ins limbische System.

Dass ätherische Öle angenehm duften und erfrischende, entspannende oder anregende, erkältungswidrige oder konzentrationsfördernde Wirkungen entfalten, kennt man heutzutage. Normalerweise gehört das therapeutische Arbeiten mit ätherischen Ölen in die Hände von speziell ausgebildeten Aromaexperten, aber in der stark verdünnten Anwendung als Aromaspray kann das jedermann für den privaten Bereich einsetzen. Es gibt vielfältige Möglichkeiten, die Aromen individuell für die unterschiedlichsten Anlässe zu mischen. Das ergibt einerseits wirkungsvolle Rezepturen und andererseits begehrte Geschenke.

Aromasprays sind einfach zu handhaben: Ein paar Pumpstöße in die Raumluft abgeben und schon erfüllt die wirksame Duftmischung Ihre Umgebung. Sei es im Büro, am Arbeitsplatz, im Schlafzimmer oder im Krankenzimmer. Sie können damit unangenehme Ausdünstungen jeglicher Art (Küche, Toilette, Raucherzimmer, Krankenzimmer) eliminieren, „dicke Luft" harmonisieren, eine bessere (Arbeits-)Stimmung oder eine duftende Wohlfühlatmosphäre schaffen.

Auf Qualität achten

Wichtig ist, dass Sie keine synthetischen Öle verwenden – auch keine naturidentischen Öle (das sind auch synthetische Öle!), da sie Allergien auslösen können. Richtig ist 100 % naturreines ätherisches Öl. Sie erkennen es daran, dass auf der Flasche Folgendes aufgeführt ist: botanische Bezeichnung der verwendeten Pflanze, Ursprungsland, verwendeter Pflanzenteil, exakte Füllmenge, Anbauart, Gewinnungsverfahren und Chargennummer.

Duftmischungen für Aromasprays

konzentrationssteigernd: je 5 Tropfen Basilikum, Orange, Rosmarin und Zitronenverbene
beruhigend: je 6 Tropfen Lavendel fein, Sandelholz und Orange, 2 Tropfen Rose
bei Erkältung: je 4 Tropfen Lavendel fein, Thymian, Kiefer, Eukalyptus, Salbei und Ysop
harmonisierend und geruchsbindend: je 4 Tropfen Salbei, Orange, Zitronenverbene, Lavendel fein und Geranie

Insektenspray-Mischungen

Insektenschreck 1: je 7 Tropfen Lavendel fein und Eukalyptus und je 8 Tropfen Gewürznelke und Geranie
Insektenschreck 2: je 6 Tropfen Rosmarin, Bergamotte, Gewürznelke, Salbei und Zitrone
Insektenschreck 3: je 8 Tropfen Gewürznelke, Zeder und Lemongras, 6 Tropfen Lavendel fein
Insektenschreck 4: 7 Tropfen Zitrone, 6 Tropfen Rosengeranie, 3 Tropfen Nelkenknospe und 12 Tropfen Lavendel fein

GRUNDREZEPT: AROMASPRAY

In eine 100-ml-Sprühflasche 2 ml 90 %igen Alkohol (oder ½ TL Salz) und ungefähr 25 Tropfen einer der genannten Mischungen von naturreinen ätherischen Ölen geben. Zur Insektenabwehr geben Sie etwa 30 Tropfen ätherische Öle dazu. Sollen es Sprays für Kinder sein, reduzieren Sie die ätherischen Öle um die Hälfte.

Mit 98 ml destilliertem Wasser, Lavendelhydrolat oder Rosenwasser auffüllen. Vor Gebrauch immer kräftig schütteln. Das Aromaspray ist etwa 6 Monate haltbar.

Handelt es sich um ein Insektenspray, dieses nach Bedarf mehrmals am Tag auf Ihren Körper (Vorsicht: Nicht auf Schleimhäute oder in die Augen bringen!), auf Kopfhaare, Kleidungsstücke sowie in Zimmern und auf Vorhänge bzw. Moskitonetze sprühen. Um das Gesicht vor Insektenstichen zu schützen, sprühen Sie die Lösung auf Ihre Hände und reiben Sie sie behutsam auf die Haut.

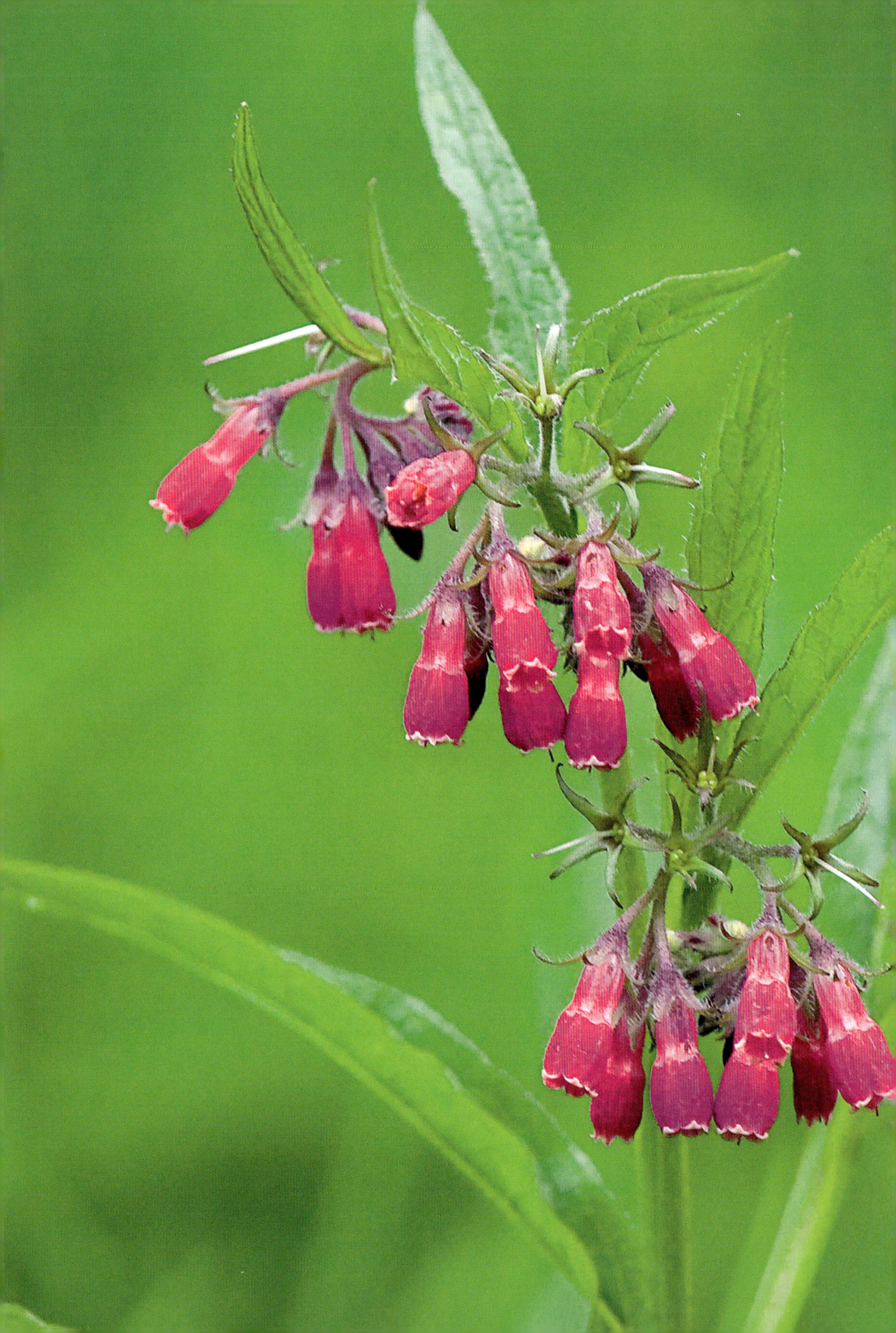

Gesund von Kopf bis Fuß

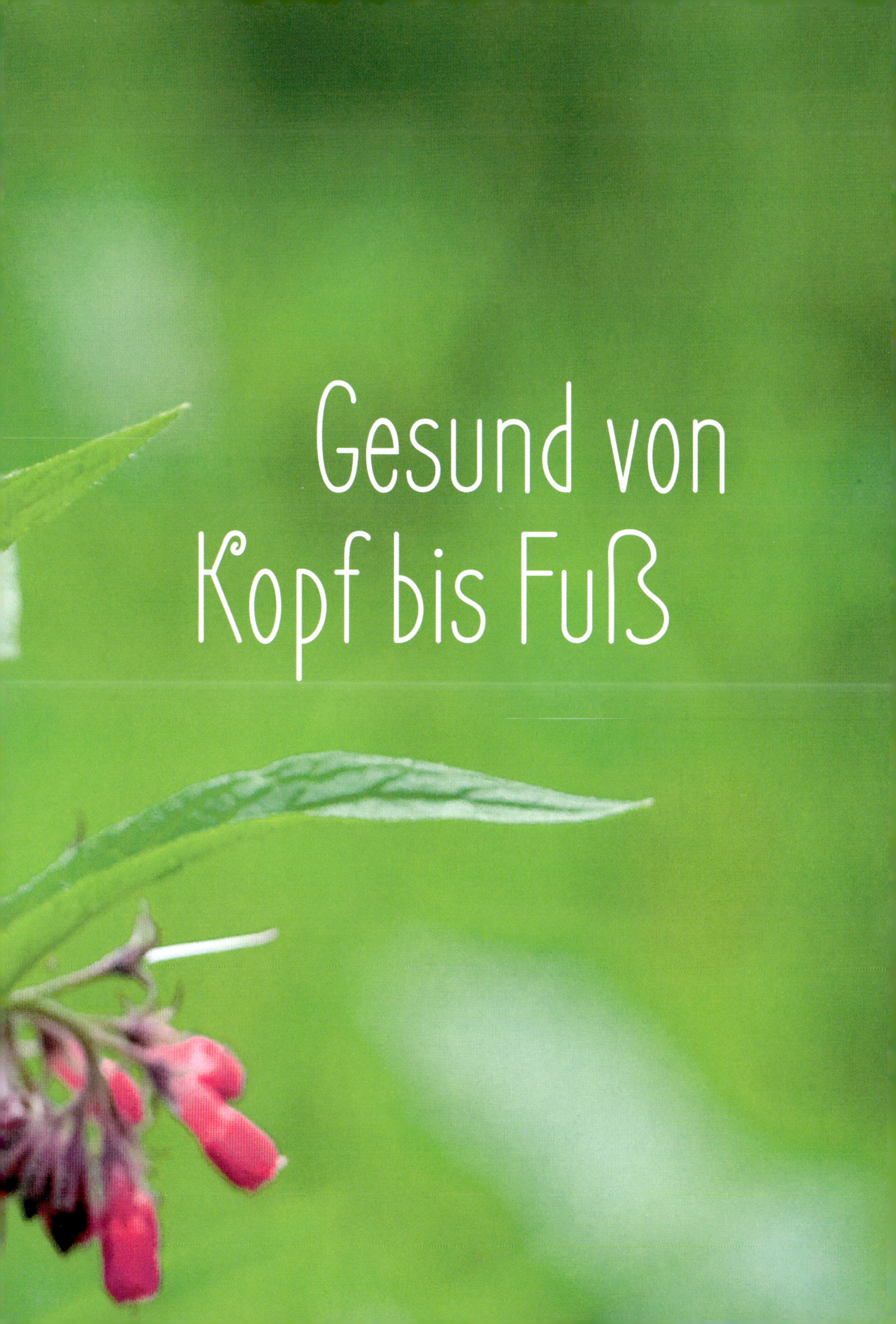

Augenpflege

Für schönste Augenblicke

Sind Ihre Augen öfter müde und überanstrengt oder brennen sie nach einem langen Arbeitstag vor dem Computer? Dann brauchen sie „Nahrung“: Augen stärken heißt Farben essen – in diesem Fall buntfarbiges Obst und Gemüse.

Sorgen Sie für eine Ernährung mit möglichst vielen pflanzlichen Farbstoffen und genügend Vitamin A, C und E. Das sind nämlich alles Antioxidantien, die Sauerstoffradikale unschädlich machen. Durch die Einwirkungen des UV-Lichts entstehen regelmäßig aggressive Radikale im Auge, die auf Dauer die Linse schädigen. Sie können mit einer gesunden „farbigen“, vitalstoffreichen Kost Augenerkrankungen vorbeugen.

Augen-Pflanzen

Augentrost (die oberen 5 cm des blühenden Krauts) wirkt entzündungswidrig und schmerzlindernd bei Augenentzündung, Gerstenkorn, geschwollenen Augen und starkem Tränenfluss.
Heidelbeeren verbessern das Nacht- und Dämmerungssehen und stärken die Augen von innen: einfach regelmäßig genießen. Nicht nur frische Heidelbeeren, auch Heidelbeersaft, Kompott oder Marmelade enthalten die augenpflegenden dunkelblauen Farbstoffe.
Ringelblumenblütentee wirkt als Augenauflage entzündungshemmend und hautpflegend. Ringelblumen lindern entzündete, trockene Augen, schenken der zarten Haut um die Augen herum Feuchtigkeit und lassen sie schnell regenerieren.
Fenchelsamen wirken als Augenauflagen keimwidrig und pflegen die Augenumgebung.
Rosenblütentee als Augenauflage wirkt straffend, zusammenziehend, kühlend und entzündungshemmend bei müden, geschwollenen Augen und erfrischt spürbar.

Möhren sind gut für die Augen

Lichtempfindlichkeit, herabgesetzte Sehschärfe und Nachtblindheit sind häufig Anzeichen eines Vitamin-A-Mangels. Beta-Carotin, die Vorstufe von Vitamin A, ermöglicht gutes Farb- und Hell-Dunkel-Sehen und stärkt das Sehvermögen generell. Das „Sehvitamin“ hemmt als Radikalenfänger die Entwicklung der Linsentrübung, hervorgerufen durch aggressive UV-Strahlung. Vermutlich lässt sich auch die Bildung und das Fortschreiten

Der Augentrost gilt als „Freude der Augen“. Ähnelt die Blüte nicht tatsächlich einem leuchtenden Auge mit Pupille und Wimpern?

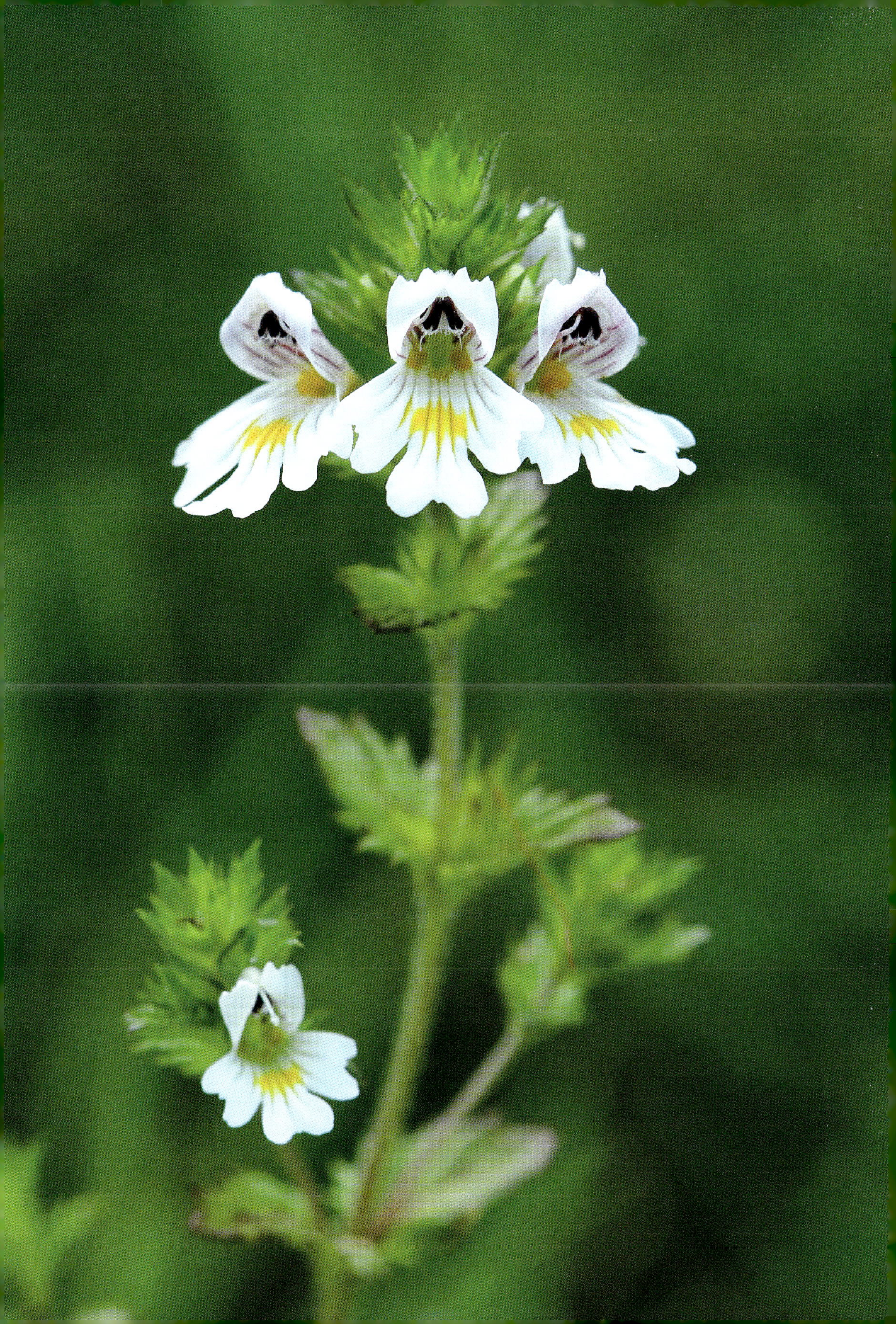

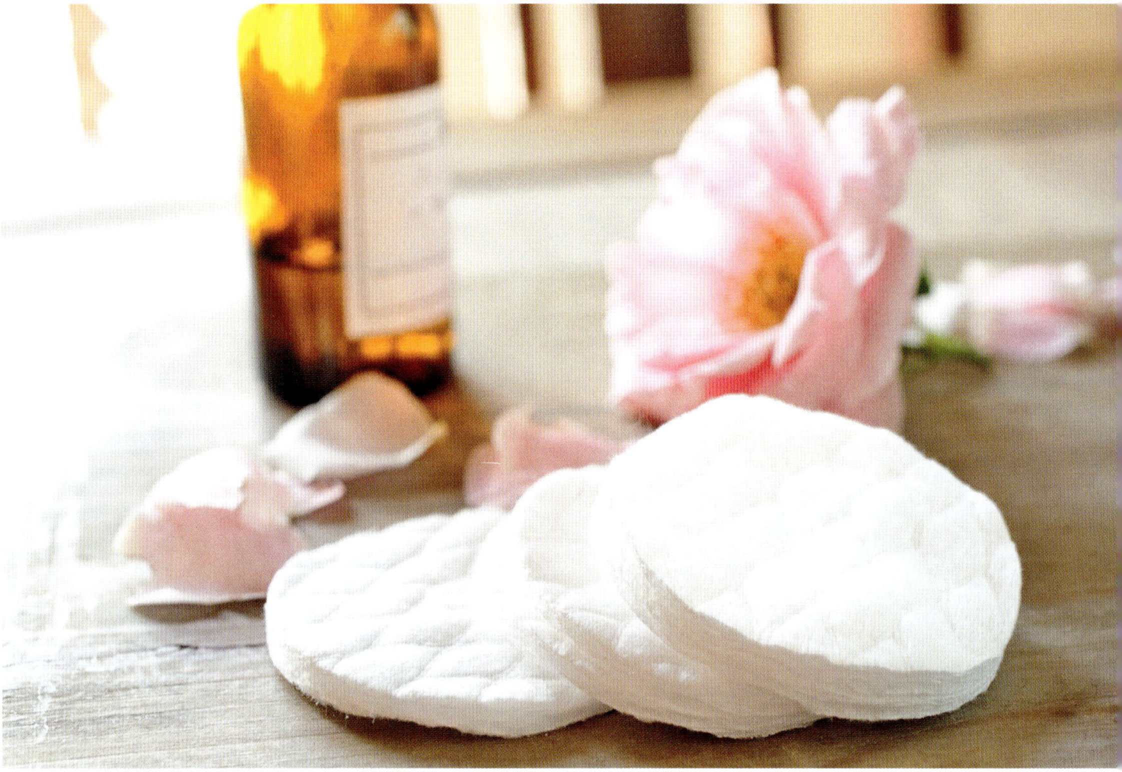

„Sammle die Rosenblüten des Morgens, nachdem der Tau sie getrocknet hat, und lege sie auf die Augen", meinte einst Hildegard von Bingen.

der Alterserblindung (Makula-Degeneration) durch eine langfristige ausreichende Zufuhr von Carotinoiden verzögern – wenn auch nicht heilen.

Möhren enthalten einen besonders hohen Anteil an orangegoldenen Farbstoffen, den Carotinoiden. Weiterhin werden Sie im rot-gelb-grünen Gemüsekorb fündig (Paprika, Tomaten, Spinat, Brokkoli, Kürbis, Mais, Erbsen) und auf Ihrem Obstteller (Mango, Aprikosen, Sanddorn, Pflaumen, Orangen, Kiwis), zudem in Milchprodukten, in Eigelb und im Augentrost. Auch Sanddornbeeren enthalten einen besonders hohen Anteil des natürlichen UV-Lichtfilters Beta-Carotin: 12 mg Beta-Carotin / 100 g Früchte, im Sanddornfruchtfleischöl sogar 70 mg (Möhren dagegen „nur" 8 mg / 100 g). Sie schützen damit die Augen vor den aggressiven Einflüssen freier Radikaler, unterstützt durch Vitamin C und E als weitere Bestandteile des antioxidativen Zellschutzsystems der korallenroten Beeren.

Heidelbeere gegen Nachtblindheit

Die blauen Farbstoffe (Anthozyane) der Heidelbeeren sind besonders wirksam bei Licht- und Blendempfindlichkeit der Augen und lassen die Augen weniger schnell ermüden. Nehmen Sie Heidelbeeren (oder Heidelbeerpräparate) bei Nachtblindheit 20 Min. vor einer Autofahrt ein und langfristig unterstützend bei fortschreitender und hochgradiger Kurzsichtigkeit, altersbedingten Augenhintergrundveränderungen sowie bei einer durch Diabetes verursachten Augenerkrankung. Diese Medizin schmeckt!

Augenpflegetipps

- Legen Sie bei überanstrengten, überreizten Augen 5 – 10 Min. lang Quarkauflagen auf: Je 1 EL zimmerwarmen Quark in ein Taschentuch so einwickeln, dass er auf einer Seite nur einlagig verpackt ist – diese Seite auflegen. Oder Sie tränken ein Taschentuch mit Rosenwasser oder Rosenblütentee als beruhigende, erfrischende Augenauflage.
- Ein überliefertes Rezept aus alten Tagen für die „verwöhnte Frauenwelt“: Rosenblüten im Mullbeutelchen in heißes Wasser tunken, auspressen und lauwarm auf die Augen legen, bis die Beutelchen kalt sind. Das entspannt die Augen. Der Therapie dienlich sei es, dabei „an etwas Liebliches zu denken.“
- Legen Sie zur kurzfristigen Glättung von Augenfältchen 2 – 5 Min. lang dünne rohe Kartoffel- oder Gurkenscheiben aufs Auge. Das erfrischt übermüdete Augen.
- Bei entzündeten, trockenen Augen lindert eine Augenauflage aus Ringelblumenblütentee.
- Zum behutsamen (!) Reifenlassen eines Gerstenkorns nutzen Sie Fencheltee als Augenauflage.

AUGENTROSTTEE

1 TL Augentrostblüten und -blätter mit 1 Tasse heißem Wasser überbrühen, 5 Min. ziehen lassen und als Augenauflage verwenden: ein sauberes Tüchlein in den Tee tunken, auswringen und auf die Augen legen. Oder Sie machen ein Augenbad, indem Sie den lauwarmen Tee in eine flache Schale geben, vor die Augen halten und so mit „den Wimpern klimpern“, dass der Tee die Augen spült. Das hilft bei Lidrand- und Bindehautentzündung. Achtung: Eine eitrige Bindehautentzündung müssen Sie immer ärztlich abklären lassen!

Oder Sie legen eine Teeauflage aus Augentrostkraut, Fenchelsamen und Ringelblumenblüten (zu gleichen Teilen gemischt, pro Zubereitung 1 TL/Tasse), mit einer Prise Salz gemischt, auf die Augen.

Zahngesundheit

Nicht nur zum Küssen gut

Haben Sie genügend „Biss“ und zeigen auch einmal Ihre Zähne? Gesunde Zähne verweisen in allerlei Redewendungen darauf, dass der zugehörige Mensch vital und stark seinen Alltag und entscheidende Situationen bewältigen kann. Übrigens: Die Zahnsubstanz ist das härteste Material im menschlichen Körper!

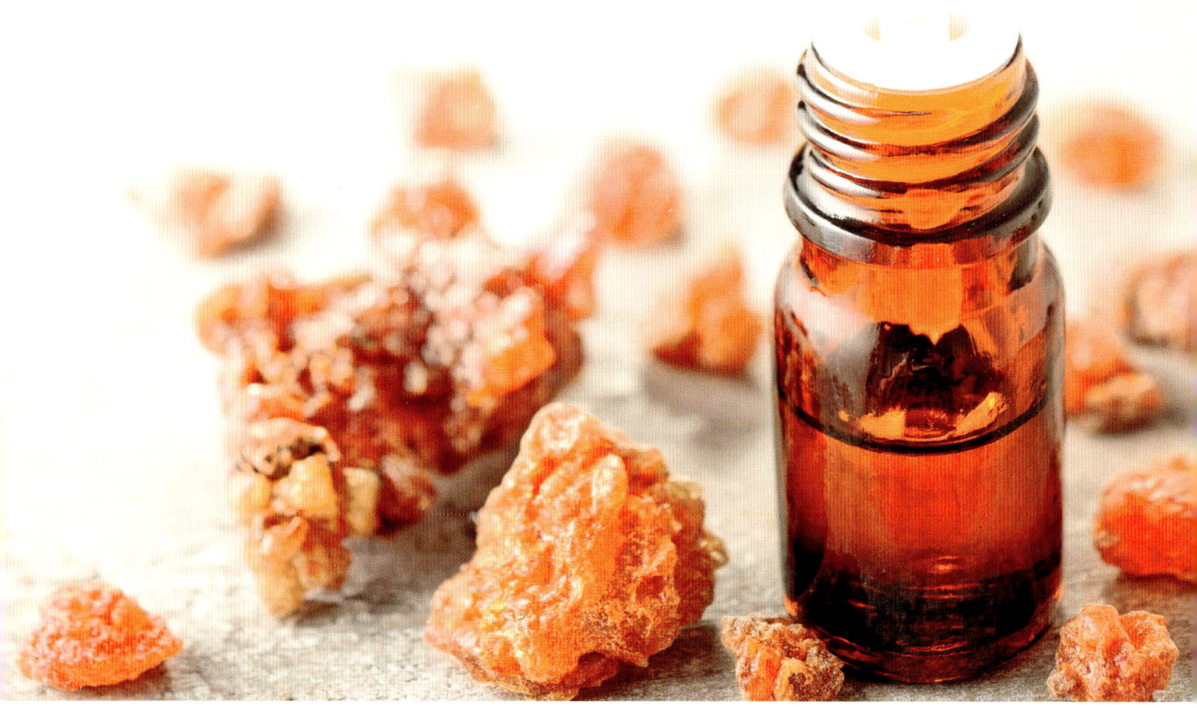

Bei der Myrrhe handelt es sich um ein kostbares Harz. Angewendet wird es in der Regel als Tinktur aus der Apotheke.

Erhalten Sie sich Ihre Zähne gesund durch eine gute Mundhygiene und Zahnpflege. Damit können Sie Karies, Zahnfleischentzündungen und Mundgeruch vermeiden und Erkrankungen innerhalb der Mundhöhle vorbeugen. Wenn Sie regelmäßig und sorgfältig die Zahnoberflächen und Zahnzwischenräume reinigen, entfernen Sie dadurch die bakteriellen Plaques, Auslöser von Karies und Zahnfleischerkrankungen.

Naturheilkundliche Tipps

Entzündungen im Mund- und Rachenraum können Sie durch regelmäßiges Gurgeln und Mundspülen, bevorzugt mit Apfelessig (1 EL Essig / ½ Glas Wasser), hemmen. Es normalisiert die Schleimhaut und ihre Abwehrfunktion, reduziert die Keimbildung und spült Krankheitserreger aus. Außerdem regt es den Speichelfluss an, sorgt für eine bessere Durchblutung, stärkt das Gewebe, beugt Zahnfleischschwund vor und wirkt der Bildung von Zahnstein entgegen. Apfelessig reinigt dort, wo die Zahnbürste nicht hinkommt; die enthaltene Apfelsäure stillt Zahnfleischbluten.

Bei Entzündungen spülen oder gurgeln Sie mit Tee aus Heidelbeerfrüchten, Kamillenblüten, Salbei- oder Zistrosenblättern.

Bei schmerzhaften Prothesendruckstellen und kleinen Schleimhautdefekten spülen Sie mit Myrrhetinktur oder mit Tee aus Ringelblumen- oder Kamillenblüten, Salbei- oder Zistrosenblättern.

Bei Mundtrockenheit und Räusperzwang locken Bittermittel (Wermutblätter, Enzianwurzel, Ingwerwurzel, Tausendgüldenkraut) die Sekrete. Sie können auch Anissamen kauen oder mit Olivenöl spülen, das regt die Speichelproduktion an und befeuchtet die Schleimhäute.

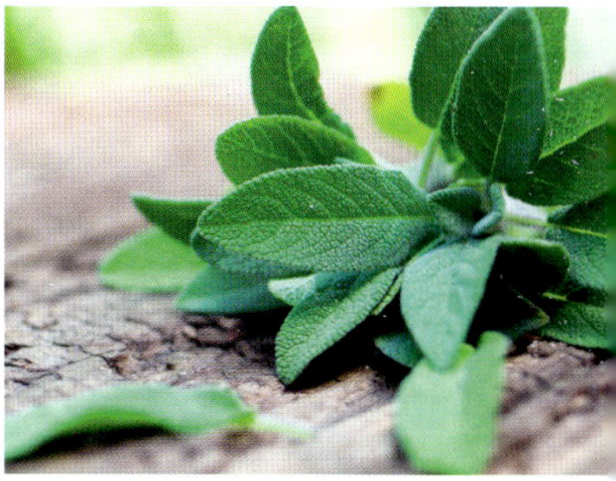

ÄLTESTE ZAHNBÜRSTE DER WELT

Bevor die Zahnbürste erfunden wurde, war es üblich, sich mit einem Salbeiblatt Zähne und Zahnfleisch zu massieren. Salbei wirkt keimwidrig und ist das beste Mittel zum Mundspülen.

Legen Sie sich ein Salbeiblatt über den Zeigefinger und rubbeln damit „von Rot nach Weiß" das Zahnfleisch und die Zähne ab: Das aromatisiert den Mundgeschmack, desinfiziert, festigt das Zahnfleisch, entfernt den Zahnbelag, verhindert bzw. stillt Zahnfleischbluten und lindert Prothesendruckstellen.

Zahn-Pflanzen

Salbeiblätter sind die Nummer 1 zum Mundspülen oder Gurgeln bei Mund- und Zahnfleischentzündungen, Zahnfleischbluten oder -schwund, Prothesendruckstellen und auch bei Angina. Wichtig ist, alle 1–2 Stunden mit dem Tee zu gurgeln oder zu spülen.

Kamillenblüten wirken entzündungswidrig, reizmildernd und ausgeprägt bakteriostatisch. Für eine Gurgelmischung 1 Tasse Kamillenblütentee mit 15 Tropfen Kamillentinktur mischen, dann kommt das gesamte Wirkungsspektrum zum Tragen.

Ringelblumenblüten wirken ähnlich, aber milder als Kamille. Sie tragen bei Mund- und Zahnfleischentzündungen und nach einer Zahnextraktion zur komplikationslosen Wundheilung bei.

Ackerschachtelhalmkraut eignet sich zur unterstützenden Regeneration des Gewebes nach größeren Eingriffen und zur Festigung des Kieferknochens während einer Implantatbehandlung: Spülen Sie mit Ackerschachtelhalmtee (1 EL Kraut auf 1 Tasse Wasser, 30 Min. kocheln). Außerdem trinken Sie begleitend mehrere Wochen lang dreimal täglich 1 Tasse.

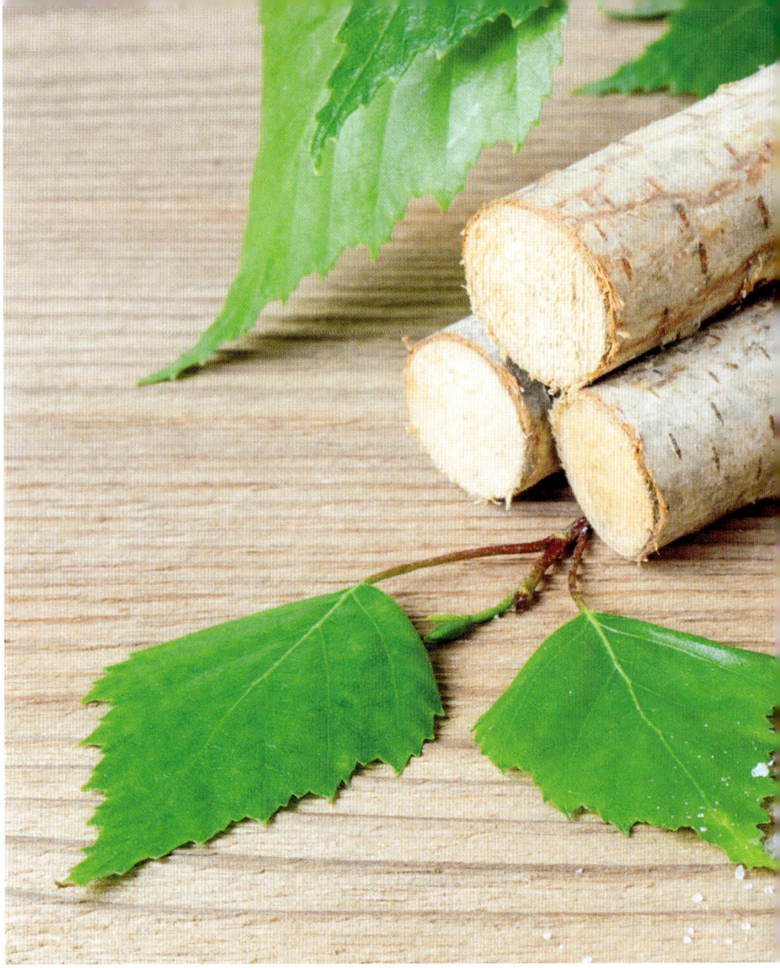

Das verbessert die Zahngesundheit: 1 Prise Xylit (Birkenzucker) in einem Schluck Wasser auflösen und den Mund spülen – am besten nach jeder Mahlzeit.

Myrrhe, ein dem Weihrauch verwandtes Harz, wirkt antibakteriell und pilzwidrig. Es stärkt das Gewebe und festigt das Zahnfleisch, beugt Parodontitis und Zahnfleischentzündung vor. Entzündete Bereiche zwei- bis dreimal täglich mit unverdünnter Myrrhentinktur betupfen. Wer lieber spülen bzw. gurgeln möchte, gibt 5 – 10 Tropfen der Tinktur in ein Glas Wasser.
Gewürznelke lindert Zahnschmerzen und wirkt antiseptisch. Lutschen Sie bei Zahnschmerzen eine aufgedrückte Gewürznelke im Mund (alle 1 – 2 Stunden eine neue!) oder spülen bzw. gurgeln Sie mit starkem Gewürznelkentee, bis der Zahnarzttermin steht.
Xylit: Zahnpflegekaugummis mit Xylit (aus Birkenholz) vermindern wesentlich die Zahnbelagbildung. Xylit wird von den Mundbakterien nicht fermentiert, bildet dadurch keine Säure und demineralisiert den Zahnschmelz nicht, sondern reduziert das Wachstum der plaque- und kariesbildenden Bakterien.

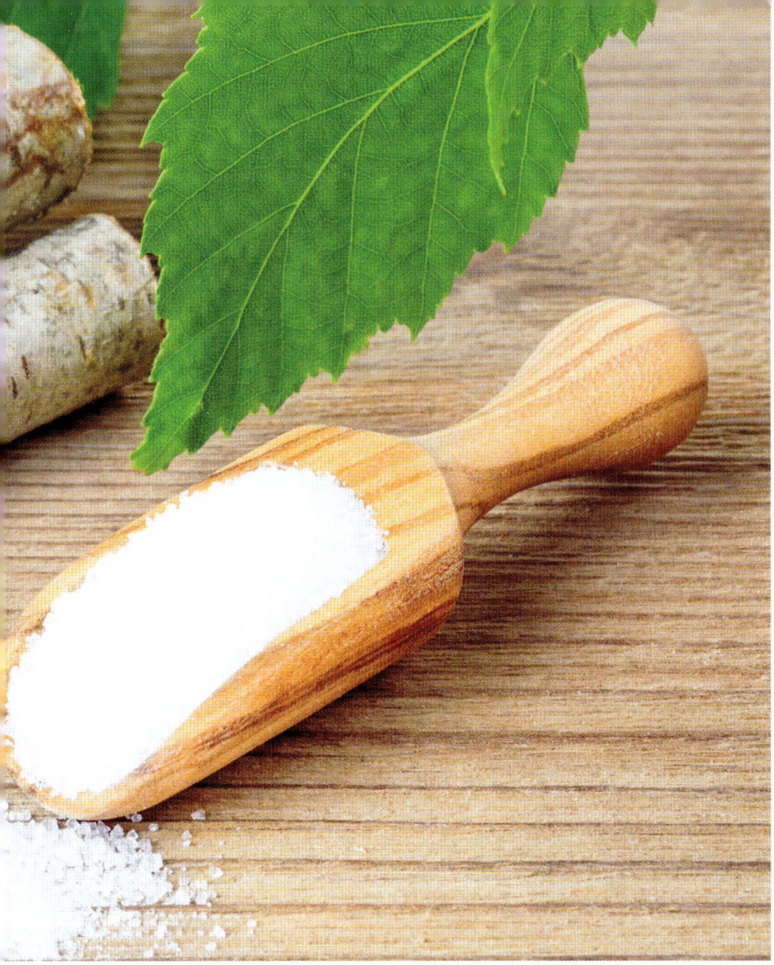

ZAHNPFLEGEKUR

Streuen Sie selbst gemachtes Zahnsalz oder Zahnpulver auf die feuchte Zahnbürste und putzen die Zähne wie immer. Das reinigt sanft, desinfiziert, verleiht einen frischen Geschmack und ist frei von Konservierungsstoffen und Schaumbildnern. 3 – 4 Wochen anwenden.

Zahnsalz: Frische Salbeiblätter fein hacken und zu gleichen Teilen mit grobem Meersalz im Ofen bei 150 °C 20 Min. backen. Abkühlen und austrocknen lassen, fein mörsern und in Schraubgläschen trocken aufbewahren. Zahnsalz ist gut für die Zähne und regt die Speichelbildung an; Speichel ist ein natürlicher, antibakterieller Schutz für den Zahnschmelz.

Zahnpulver: Getrocknete Salbei- und Pfefferminzblätter (zusammen 50 g) pulverisieren und mit 150 g Schlämmkreide und 100 g Milchzucker mischen – fertig.

MUNDWÄSSER

Mundwässer können Sie selbst zubereiten (Tinkturen Seite 12) oder in der Apotheke als fertige Tinktur kaufen und nach dem Zähneputzen verwenden: 10 – 20 Tropfen davon in ½ Glas Wasser geben. Nehmen Sie ...

... bei leichten Entzündungen: eine Mischung zu gleichen Teilen aus Ringelblumen-, Kamillen- und Pfefferminztinktur.

... bei Zahnfleischbluten: Blutwurz-, Hirtentäschel- oder Salbeitinktur.

... bei Parodontose: eine Mischung zu gleichen Teilen aus Arnika-, Ackerschachtelhalm-, Kamille-, Salbei- und Propolistinktur.

Haarpflege

Schöne Haare – gesunder Mensch

Auf unserem Kopf sind durchschnittlich 100 000 Haare. Sie wachsen 1 cm im Monat und werden bis 7 Jahre alt. Sie sind unsere Visitenkarte – und nur mit gepflegten Haaren fühlen wir uns wohl.

Seidige, glänzende Haare deuten auf eine gute Gesundheit hin, stumpfe glanzlose dagegen auf Störungen des Organismus. Das Haar wächst wie die Haut von innen nach außen und reagiert darum wie diese auf Ernährungsfehler, Übersäuerung sowie auf einen Mangel an Vitaminen, Mineralien oder Spurenelementen. Auch Hormonstörungen oder eine kranke Seele wirken sich auf die Haargesundheit aus.

Pflegen Sie Ihre Haare also! Zweimal täglich Haare bürsten gehört dazu (100 Bürstenstriche, am besten mit Naturborsten), das durchblutet die Kopfhaut und reinigt die Haare. Unterstützen Sie die Spontanregeneration des Haarbodens durch wachstumsanregende Pflanzen (Birken-, Brennnessel-, Rosmarinblätter, Klettenwurzel, Kapuzinerkressekraut), die die Durchblutung der Kopfhaut verbessern und dadurch den Haarwurzeln besseren Halt geben. Ansonsten richten Sie die Haarpflege nach Ihrem persönlichen Haarstatus aus:

Bei dünnem, feinem Haar: Für einen 30-Minuten-Festiger 2 EL Honig mit 1 EL Kokosöl mischen und in Kopfhaut und Haar kräftig einmassieren, danach vorsichtig warm föhnen und bis zum Ausspülen warm halten.

Bei trockenem, sprödem Haar hilft eine Leinsamenspülung: 1 EL Leinsamen in 200 ml Wasser 5 Min. kochen, abfiltern und als letzte Spülung nach der Kopfwäsche verwenden. Nicht ausspülen.

Bei angegriffenem Haar: Eine Pflegepackung aus 1 EL Klettenwurzelöl, 1 Eigelb und dem Saft ½ Zitrone in das vorgewaschene Haar einmassieren. Nach 30 Min. auswaschen und mit Essigwasser nachspülen – das verleiht seidigen Glanz.

Fettiges Haar reguliert eine Kokos-Zitronen-Haarpackung: etwas Kokosöl, zuvor in der Hand erwärmt, 30 Min. ins Haar und in die Kopfhaut einziehen lassen, anschließend ausspülen und den Saft von 2 Zitronen gründlich in die Kopfhaut einmassieren. Gut durchkämmen und nach 30 Min. auswaschen. Oder verwenden Sie regelmäßig Lavendel-Haarwasser: 100 g getrocknete Lavendelblüten 2 Wochen in 250 ml Obstessig ziehen lassen und abfiltrieren. Das Haarwasser nach der Haarwäsche in die Kopfhaut

Mit ihren durchblutungsfördernden Eigenschaften unterstützt Kapuzinerkresse die Nährstoffaufnahme der Haarwurzeln, sorgt für gesundes Haarwachstum und mildert Haarausfall.

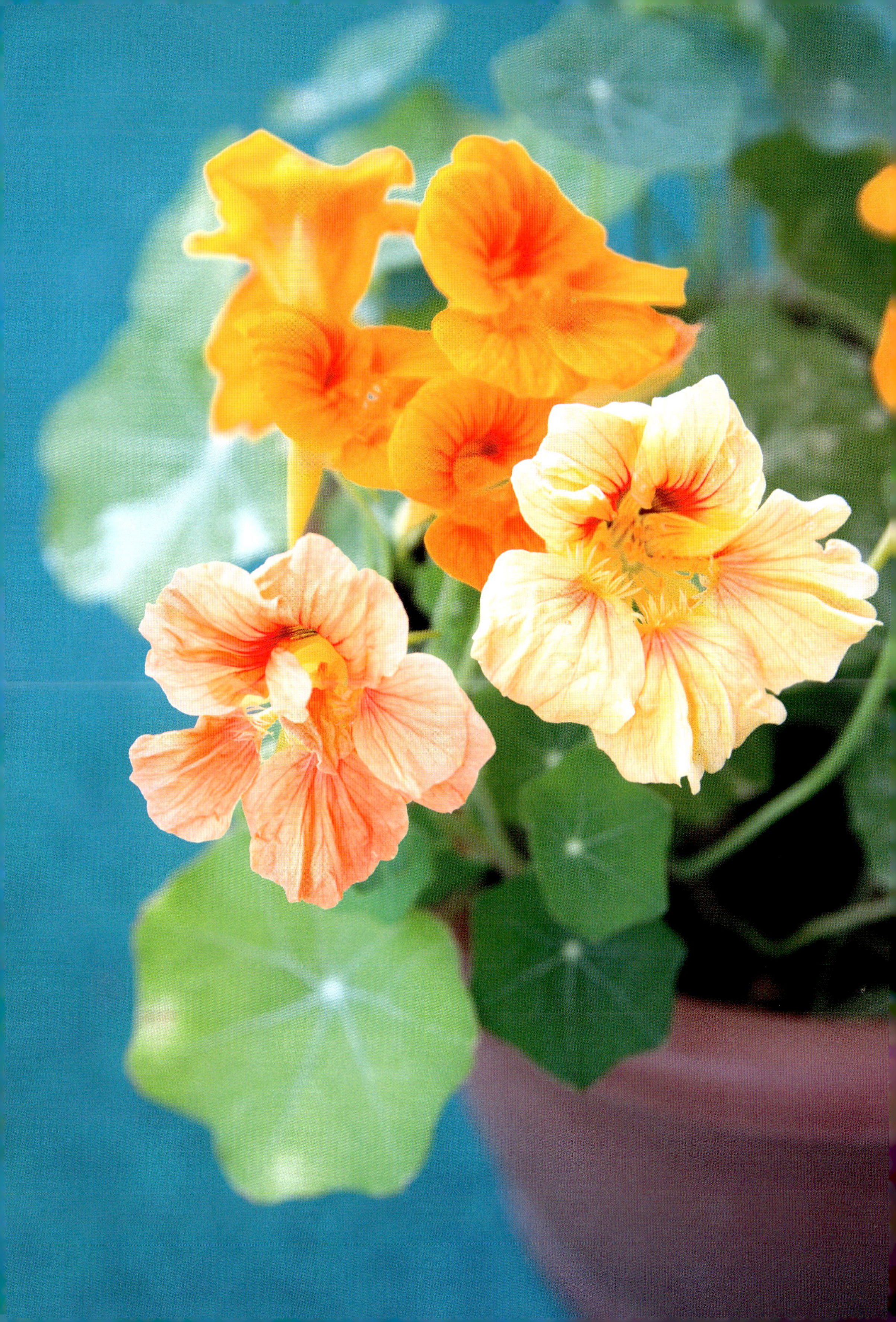

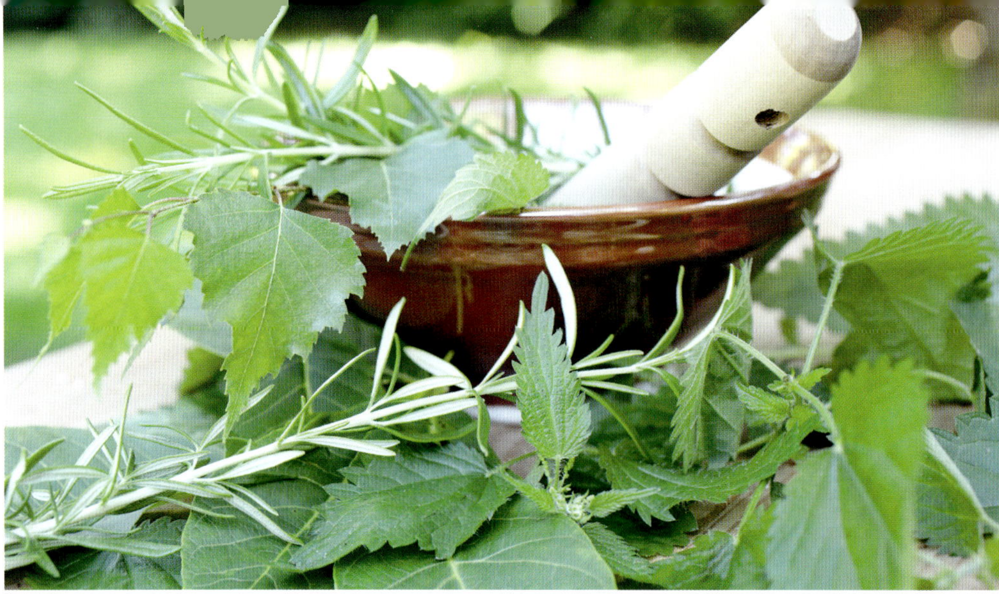

Haarspülungen mit Heilpflanzentees: Sie sind kein neumodischer Trend, schon Generationen vor uns waren sie bekannt.

massieren, nicht ausspülen. Außerdem helfen Spülungen mit Tee aus Birken- oder Huflattichblättern, Rosenblüten oder Ackerschachtelhalmkraut. Fettige Haare sollten Sie nicht zu häufig waschen, sonst fetten sie immer schneller nach.
Bei fettigem, schuppendem Haar: 1 Tasse Salbeiblättertee als letzte Spülung nach dem Haarewaschen – nur für dunkles Haar.
Eine schöne Tönung: Für dunkle Haare eine Spülung mit Salbei- oder Rosmarinblättertee, Rotwein oder dunklem Bier verwenden; bei blonden Haaren Spülungen mit Ringelblumen- oder Kamillenblütentee, Zitronensaft, Weißwein oder Bier.
Bei Haarausfall: Haare mit Rosmarinblättertee spülen (nur bei dunklen Haaren), den Haarboden mit Rosmarintinktur einreiben oder ätherisches Rosmarinöl 1 – 2 %ig in Ihr Shampoo geben. Oder 2 EL zerkleinerte Beinwellwurzeln mit 250 ml Wasser übergießen, 5 – 10 Min. köcheln, abgießen und etwas abkühlen lassen, gründlich in Haar und Kopfhaut einmassieren und mit einem Handtuch bedeckt 15 Min. einwirken lassen, dann ausspülen. Diese Spülung gibt dünnem, sprödem Haar stärkeren Halt, Glanz, Volumen und Spannkraft.

Haar-Pflanzen

Klettenwurzel wirkt entzündungshemmend und keimwidrig, fördert den Haarwuchs, mindert Haarausfall, regeneriert angegriffenes Haar und mindert Schuppenbildung.
Leinsamen nähren trockenes Haar und schenken Feuchtigkeit.
Salbeiblätter wirken zusammenziehend, keimwidrig und etwas austrocknend bei fettigem, schuppendem Haar sowie haarwuchsanregend.
Rosmarinblätter sind keimwidrig, durchbluten die Kopfhaut, stimulieren die Haarbälge, fördern das Haarwachstum, pflegen trockene, juckende Kopfhaut und wirken gegen Schuppen.

HAARWUCHSTINKTUR

Je 40 g zerkleinerte Klettenwurzel und Ackerschachtelhalmkraut, 30 g Brennnesselwurzel, je 20 g Birken- und Rosmarinblätter und 20 g Kapuzinerkresseblüten und -blätter mit 300 ml 32 %igem Korn, 100 ml Apfelessig und 100 ml Rosenwasser übergießen, nach 3 Wochen abgießen. Regelmäßig in die Kopfhaut einreiben.

KLETTENWURZELÖL

20 g klein geschnittene Klettenwurzeln in 100 ml Kokosöl einlegen, 3 Wochen stehen lassen, regelmäßig schütteln. Anschließend in ein dunkles Glas abfüllen. Jeweils vor der Haarwäsche in Kopfhaut und Haarspitzen einmassieren und so lange wie möglich einziehen lassen, am besten unter einem Handtuch oder einer Plastikhaube. Nährt Kopfhaut und Haar, glättet spröde Haarspitzen und ist ein probates Haarwuchsmittel.

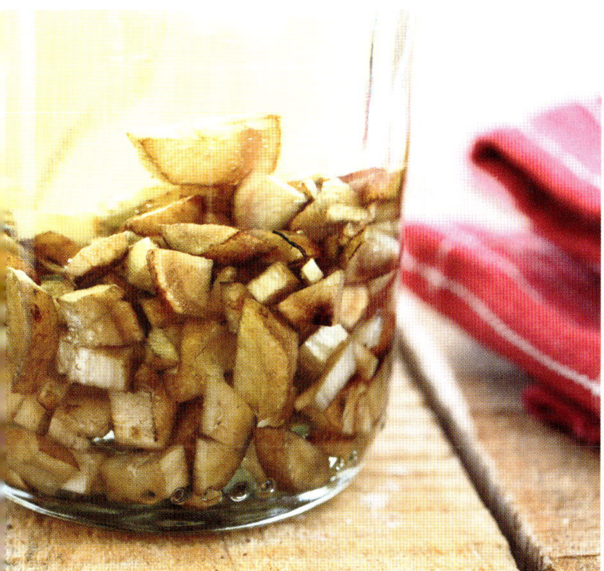

Hier reift nährendes Klettenwurzelöl – für kräftige Haare und gesunde Kopfhaut.

BIRKEN-ROSMARIN-SHAMPOO

Je ½ Tasse klein geschnittene Rosmarin- und Birkenblätter mit 200 ml kochendem Wasser überbrühen, bedeckt 30 Min. ziehen lassen, danach abgießen. 140 ml des noch warmen Kräutertees mit 60 ml Betain, 1 TL Zitronensaftkonzentrat (oder 10 Tropfen 10 %ige Zitronensäure) und 8 Tropfen ätherischem Rosmarinöl mischen. Dieses Shampoo durchblutet die Kopfhaut und eignet sich für fettiges Haar und schuppige Kopfhaut.

KAMILLENSHAMPOO

Kamillenblüten verleihen blondem Haar einen goldenen Schimmer. 1–2 EL Blüten (je mehr, desto stärker die Wirkung) 30 Min. in 100 ml heißem Wasser ziehen lassen. In 2 EL Shampoo mischen und 15 Min. im Haar einwirken lassen.

BIRKENBLÄTTER-GLANZSPÜLUNG

3 gehäufte EL Birkenblätter 2 Wochen in ½ l naturreinem Apfelessig ziehen lassen, dann abfiltrieren. Nach jeder Haarwäsche 2 EL davon mit 6 EL warmem Wasser vermengt als Haarspülung verwenden (nicht ausspülen). Klärt die Kopfhaut, gibt Glanz und gute Frisierbarkeit.

Kopfschmerzen

Endlich wieder klar denken können...

Schmerzen werden als „Wachhund der Gesundheit" bezeichnet. Gesunde Menschen haben keine Schmerzen; sie sind immer ein Hinweis darauf, dass etwas nicht in Ordnung ist.

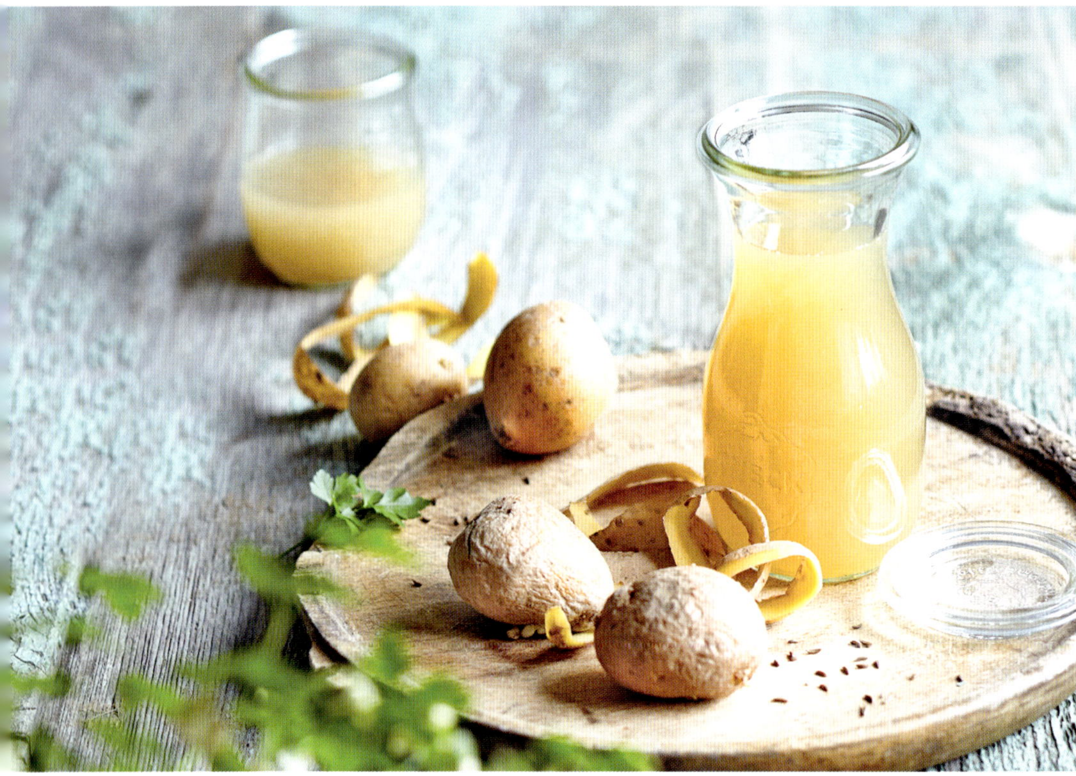

Der berühmte Trunk Kükaleiwa (Rezept Seite 121) unterstützt eine basenreiche Ernährung, geht einfach und schmeckt.

Kopfschmerzen gehören neben Rückenschmerzen zu den häufigsten gesundheitlichen Beeinträchtigungen: Etwa 10 % der erwachsenen Bevölkerung in Deutschland leiden unter Migräne – Apostel Paulus, Julius Caesar, Hildegard von Bingen und Sigmund Freud gehörten auch dazu. Ungefähr 3 % leiden unter chronischen Spannungskopfschmerzen.

Kopfschmerzen sind weltweit und seit Jahrtausenden bekannt. Im Altertum führte das zu obskuren Behandlungen: Löcher wurden in die Schädeldecke gebohrt, um die bösen Geister herauszulassen. Glücklicherweise greift man heutzutage zu anderen Methoden. Doch immer steht vor der Behandlung die Diagnose. Denn Kopfschmerz und Migräne können unterschiedlichste Ursachen haben und werden entsprechend differenziert behandelt.

Migräne

Migräne ist gut zu unterscheiden von „normalem" Kopfweh: Der Schmerzcharakter ist eher klopfend, bohrend oder berstend und setzt meist anfallsartig morgens ein: klopfender Halbseitenschmerz, begleitet von Übelkeit und Erbrechen, Lichtscheu, Geräuschempfindlichkeit oder Schwindel. Bestimmte Stoffe gelten als typische Migräneauslöser, die, sobald sie als solche erkannt wurden, möglichst vermieden werden sollen. Solche Auslöser sind häufig Schokolade, Zigaretten, Nüsse, Rotwein, Käse oder Glutamat, aber auch Flüssigkeitsmangel oder Hunger, Stress oder selbst ungewohnte Ruhe. Außerdem Flackerlicht, unterschiedliche Wettereinflüsse oder Zeitverschiebungen.

Spannungskopfschmerzen

Solche Kopfschmerzen entstehen häufig bei längerem Arbeiten in angespannter Kopfhaltung wie beim Autofahren oder vor dem PC. Sie treten meist beidseitig am Kopf auf: dumpf, drückend oder ziehend. Verspannungen der Hals- und Nackenmuskeln, Stress, Ängste, Depressionen oder zu wenig Schlaf können Mitverursacher sein.

Naturheilkundliche Tipps

- Vermeiden Sie alles, was bekanntermaßen Kopfschmerz- oder Migräneanfälle auslösen kann. Ein Tagebuch hilft Ihnen, den Auslösern auf die Spur zu kommen.
- Bauen Sie Spannungen ab, wo immer es geht: mit ausreichend Schlaf, genügend Bewegung, einem geregelten Tagesablauf, Kneipp-Anwendungen und Entspannungsübungen. Warme Füße helfen ebenfalls beim Entspannen. Zwiebel-Fußauflagen (Rezept Seite 41) und warme Lavendel-Unterarmbäder leiten Spannung aus dem Kopfbereich.
- Eine gesunde, basenreiche Ernährung (Kartoffeln, Gemüse) und Magnesium (in grünem Gemüse, Nüssen, Hülsenfrüchten) senken die Häufigkeit von Migräneanfällen und entspannen. Laut Studien beugt therapeutisch begleitetes Heilfasten Migräne vor: Schon nach 3 Tagen Fasten waren 87 % der Betroffenen migränefrei, nach einer zwei- bis dreiwöchigen Kur sogar 94 %. Und es traten mindestens 6 Monate lang keine weiteren Migräneanfälle auf.

Kopfschmerz-Pflanzen

Nicht jedes Mittel hilft bei jedem, die Therapie muss immer individuell sein. Aber einen Versuch sind folgende Pflanzen wert. Mutterkraut und Pestwurzpräparate sind Mittel der Wahl bei Migräne. Wenn sie öfter als zwei- bis dreimal im Monat auftritt, reduziert eine vorbeugende Therapie deren Anfallshäufigkeit um bis zu 60 %.
Johanniskraut lindert Kopfschmerzen, wenn diese auf Verspannungen und Depressionen zurückzuführen sind, und beugt chronischen Schmerzen vor.
Ätherisches Pfefferminzöl, 10 %ig verdünnt und auf die Schläfen aufgetragen, lindert akute Kopfschmerzen schnell und nebenwirkungsfrei, es ist sogar schon für Schulkinder geeignet. Es hemmt die Schmerzbildung und entspannt die Muskulatur.
Weidenrindenpräparate aus der Apotheke benötigen zwar 2–3 Stunden bis zur Wirkung, sie sind aber nebenwirkungsfrei und zur Langzeitanwendung bei chronischen, lang anhaltenden Kopfschmerzen geeignet.

Mutterkraut ist bei Migräne altbewährt in Form von frischen Blättern aus dem Garten oder fertiger Tinktur aus der Apotheke.

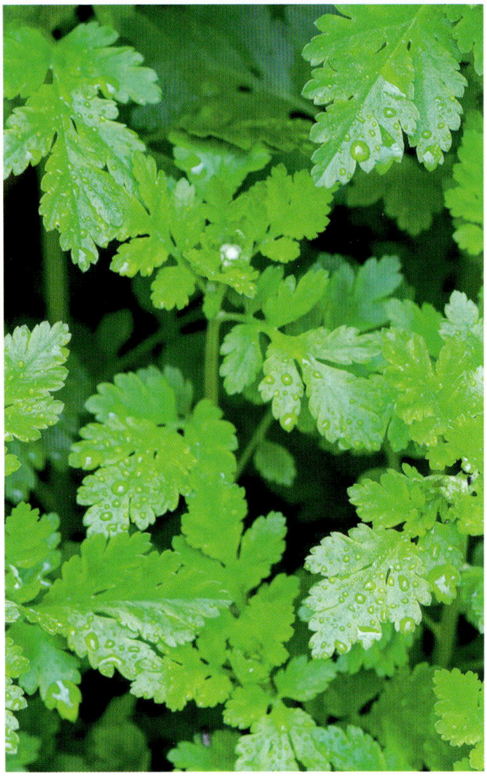

MUTTERKRAUT-BLATTKUR BEI MIGRÄNE

Dies ist eine in der Erfahrungsheilkunde oft angewandte und bewährte Heilmethode, die kurmäßig durchgeführt wird. Beim ersten Anzeichen einer Migräneattacke mit der Frischblattkur beginnen: 4 Wochen lang täglich ein 1-Euro-Stück großes frisches Mutterkrautblatt auf einem kleinen Stück Butterbrot essen (Butter sorgt für eine bessere Aufnahme der fettlöslichen Inhaltsstoffe). Dann 4 Wochen Pause. Diesen Turnus noch zweimal wiederholen (4 Wochen Einnahme, 4 Wochen Pause, 4 Wochen Einnahme, 4 Wochen Pause). Danach ½ Jahr mit der Einnahme pausieren. Dann bei Bedarf die Frischblattkur noch einmal ½ Jahr lang durchführen. Erfahrungsgemäß hat sich spätestens nach 1 Jahr eine deutliche Besserung der Beschwerden eingestellt: Die Intervalle zwischen den Attacken werden länger und die Schmerzen weniger heftig. Ist es zu keiner Besserung gekommen, müssen Sie nach Alternativen Ausschau halten. Wer keine frischen Blätter zur Verfügung hat, kann sich in der Apotheke Mutterkrauttinktur besorgen und sie wie das Blatt kurweise anwenden: zwei- bis dreimal täglich 20 Tropfen.

MIGRÄNETROPFEN ZUR VORBEUGUNG

Ein Glasgefäß mit klein geschnittenen blühenden Mutterkrauttrieben zu zwei Dritteln locker füllen. Mit 45 %igem Alkohol aufgießen und 3 Wochen stehen lassen, täglich schütteln. Anschließend abfiltern. Zur Migränevorbeugung dreimal täglich 15 – 25 Tropfen, mit Wasser oder Tee verdünnt, vor den Mahlzeiten einnehmen.

KOPFSCHMERZTINKTUR

Je 25 g Mutterkraut, Mädesüßblüten, Melissen- und Pfefferminzblätter mischen. In ein Schraubglas füllen und mit 1 l 45 %igem Alkohol übergießen. 3 Wochen lang auf dem Fensterbrett stehen lassen, gelegentlich schütteln und danach in Tropffläschchen abfiltern. Bei akuten Kopfschmerzen einmalig 30 Tropfen einnehmen oder dreimal täglich 15 – 20 Tropfen. Die Tinktur ist 1 Jahr haltbar. Nicht in der Schwangerschaft einnehmen.

KOPFWEHTEE

Je 20 g Pfefferminzblätter und Mutterkraut, Weidenrinde, Mädesüßblüten und Melissenblätter vermengen. 1 TL dieser Mischung mit 1 Tasse heißem Wasser übergießen und 10 Minuten ziehen lassen. Je nach Bedarf 1 – 3 Tassen täglich trinken.

KRÄUTERFUSSBAD

Fußbäder wirken auf den gesamten Organismus, sie fördern die Durchblutung und stabilisieren den Kreislauf. Für ein Fußbad 1 l starken Tee (10 EL Rosmarin- oder Melissenblätter oder Lavendelblüten auf 1 l Wasser) in eine Schüssel mit warmem Wasser geben. Baden Sie morgens und abends 8 Minuten lang die Füße darin und ziehen Sie anschließend dicke Wollsocken an.

ANSTEIGENDES FUSSBAD

Beginnen Sie mit einer Wassertemperatur von 36 °C und geben Sie behutsam, über 10 – 15 Minuten Badedauer, stets kleine Mengen heißen Wassers zu. Steigern Sie so die Temperatur bis auf maximal 41 °C. Anschließend warme Wollsocken anziehen und unbedingt nachruhen.

ZWIEBEL-FUSSAUFLAGE

Ein Zwiebelpäckchen auf der Sohle löst über die Reflexzonen am Fuß gestaute Energie im Kopfbereich. Es ist wohltuend bei Kopfschmerzen und beginnender Erkältung. 1 Zwiebel klein schneiden, in Stoff einschlagen, sodass Sie ein fußgroßes Päckchen erhalten. Dieses über Wasserdampf erwärmen und für 20 Minuten auf die Fußsohlen legen.

Es scheint paradox, aber Kopfschmerzen lassen sich oft über die Füße ableiten; Fußauflagen und -bäder sind auf alle Fälle einen Versuch wert.

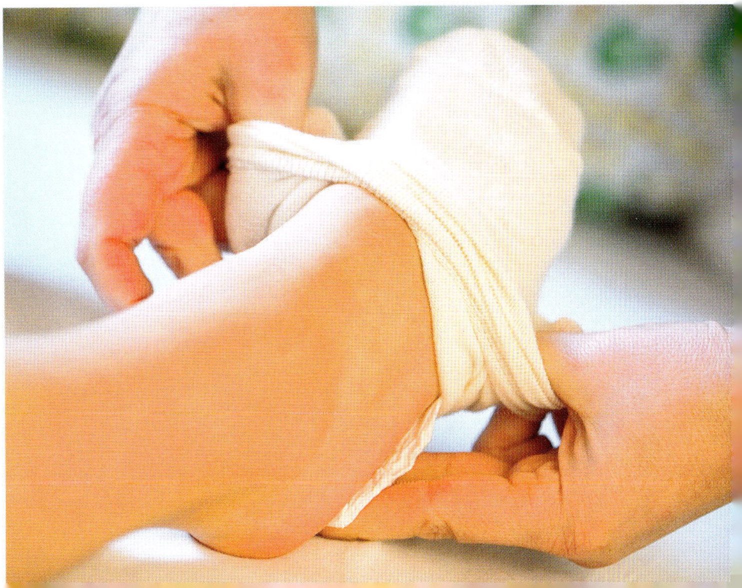

Erkältungen

Dem Husten was husten

Alle Jahre wieder … Eine Erkältung im Winter ist normal und hat sogar ihr Gutes: Sie aktiviert unsere Abwehrkräfte wie eine Art „Immun-Jogging".

Ein gesundes Immunsystem hilft, Krankheitserreger und damit auch Erkältungen besser zu bekämpfen. Es mildert Symptome und akute Krankheitsverläufe und verkürzt deren Dauer – wir werden seltener krank. Ob tatsächlich eine Erkrankung auftritt, hängt von der Menge und Aggressivität der Erreger ab und vom Zustand Ihres Immunsystems.

Am besten vorbeugen

Halten Sie sich gesund mit genügend Schlaf, möglichst wenig Stress, regelmäßiger Bewegung und Abhärtung, mit Sauna und einer gesunden, ausgewogenen Ernährung mit reichlich Vitamin C! Vitamin C stimuliert das Immunsystem und beteiligt sich aktiv an der Abwehr von Keimen und schädlichen Sauerstoffradikalen. Wenn es aus natürlichen Quellen stammt, ist es viel wirksamer als künstlich hergestellte Ascorbinsäure. Denn diese liefert nur einen Teil des Vitamin-C-Komplexes und baut sich rasch ab.

Sanddornbeeren sind Multivitaminkapseln vom Strauch, sie strotzen nur so vor Vitamin C und punkten auch mit den Vitaminen B_2, B_{12}, K und E.

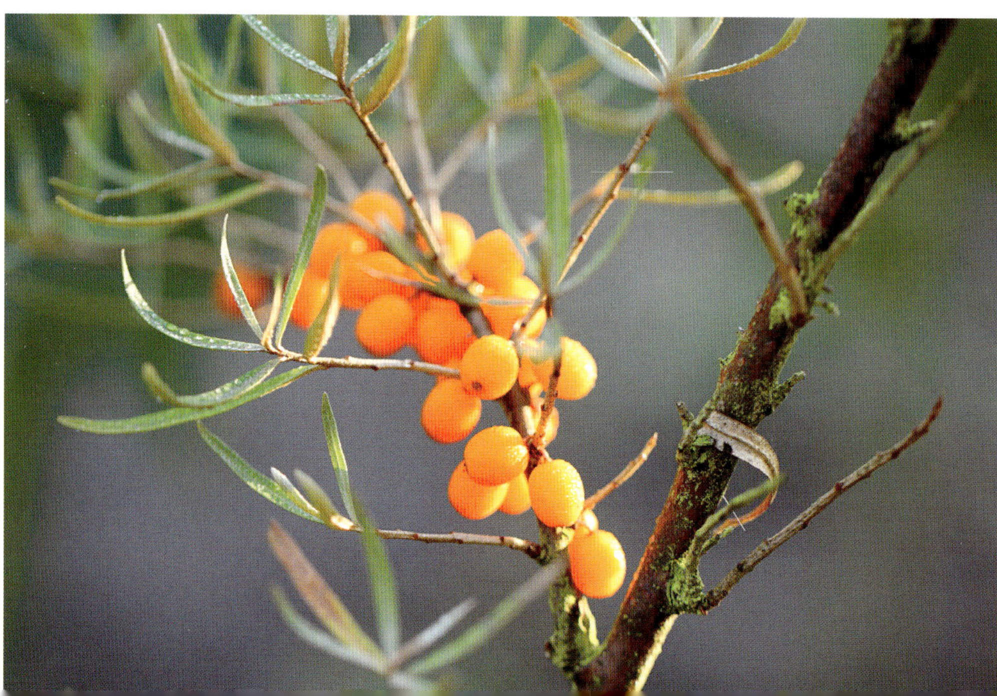

Am meisten Vitamin C enthalten:
- Hagebutten (400 – 3000 mg / 100 g)
- Sanddorn (200 – 2000 mg / 100 g)
- Acerolakirschen (1500 mg / 100 g)
- Schwarze Johannisbeeren (200 mg / 100 g).

Wer von mehr als sechs Erkältungen im Jahr geplagt ist, leidet unter Infektanfälligkeit. Beugen Sie vor! Neben regelmäßigen Vitamingaben „vom Strauch“ wie Sanddorn, Hagebutten oder Holunderbeeren mobilisiert auch ein heißes Fußbad die Abwehr. Kalte Armbäder oder morgendliche kalte Waschungen kräftigen die Gefäße. Der kurze Kältereiz verbessert die Durchblutung und die Abwehrfähigkeit der Schleimhäute. Und wie unsere Großmütter schon wussten: Eine heiße Hühnersuppe mit Zwiebeln und Lauchgemüse unterstützt die Abwehr ebenso.

Abwehrstärkendes Echinacea

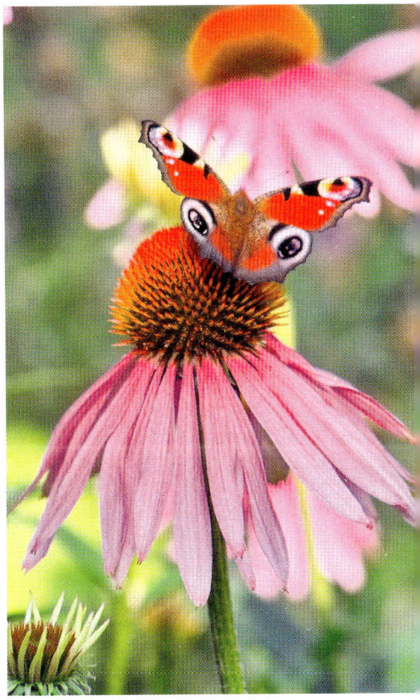

Kleine Merkhilfe: Sind die „Stacheln“ in der Blüte des Igelkopfs aufgestellt, ist die Pflanze „abwehrbereit“ gegen Ihre Erkältungsviren – das heißt: Jetzt ist Erntezeit!

Der Igelkopf oder Rote Sonnenhut bzw. Echinacea stärkt ganz gezielt das Immunsystem. Er steigert die allgemeine Abwehr, verhindert das Eindringen der Viren in die Zellen und blockiert deren Vermehrung. Echinacea kann den Ausbruch einer Erkältung verhindern bzw. den Verlauf mildern. So können Sie Infektionen problemloser überwinden und sind weniger anfällig für die nächste. Übrigens: Hochleistungssport ist Stress! Und Stress schwächt das Immunsystem. Deshalb profitieren auch Hochleistungssportler von Echinacea.

Die Aktivierung des Immunsystems beginnt über die Schleimhaut des Mund- und Rachenraums. Deshalb ist es wichtig, Echinacea-Tropfen erst eine Weile im Mund zu behalten. Setzen Sie sie bei den ersten Anzeichen eines Infekts in einer hohen ersten Dosis ein. Ist die Erkältung schon voll ausgebrochen, ist der Erfolg einer Immunstimulierung fraglich. Echinacea-Präparate maximal 6 – 8 Wochen anwenden. Längere Gaben wirken durch die ständige Immunstimulation bremsend auf die Abwehr. Aus dem gleichen Grund sollte die Anwendung in Intervallen erfolgen:
Zur Vorbeugung: 4 – 5 Tage dreimal täglich 25 – 30 Tropfen einnehmen, danach folgen 3 Tage Pause. Diesen Turnus bis zu 5 Wochen hintereinander wiederholen.
Als Therapie: 4 – 5 Tage dreimal täglich 30 – 40 Tropfen, dann 5 – 6 Tage Pause. Diesen Ablauf bitte zwei- bis dreimal wiederholen. Oder 2 – 3 Tage lang dreimal täglich 90 Tropfen einnehmen und dann 8 Tage Pause – diesen Turnus bei Bedarf wiederholen.

⊕ Bitte beachten: Abwehrstärkende Heilpflanzen nicht bei Erkrankungen einsetzen, bei denen das Immunsystem betroffen ist wie HIV-Infektionen, Tuberkulose, Leukämie und Autoimmunerkrankungen.

Husten und Bronchitis

Husten ist das häufigste Symptom einer akuten Bronchitis, die ihrerseits eine entzündliche Veränderung der Bronchialschleimhaut mit vermehrter Absonderung von Schleim ist. Sie tritt häufig im Rahmen einer Erkältung auf, wird in 90 % der Fälle durch Viren hervorgerufen und sollte nach 2 – 3 Wochen ausgeheilt sein. Zu Beginn ist der Husten meist trocken und schmerzhaft, später zunehmend mit zähflüssigem Sekret verbunden, das schwer abzuhusten ist. Eigentlich ist Husten ein Reinigungsmechanismus der Luftwege, um schädigende Substanzen zu entfernen.

Sie können einen „einfachen" Husten gut selbst behandeln, wenn Sie differenziert vorgehen und sich bei Verschlechterung, hohem Fieber oder Unklarheiten ärztlichen Rat suchen. Was heißt differenziert? Husten kann trocken-bellend oder verschleimt sein. Im ersten Fall sollen Heilpflanzen den trockenen Entzündungsreiz lindern und Husten unterdrücken, im zweiten Fall das Hustensekret lösen und das Abhusten erleichtern.

In vielen Fällen ist Thymian bei einer auswurffördernden Teemischung mit von der Partie.

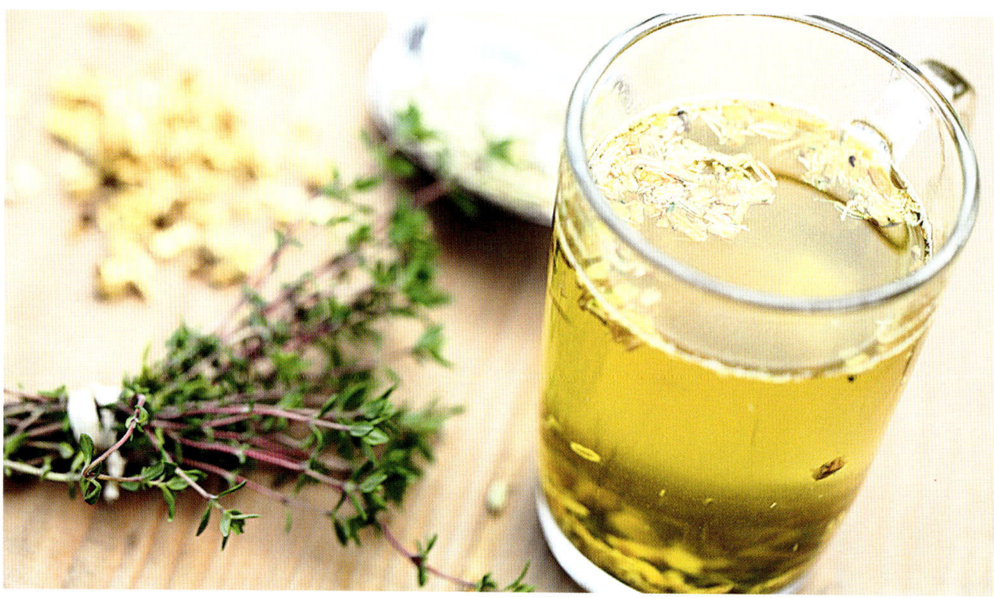

REIZHUSTENTEE

Je 35 g Huflattich- und Spitzwegerichblätter und je 10 g Isländisch Moos, Malvenblüten und Süßholzwurzel. 1 TL der Mischung mit 1 Tasse kaltem Wasser ansetzen, 90 Min. ziehen lassen, abgießen. Dreimal täglich 1 frisch zubereitete Tasse schluckweise trinken.

AUSWURFFÖRDERNDER HUSTENTEE

Je 25 g Thymian- und Hohlzahnkraut, 20 g Anissamen und je 15 g Bibernell- und Süßholzwurzel mischen. 1 TL davon mit 1 Tasse heißem Wasser übergießen, 10 Min. bedeckt ziehen lassen. Dreimal täglich 1 Tasse heiß trinken.

Hustenreiz lindern

Hustenreiz hat man bei akut entzündlichen Atemwegserkrankungen, trockenem oder Reizhusten, Heiserkeit oder Kehlkopfentzündung. Im Gegensatz zu einem verschleimten Husten soll ein quälender, trockener Hustenreiz unterdrückt bzw. gelindert werden. Das macht man mit Schleimdrogen (zum Beispiel Malvenblüten). Sie legen sich wie ein Wundpflaster über die entzündete, schmerzende Schleimhaut im Rachen-Kehlkopf-Bereich und mildern die Symptome. Durch den Einsatz solcher pflanzlicher Antitussiva – hustenstillende Mittel ohne Nebenwirkungen – heilt die Entzündung schneller ab.
Wichtig: Schleimdrogen werden in kaltem Wasser gelöst und in kleinen Schlückchen eingenommen; so werden die wunden Schleimhäute kontinuierlich benetzt und können sich schneller regenerieren. Trinken Sie genügend (pro Tag 2–3 l) warme Flüssigkeit wie Wasser, dünne Tees, verdünnte Fruchtsäfte, Gemüse- oder Hühnerbrühe.

Besser abhusten

Bei verschleimtem Husten brauchen Sie Arzneipflanzen, die auswurffördernd, krampflösend, entzündungshemmend und abwehrsteigernd wirken, die den festen, zähflüssigen Bronchialschleim verflüssigen und helfen, ihn abzuhusten. Das machen schleimlösende und auswurffördernde Pflanzen mit sogenannten Saponinen (Seifenstoffen) oder ätherischen Ölen.

Pflanzen mit ätherischen Ölen lassen die Wirkstoffe rasch in tiefere Bronchialabschnitte gelangen, fördern die Durchblutung und wirken zusätzlich keimwidrig.

Husten-Pflanzen

bei Reizhusten: Eibischwurzel, Huflattich- und Spitzwegerichblätter, Isländisch Moos, Königskerzen- und Malvenblüten – bitte mit kaltem Wasser ansetzen.
bei verschleimtem Husten helfen Saponinpflanzen beim Abhusten, wie Efeublätter, Hohlzahn- und Sanikelkraut, Bibernell-, Seifenkraut-, Schlüsselblumen- und Süßholzwurzel, Gänseblümchen- und Veilchenblüten. Sie sollten sie nur etwa 2–3 Wochen anwenden, damit es nicht zu Schleimhautreizungen kommt. Dazu ausreichend trinken. Pflanzen mit ätherischen Ölen wie Fenchel- und Anissamen, Fichtennadelsprossen, Thymiankraut, Eukalyptusblätter und Engelwurzwurzel helfen ebenfalls, sie sind auch zur äußerlichen Anwendung als Bad, Dampfbad, Auflage oder Einreibung geeignet.

Herzgesundheit

Herzklopfen – ganzheitlich betrachtet

Für die Ägypter war das Herz der Mittelpunkt aller geistigen Regungen und Sitz des Verstandes, des Willens und der Gefühle. „Unser Herz ist die Heimat der Seele", sagte Hildegard von Bingen.

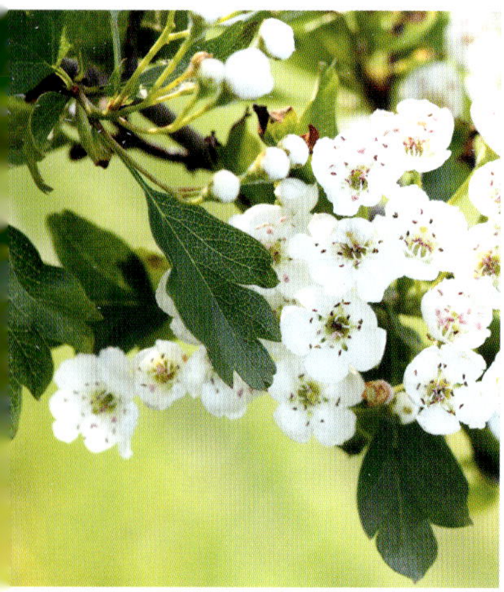

Weißdorn unterstützt das Herz rundum: Er durchblutet die Herzkranzgefäße, stärkt den Herzmuskel und macht wieder leistungsfähiger.

Die Aufgabe des Herzens ist es, sich den jeweiligen Lebensanforderungen flexibel und so ökonomisch wie möglich anzupassen. Alle Zellen, Organe und Muskeln hängen vom steten Zustrom nähr- und sauerstoffreichen Blutes ab – dafür schlägt unser Herz am Tag etwa 100 000 Mal und pumpt in 1 Minute etwa 7 l Blut durch den Körper.

Herz, Kreislauf und Gefäße bilden eine funktionelle Einheit und sind mehr als ein mechanisches Pumpsystem, deshalb müssen Herzerkrankungen ganzheitlich betrachtet werden. Das Zauberwort heißt: Vorbeugung – und das geht mit pflanzlichen Herzmitteln hervorragend. Sie sind gut verträglich, für eine Langzeitanwendung prädestiniert und erfüllen oft mehrere therapeutische Anforderungen gleichzeitig. Natürlich haben Sie zuvor Ihr Herz und eventuelle Erkrankungen ärztlich abklären lassen.

Besser vorbeugen als heilen

In der sogenannten zweiten Lebenshälfte ist eine Unterstützung durch herzstärkende Heilpflanzen besonders sinnvoll. Der Begriff „Altersherz" beschreibt diesen Zustand nachlassender Leistungsfähigkeit: Wenn das Atmen mühsamer wird, es nach körperlicher Belastung längerer Erholungsphasen bedarf oder wenn sich gar Ödeme im Gewebe ansammeln, vor allem in den Beinen.

Viele Menschen leiden heutzutage unter funktionellen Herzbeschwerden, mit Herzjagen, Herzstolpern oder -klopfen – Zeichen, die als sehr unangenehm empfunden werden. Häufig mit innerer Unruhe und Nervosität verbunden, Schlaflosigkeit, Erschöpfung oder Stress. Glücklicherweise liegt bei dieser Diagnose keine organische Erkrankung vor. Allerdings bedeutet ein negativer kardiologischer Befund nicht, dass Sie „nichts" haben bzw. simulieren. Befund und Befindlichkeit stimmen nicht immer überein. Die Beschwerden sind spürbar – ärztliche Abklärung ist hier unabdingbar.

Sämtliche Entspannungsverfahren und eine gesunde Lebensweise, vor allem eine pflanzenbetonte, eher mediterrane Ernährung helfen, die Beschwerden zu lindern und ihnen vorzubeugen.

Bei funktionellen Herzbeschwerden und Altersherz können Heilpflanzen gut helfen, auch vorbeugend als Genussmedizin wie Herzlikör und Herzwein, die leichte Beschwerden lindern.

Herz-Pflanzen

Weißdorn: Seine Blüten und Blätter wirken ausgleichend auf Blutdruck und Herzrhythmus, unterstützen den Herzmuskel, verbessern Sauerstoffsättigung und Herzkraft, fördern die Durchblutung, „pflegen" die Blutgefäße, beruhigen und stärken zugleich.
Heilpflanzen mit einer beruhigenden Komponente: Baldrianwurzel, Lavendelblüten, Melissenblätter und Passionsblumenkraut unterstützen das nervöse Herz und lindern Schlafstörungen.
Blutdruck-Pflanzen: Rosmarinblätter regen den Kreislauf bei zu niedrigem Blutdruck an, Melissenblätter beruhigen bei zu hohem Blutdruck. Sie dürfen parallel zur ärztlich verschriebenen Medikation eingesetzt werden.

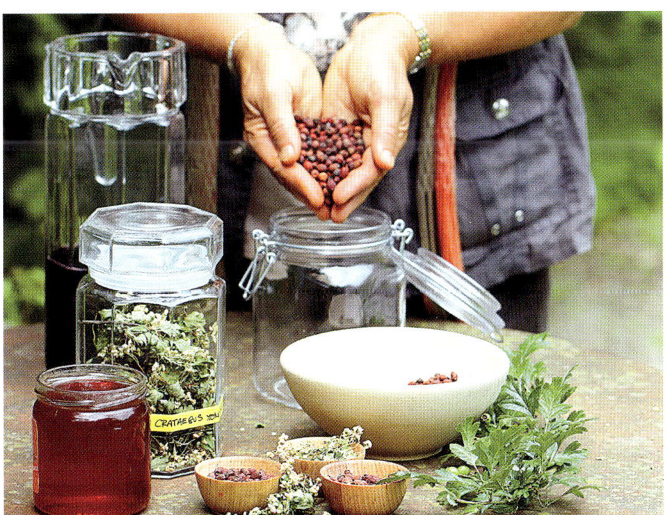

Selbst gemachter Herzwein ist ein schönes Geschenk für Ältere. Sie brauchen nur Rotwein, Honig und Weißdornbeeren, -blüten und -blätter.

HERZLIKÖR

200 g Weißdornbeeren, 1–2 Handvoll Melissenblätter, 1 Zimtstange, 100 g Kandiszucker und 700 ml Wodka (32 % Vol.) in ein Glasgefäß füllen. 6 Wochen ziehen lassen, abgießen und noch 3 Monate ruhen lassen. Täglich 1–2 EL genießen. 1 Jahr haltbar.

HERZWEIN

1 Handvoll reife Weißdornbeeren anquetschen; mit 1 Handvoll Weißdornblüten und -blättern, je 5 EL Melissen- und Rosmarinblättern und 3 TL Herzgespannkraut in 2 l Rotwein zum Kochen bringen, 20 Min. ziehen lassen und abgießen. Aromatisieren Sie den abgekühlten Wein mit 2–4 EL Honig und nehmen Sie ihn likörgläschenweise (1–2 Gläschen / Tag) ein. 4 Wochen haltbar.

Venengesundheit

So weit die Füße tragen

Müde schwere Beine – kennen Sie das auch? Geschwollene Knöchel und Schmerzen bei langem Stehen, Besenreiser oder Wadenkrämpfe in der Nacht? Dann leiden Sie, wie die Hälfte aller Deutschen, an einer Venenerkrankung.

Es ist harte Arbeit für die Venen: Die Beinvenen führen das Blut über die große Hohlvene in den rechten Vorhof zum Herzen zurück, sie müssen also gegen die Schwerkraft arbeiten. Dabei werden sie durch die Venenklappen unterstützt; das sind elastische Fasern im Inneren der Vene, die die Flussrichtung des Blutes (Richtung Herz) bestimmen. Sie arbeiten wie ein Ventil, indem sie den Rückstrom verhindern.

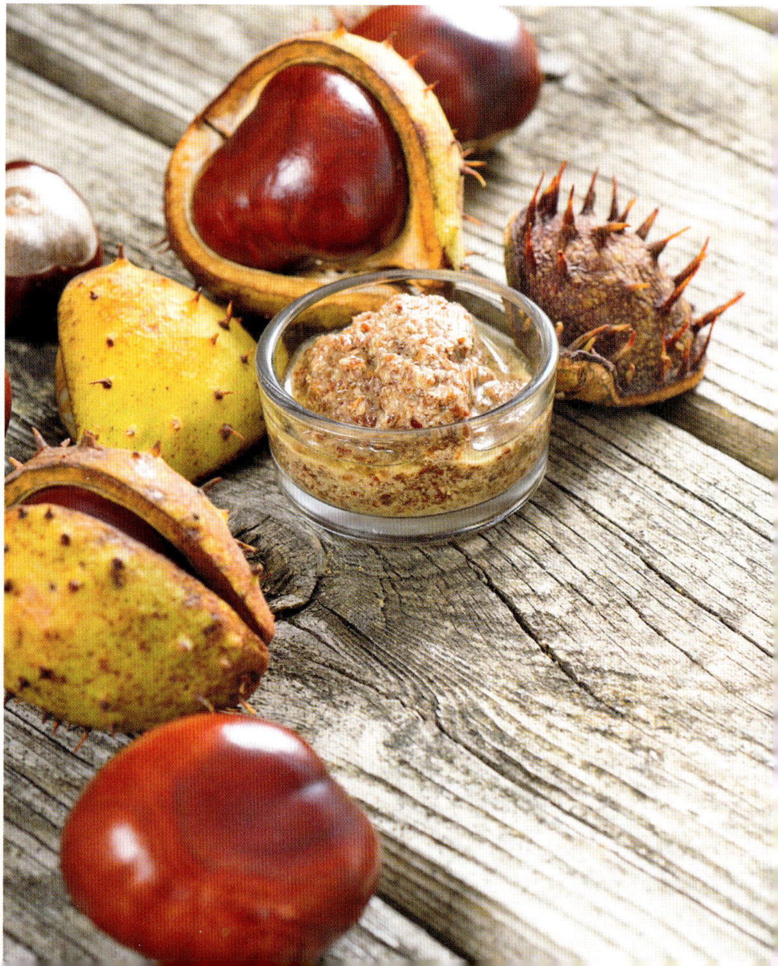

Rosskastanie fördert den venösen Rückfluss und stärkt erschlaffte Venen. Zur Anwendung kommen Fertigpräparate aus der Apotheke.

Zusätzlich bekommen die Venen bei ihrer Arbeit gegen die Schwerkraft Hilfe durch die Wadenmuskelpumpe: Sie sorgt beim Gehen durch die Anspannung der Beinmuskulatur dafür, dass die zwischen den Muskeln liegenden Venen komprimiert werden und dadurch das Blut Richtung Herz zurückgeführt wird. Ist die Muskulatur entspannt, entsteht in den Venen ein Unterdruck, der das Blut regelrecht nach oben saugt. So erklärt sich fast von selbst, dass ausreichende Bewegung eine der wichtigsten Voraussetzungen für die Gesundheit Ihrer Beinvenen ist.

Krampfadern & Co.

Bei einer Venenerkrankung werden die Venenklappen nach und nach undicht, die Gefäße erweitern sich und das Blut fließt zurück in Richtung Fuß oder es pendelt zwischen den einzelnen Klappenetagen hin und her. Das staut das Blut und führt zur Ausbildung von Krampfadern: irreversible Erweiterungen oberflächlicher Venen mit Schlängelungen und Knotenbildung. Gleichzeitig werden die Venenwände geschädigt und der Stoffwechsel in dem Bereich beeinträchtigt. Ursächlich beteiligt daran sind ein schwaches Bindegewebe, mangelnde Bewegung und Übergewicht. Auch das ständige Tragen hoher Absätze lässt die Wadenmuskulatur verkümmern und ihre Funktion als Venenpumpe einbüßen. Wenn Sie zu Venenbeschwerden neigen, tragen Sie bevorzugt flache Schuhe. Gehen Sie wann immer es möglich ist barfuß und kneippen Sie, trippeln Sie auf den Zehen, machen „Fersengang" oder öfter Seilspringen. Auch Walking oder Wassertreten sind gut.

DER „3S-3L-MERKSATZ"

„Stehen und sitzen ist schlecht, lieber laufen oder liegen."
Oder anders ausgedrückt: Treppe statt Fahrstuhl, Fahrrad statt Auto, Spaziergang statt Sessel!

Venen-Pflanzen

Sie können zwar bestehende krankhafte Veränderungen nicht mehr rückgängig machen, aber Beschwerden lindern. Setzen Sie so frühzeitig wie möglich wirksame Heilpflanzen ein. Kombinieren Sie immer innerliche und äußerliche Anwendungen mit Bewegungstherapie und eventuell Kompressionsstrümpfen.
Rosskastanie ist das Mittel der Wahl bei Venenbeschwerden. Verwendet werden Fertigpräparate aus der Frucht.
Buchweizenkraut sorgt für gute Durchblutung bis in feinste Kapillaren und verbessert die Elastizität und Mikrozirkulation in den kleinen Gefäßen.
Mäusedornwurzel wirkt wie ein Stützstrumpf von innen, sie schützt die Stützfaser Elastin vor dem Abbau und trägt so zur Erhaltung des venösen Stützgewebes bei.
Steinkleekraut unterstützt als eines der wenigen Lymphmittel den Lymphstrom und fördert den Abfluss von Lymphe, wenn die Venenerkrankung mit Lymph- und Venenstauungen einhergeht.

Verdauungsbeschwerden

Vom Magen zum Darm

Gut gekaut ist halb verdaut: Dass die Nahrung am besten fein zerkleinert in den Magen kommen soll, ist bekannt. Darüber hinaus sollen die Speisen abwechslungsreich, naturbelassen und vollwertig sein, damit der Körper die nötigen Nährstoffe, Spurenelemente, Vitamine und Enzyme aufnehmen kann.

Anis-, Fenchel- und Kümmelsamen bitte vor der Verwendung immer mörsern.

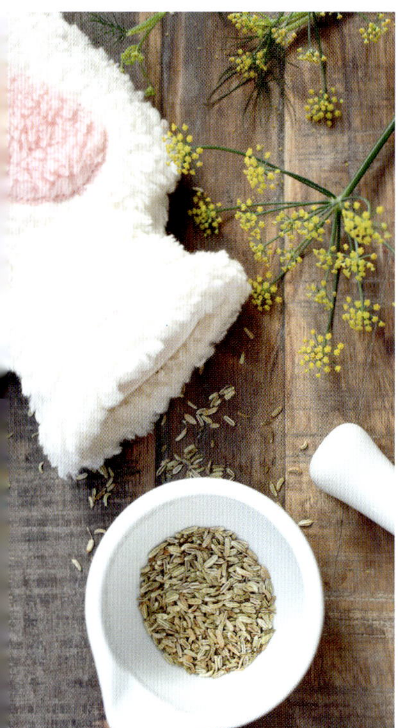

Fein zubereitetes Essen und aromatische Kräuter und Gewürze sind wichtig, weil schon Auge und Nase die Verdauungssäfte zum Fließen bringen. Diese zerlegen dann Kohlenhydrate, Fette, Eiweiße und weitere Stoffe so klein, dass sie ins Blut aufgenommen werden können. Denn nur so hat unser Körper etwas von all den Köstlichkeiten! Wenn Speichel, Magen-, Gallen- und Bauchspeichelsäfte kräftig fließen, funktioniert das gut. Wenn nicht, sind Verdauungshelfer gefragt, und die bietet die Pflanzenwelt zuhauf – damit es erst gar nicht zu Appetitlosigkeit, Völle- und Druckgefühl, Übelkeit, Sodbrennen, Aufstoßen, Blähungen, Bauchkrämpfen, Gallebeschwerden, Verstopfung, Durchfall oder Unwohlsein kommt.

Aromatische Küchengewürze, bitter-aromatische Tees und verdauungsfördernde Aperitifs oder Digestifs werden in der Selbstmedizin seit Langem genutzt. Dabei stehen Pflanzen mit Bitterstoffen im Vordergrund, weil sie die Verdauungssäfte anregen. Aber auch blähungs- und übelkeitslindernde sowie krampflösende Pflanzen tragen zur Besserung bei.

Verdauungs-Pflanzen

bei ungenügender Verdauung: Um die Verdauungssäfte anzuregen, braucht es Bittermittel wie Engelwurz-, Enzian- oder Ingwerwurzel, Hopfenzapfen, Löwenzahnblätter, Pomeranzenschalen, Schafgarben-, Wermut- und Tausendgüldenkraut.
bei Übelkeit und Erbrechen: Kamillenblüten, Melissen- und Pfefferminzblätter, Ingwerwurzel
bei verdorbenem Magen und Magenkrämpfen: Gänsefingerkraut, Kamillenblüten, Melissen- und Pfefferminzblätter und Süßholzwurzel; zusätzlich feuchtwarme Wickel mit Kamille oder Heublumen auf den Magen
bei Blähungen: Anis-, Fenchel- , Kümmel- und Koriandersamen, Pfefferminzblätter

bei Leber-Galle-Störungen: Artischocken- und Pfefferminzblätter, Mariendistelfrüchte und Bittermittel
bei gelegentlicher Verstopfung: galleanregende Bittermittel (Wurzel vom Gelben Enzian, Tausendgüldenkraut, Wermutblätter), sekretionsfördernde Gewürze (Anis-, Fenchel-, Kümmel-, Koriandersamen) und Pfefferminzblätter
bei Durchfall: Blutwurzwurzel, getrocknete Heidelbeeren, Gänsefingerkraut, Kamillenblüten

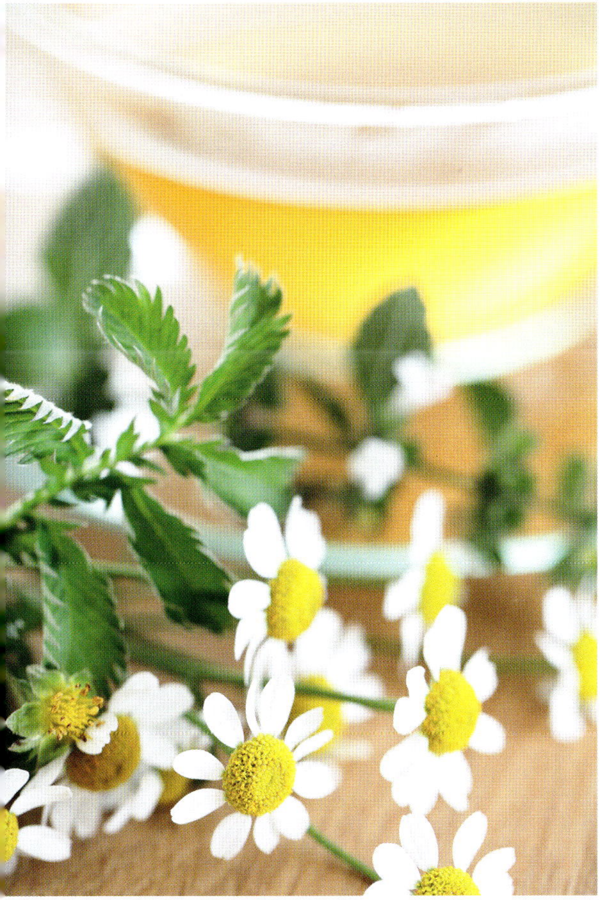

Für jedes Wehwehchen gibt es ein Teechen: Kamille lindert Brechreiz, Gänsefingerkraut Krämpfe.

TEE BEI VERDORBENEM MAGEN

Je 30 g Kamillenblüten und Pfefferminzblätter und je 20 g Gänsefingerkraut und Schafgarbenkraut mischen. 1 TL mit 1 Tasse heißem Wasser übergießen, 10 Min. bedeckt ziehen lassen. 3 Tassen täglich trinken.

TEE BEI VÖLLEGEFÜHL

Je 25 g Pfefferminzblätter, Kümmel- und Fenchelsamen sowie Pomeranzenschalen. 1 TL der Mischung im Mörser anquetschen, mit 1 Tasse heißem Wasser übergießen, 10 Min. bedeckt ziehen lassen, abgießen. 3 Tassen täglich. Bei Völlegefühl und Blähungen.

ANTI-VERSTOPFUNGSTEE

Je 40 g Schafgarbenkraut und Fenchelsamen und je 10 g Pfefferminz- und Löwenzahnblätter. 1 TL der Mischung mit 1 Tasse heißem Wasser übergießen, 10 Min. bedeckt ziehen lassen, abgießen. 3 Tassen täglich.

MAGENTROST

3–4 EL frische oder 2–3 EL getrocknete Pfefferminz- und Melissenblätter, 1 EL getrocknete Schafgarbenblüten, ¼ Zimtstange, 5 zerdrückte Kardamomkapseln, 1 EL zerdrückte Fenchelsamen und 80 g Kandiszucker mit 750 ml Korn (32 % Vol.) übergießen. 2 Monate ziehen lassen, dann abgießen. Bei Blähbauch mit Übelkeit teelöffelweise genießen.

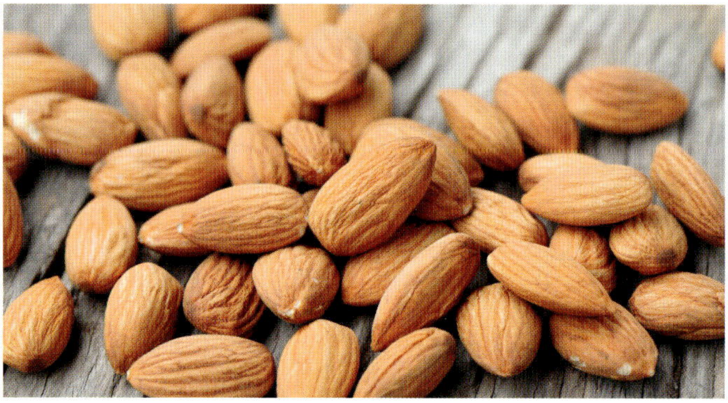

Ein Tipp bei Sodbrennen: Kauen Sie fünf Mandeln! Sie neutralisieren und binden die überschüssige Säure, wenn sie gut zu Brei gekaut werden.

Sodbrennen

Liebe geht durch den Magen. Wut und Stress schlagen ebenfalls auf den Magen, so manches stößt ihm sauer auf. Der Magen hat heutzutage einiges zu verdauen, nicht nur schlechte Ernährungsgewohnheiten. Körper und Seele wirken nicht getrennt voneinander, und auch Sodbrennen wird häufig durch psychische Ursachen mitverursacht. Pflanzliche Magenschmeichler tun dann Körper und Seele gleichermaßen gut.

Wenn der saure Magensaft in die Speiseröhre zurückfließt, äußert sich das als brennender Schmerz in der Magengegend, in der Speiseröhre und hinter dem Brustbein. Während die Magenwände durch eine besondere Schleimhaut und eine reichliche Schleimproduktion gegen aggressive Magensäuren geschützt sind, verfügt die Speiseröhre über keinen derartigen Schutz. Gelegentliches Sodbrennen klingt von alleine wieder ab. Dauert es aber über einen längeren Zeitraum an, wird die Speiseröhrenschleimhaut überreizt und kann sich entzünden.

Ganz einfache und immer vorhandene Hilfe bei Sodbrennen sind häufige kleine Schlucke warmes (nicht kohlensäurehaltiges!) Wasser. Das verdünnt die Säure und leitet sie weiter. Genauso lindern kleine Schlückchen Milch oder Stückchen gut gekautes Brot, Zwieback oder Hafer; das bindet die Säure. Auch sehr gut gekaute Mandeln, Haselnüsse, Sonnenblumen- oder Kürbiskerne binden überschüssige Magensäure. Manche schwören auf roh geraffelte Kartoffeln, kurz in der Pfanne erwärmt und auf nüchternen Magen gegessen, auf Kartoffelsaft oder den berühmten Kükaleiwa-Trunk (Rezept Seite 121). Probieren Sie aus, was Ihnen am besten hilft.

In der Apotheke gibt es Kieselgel, das die Säure bindet und Basenmischungen, die die Säure puffern. Oder Heilerde, die lindert akute Beschwerden: dreimal täglich 1 TL Heilerde mit einem Schlückchen warmem Wasser oder Tee zusammen auf nüchternen Magen einnehmen.

Tipps gegen Sodbrennen

- Achten Sie auf eine gesunde Ernährung.
- Lassen Sie reizende, fette, frittierte, süße und üppige Speisen und Alkohol weg, trinken Sie keinen Kaffee auf nüchternen Magen und bevorzugen Sie basische Nahrungsmittel wie Kartoffeln und viel Gemüse.
- Legen Sie sich nicht direkt nach den Mahlzeiten hin und schlafen Sie mit etwas erhöhtem Oberkörper.
- Trinken Sie abends keinen Pfefferminztee, weil das den Magenpförtner entkrampft; dadurch kann die Magensäure vermehrt austreten.
- Verstopfung sollten Sie tunlichst vermeiden (Seite 54), das macht einen erhöhten Druck im Oberbauch.
- Reduzieren Sie Stress und entspannen Sie so oft es geht.

HEUBLUMENSACK

Ein Heublumensäckchen, das „Morphium der Naturheilkunde", von außen auf den Magen gelegt, beruhigt und lindert die Schmerzen. Aber nicht nur bei Sodbrennen, Heublumen lindern Magen- und Darmkrämpfe gleichermaßen und entspannen ungemein.

Erhitzen Sie eine Heublumenpackung aus der Apotheke 15 Min. im Wasserdampf (im Dampfkochtopf 1–2 Min.). Dann vorsichtig ausdrücken, am besten zwischen zwei Holzbrettchen, weil die Packung extrem heiß ist! Legen Sie sie so heiß wie möglich (etwa 42 °C) auf die betroffene Stelle. Mit einem Wolltuch straff fixieren. Die Auflage bleibt so lange liegen, wie sie angenehm ist (etwa 40 Min.).

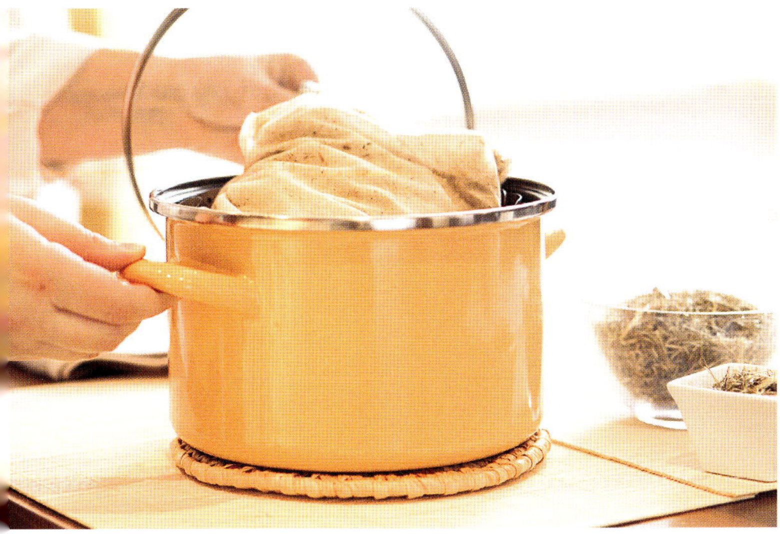

Herrlich, so ein Heublumensack: Auf dem Bauch duftet quasi eine ganze Wiese und strahlt wohltuende Wärme aus.

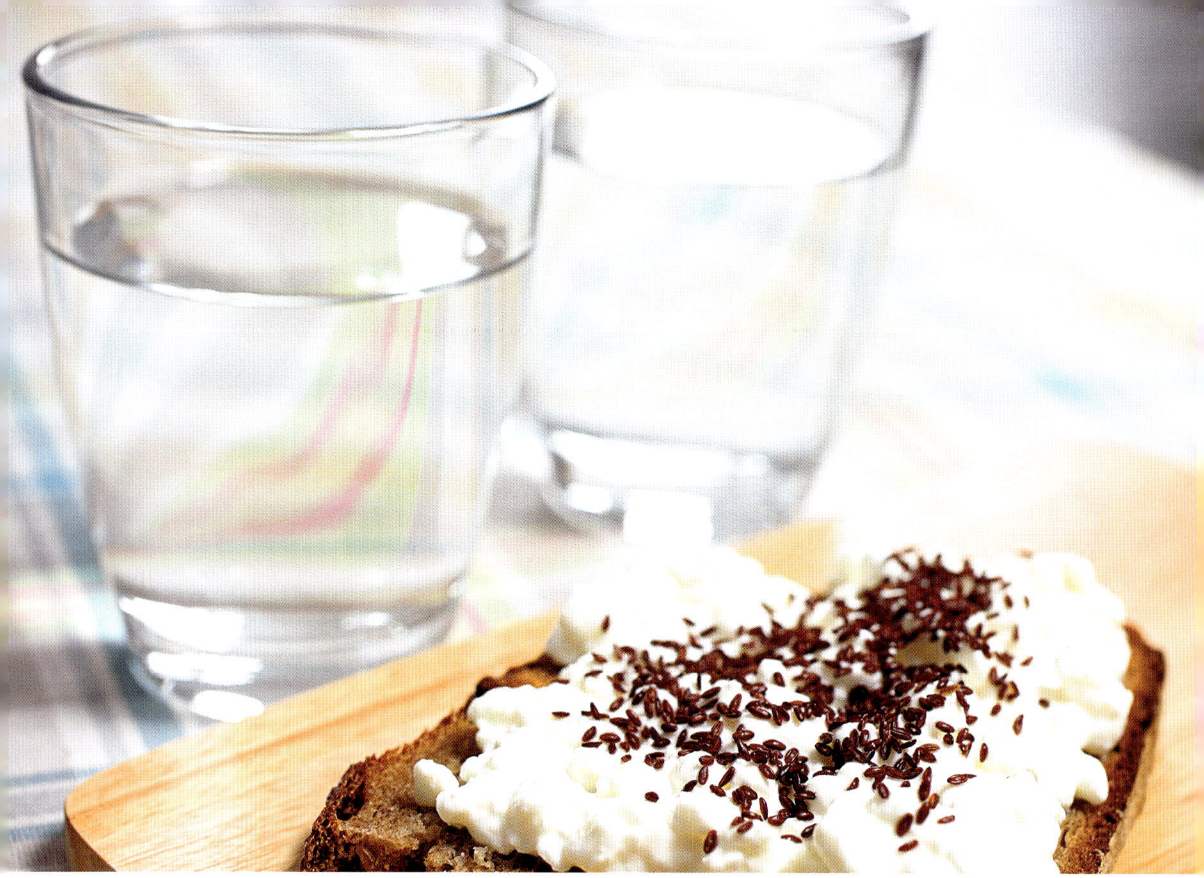

Leinsamen und Flohsamen regulieren sanft die Darmtätigkeit. Aber bitte stets viel dazu trinken.

Verstopfung und träger Darm

Verstopfung war schon immer Thema – nicht umsonst war um 1600 v. Chr. eine ägyptische Gottheit allein für den regelmäßigen Stuhlgang verantwortlich. Auch wenn man nicht gern darüber spricht, das Problem ist bekannt: 20 bis 30 % der Menschen leiden an einem trägen Darm, mehr Frauen als Männer. Oft kommen Völlegefühl und Unwohlsein dazu. Manchmal ist der Bauch aufgebläht oder es treten Kopfschmerzen, Müdigkeit, Abgeschlagenheit, Druckgefühl, Mundgeruch oder Appetitlosigkeit auf. Man ist zwar nicht krank, aber es belastet.

In den meisten Fällen steckt eine harmlose Darmträgheit dahinter, hervorgerufen durch ballaststoffarme Kost, unzureichendes Trinken, Bewegungsmangel und manchmal auch Stress, vor allem Zeitnot. Vorübergehende Erkrankungen, eine Ernährungsumstellung, Reisen, Schwangerschaft oder die Einnahme bestimmter Medikamente sind weitere Ursachen. Oder es sind Begleitsymptome von Organerkrankungen. Wenn die Verstopfung zu Schmerzen führt, länger anhält oder Sie sogar Blut im Stuhl entdecken, müssen Sie das ärztlich abklären lassen.

Langfristig helfen gegen Verstopfung ausreichende Bewegung und ballaststoffreiche Ernährung. Außerdem sollten Sie unbedingt viel Flüssigkeit zu sich nehmen! Mit Wasser zusammen quellen die Ballaststoffe im Darm auf und dehnen ihn; das regt die Darmbewegung an.

Bei gelegentlicher Verstopfung helfen gallefördernde Bittermittel wie Löwenzahn, Enzian oder Wermut. Außerdem sind Gewürze wie Fenchel, Kümmel oder Koriander, die die Verdauungssäfte locken, nützlich. Auch Ingwer und Galgant regen die Darmbewegung an.

⊕ Bitte beachten: Trinken Sie keine harntreibenden Tees, denn diese entziehen dem Dickdarm Flüssigkeit und verstärken die Verstopfung.

Eine Top-Verdauungshilfe sind Leinsamen! Diese (und auch der ähnlich wirkende Flohsamen) regulieren die Darmtätigkeit. Rein physikalisch, ohne den Darm zu reizen oder zu schädigen. Um den Stuhlgang anzuregen, müssen Sie die Samen pur und mit genügend Wasser (pro 1 EL Samen 150 ml Wasser) einnehmen. So gelangen sie ungehindert in den Dickdarm und binden dort das (zugeführte) Wasser. Der Samen quillt um ein Vielfaches seiner ursprünglichen Größe auf und vergrößert dadurch den Darminhalt. Infolge dieser Volumenzunahme kommt es im Dickdarm zu einem Dehnungsreflex, der die Darmbewegung anregt – endlich steht der erlösende Gang zur Toilette an. Übrigens: Die Samen können durch ihre hervorragenden Gleit- und Quelleigenschaften auch Bakteriengifte und Karzinogene binden und schützen damit die Darmschleimhaut direkt.

Durchfall

Durchfall ist das Gegenteil von Verstopfung. Sie werden es kennen: eine akute, sehr unangenehme, aber meist kurzfristige Erkrankung, üblicherweise begleitet von Übelkeit, Erbrechen und Darmkrämpfen. Meist sind Bakterien oder Viren schuld oder auch funktionelle Darmstörungen, Allergien, Medikamente oder Nahrungsmittelunverträglichkeiten.

Die erste Maßnahme ist die reichliche Zufuhr von Flüssigkeit, eventuell angereichert mit Elektrolyten: lang gezogener Schwarztee mit etwas Salz zum Beispiel. Auch die „Küchenapotheke“ werden Sie kennen: fein geriebener Apfel oder pürierte Banane oder eine lang gekochte Karottensuppe („Morosuppe“).

Für die Therapie setzt man – nach ärztlicher Abklärung – Heilpflanzen mit Gerbstoffen ein, die zusammenziehend und austrocknend, entzündungs- und keimhemmend wirken: Blutwurzwurzel, getrocknete Heidelbeeren, Gänsefingerkraut oder Kamillenblüten, als Einzel- oder Misch-Tee. Weitere Pflanzenempfehlungen finden Sie unter Verdauungs-Pflanzen, Seite 50, und Reiseapotheke, Seite 88.

Harnwegsinfekte

Alles fließt

Kennen Sie das? Harndrang, Brennen und Schmerzen beim Wasserlassen? Harnwegsinfekte sind bei Frauen häufig und neigen dazu, chronisch zu werden.

Blasenentzündungen entstehen meist durch aufsteigende Bakterien und verursachen heftige Beschwerden; als häufige Auslöser gelten Kälte, Nässe und Stress. Sie sollten tunlichst auskuriert werden! Als erstes brauchen Sie Wärme: ein Fußbad, warme Unterwäsche und Strümpfe, genüssliche Bettruhe und ein heißes Getränk. Achten Sie bei allen Harnwegserkrankungen auf warme Füße, besonders wenn Sie häufig unter Blaseninfekten leiden, denn Kälte bedeutet für die Nierengegend Stress. „Kopf kalt, Füße warm, macht den Mediziner arm", sagt nicht umsonst der Volksmund. Gönnen Sie sich Fußbäder, die die Beckendurchblutung erhöhen, und ab und zu feuchtwarme Auflagen, die krampf- und schmerzlindernd wirken (wie einen Heublumensack, Seite 53).

Viel trinken

Trinken Sie viel! Schon seit alten Zeiten gilt: „Wo man nichts hineingibt an Flüssigkeit, kommt auch nichts heraus an Giften." Gute 2 l möglichst warmer Flüssigkeit pro Tag – Wasser, verdünnte Fruchtsäfte, dünne Gemüsebrühen oder dünner Tee (1 EL Kraut auf 1 l Wasser) – helfen bei der Ausscheidung durch die Niere. Unterstützen Sie die Arbeit der Nieren durch wassertreibende Gemüse, Obst und Gewürze wie Kartoffeln, Sellerie, Spargel, Erdbeeren, Petersilie, Liebstöckel, Rosmarin oder Wacholder. Basenbildende Nahrungsmittel wie Kartoffeln und Gemüse und einmal die Woche ein Saft- und Obsttag sorgen für eine ausgewogene Zufuhr an basischen Mineralstoffen und Spurenelementen und versorgen den Körper auf verträgliche Weise mit Flüssigkeit. Heilkräutertees stehen bei der Behandlung von Harnwegserkrankungen an vorderster Stelle.

Medizinische Behandlung

Mithilfe von Pflanzen, die die Durchspülung der Nieren fördern, werden krankmachende Keime ausgeschwemmt und die Vermehrung der Keime und damit die Ausbreitung einer Infektion verhindert. Solch harntreibende, ausscheidungsfördernde Pflanzen setzt man übrigens auch bei rheumatischen Beschwerden und Hauterkrankungen sowie bei Frühjahrs- und Entgiftungskuren (Seite 86) im Rahmen der Gesundheitserhaltung ein.

Bis vor Kurzem wurden Harnwegsinfekte mit Sulfonamiden oder Antibiotika behandelt. Doch nach längerer oder wiederholter Antibiotikagabe trat häufig eine Immunschwäche im Nieren-Blasen-Trakt oder eine Resistenz der Erreger auf. Heute greift man bei leichteren Erkrankungen zu antibiotisch wirksamen Heilpflanzenpräparaten aus der Apotheke, die man Phytobiotika nennt. Sie wirken keimwidrig, führen aber weder zu einer Resistenz der Keime noch schädigen sie die Darmflora.

Harnwegs-Pflanzen

Bei Harnwegsinfekten bietet sich eine Zwei-Säulen-Therapie an:
Säule 1, keimwidrige Pflanzen wirken antibakteriell, speziell bei entzündlichen Erkrankungen der ableitenden Harnwege: Tee aus Bärentraubenblättern oder Goldrutenkraut sowie Kapuzinerkresse-Meerrettich-Präparate.
Säule 2, „Durchspülungspflanzen“: Ackerschachtelhalm- und Goldrutenkraut, Brennnessel-, Birken- und Löwenzahnblätter, verbunden mit viel zusätzlicher warmer Flüssigkeit. Behandeln Sie nach Abklingen der akuten Erkrankung noch einige Wochen mit „Durchspülungspflanzen“ nach, um einem erneuten Aufflackern der Erkrankung vorzubeugen.

Bitte beachten: Eine schwere Harnwegserkrankung mit Blut und Bakterien im Urin, anhaltenden Beschwerden und Fieber muss immer ärztlich behandelt werden! Eine Durchspülungstherapie dürfen Sie begleitend durchführen.

DURCHSPÜLUNGSTEE

Je 20 g Goldruten- und Löwenzahnkraut, Fenchelsamen, Birken- und Melissenblätter. Dreimal täglich 1 TL mit 1 Tasse Wasser überbrühen, 15 Min. ziehen lassen.

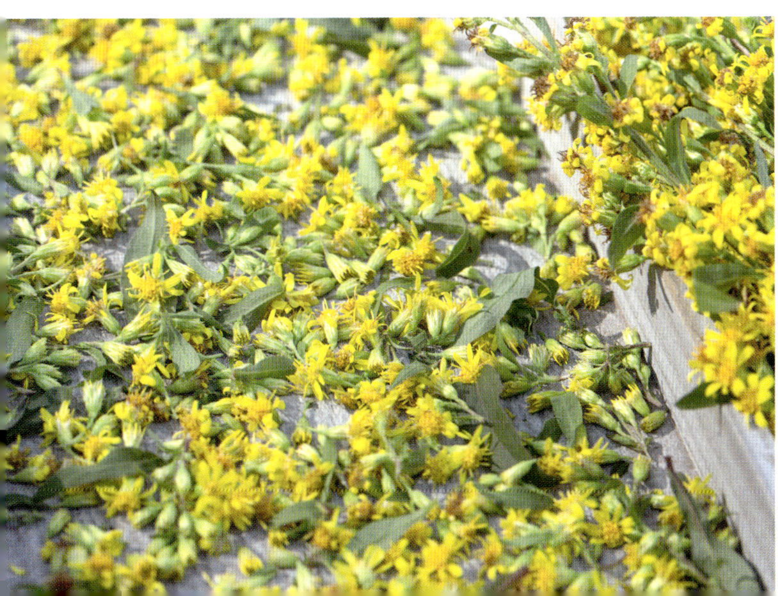

Hier trocknet das blühende Kraut der Goldrute. Sie ist die wichtigste Heilpflanze, wenn es um Harnwegsinfekte geht.

Gesunder Bewegungsapparat

Mit Heilpflanzen beweglich bleiben

Bei Schmerzen des Bewegungsapparats hilft nur eines: immer in Bewegung bleiben, egal ob Sie unter Arthrose oder Arthritis leiden. Beide gehören zum großen Formenkreis rheumatischer Erkrankungen.

Rheuma kann entzündlich bedingt sein (zum Beispiel Arthritis), durch ständige Abnutzung entstehen (wie Arthrose) oder zum Weichteilrheumatismus (wie Muskelschmerzen, auch nach Infektionen wie Grippe) gehören. Hinter den vielseitigen Gesichtern des rheumatischen Formenkreises verbergen sich verschiedene Erkrankungen im Bereich des Bewegungs- und Stützapparates, zum Beispiel an Muskeln, Knorpeln, Knochen, Wirbelsäule, Sehnen, Sehnenscheiden und Bändern.

Oberste Behandlungsziele in allen Fällen: Schmerzen behandeln und die Beweglichkeit verbessern, denn es gibt bis heute keine ausheilende Therapie. Im Vordergrund stehen neben Antirheumatika physikalische Maßnahmen wie Krankengymnastik. Denn nur ein bewegtes und genügend trainiertes Gelenk wird ausreichend durchblutet, mit Nährstoffen versorgt und bildet die nötige Gelenkschmiere. Wärme- oder Kältetherapien helfen, beweglich zu bleiben und eine Schonhaltung zu vermeiden.

Grundlagen der Therapie bei Arthritis und Arthrose sind die gleichen, denn beiden Krankheitsbildern liegen Entzündungsprozesse, Ablagerungen, Funktionsverlust und Muskelverhärtungen zugrunde. Ausgangspunkt ist die ganzheitliche „Drei-Säulen-Therapie“: Anregung der Ausscheidungsorgane sowie innerlicher und äußerlicher Einsatz jeweils spezifischer Rheuma-Pflanzen. Heilpflanzen gehören unabdingbar dazu, denn sie sind nebenwirkungsfrei oder -arm, kostengünstig und bieten sich daher für die bei rheumatischen Beschwerden erforderliche Langzeittherapie geradezu an. Sie helfen durch eine zwar verzögert eintretende, dann aber nachhaltige Schmerzlinderung. Dabei greifen sie – ebenso wie synthetische Mittel – direkt in den Entzündungsprozess ein. Sie können bei einer begleitenden Anwendung synthetische, meist sehr nebenwirkungsreiche Rheumamittel reduzieren helfen bezüglich Dosis und Anwendungsdauer.

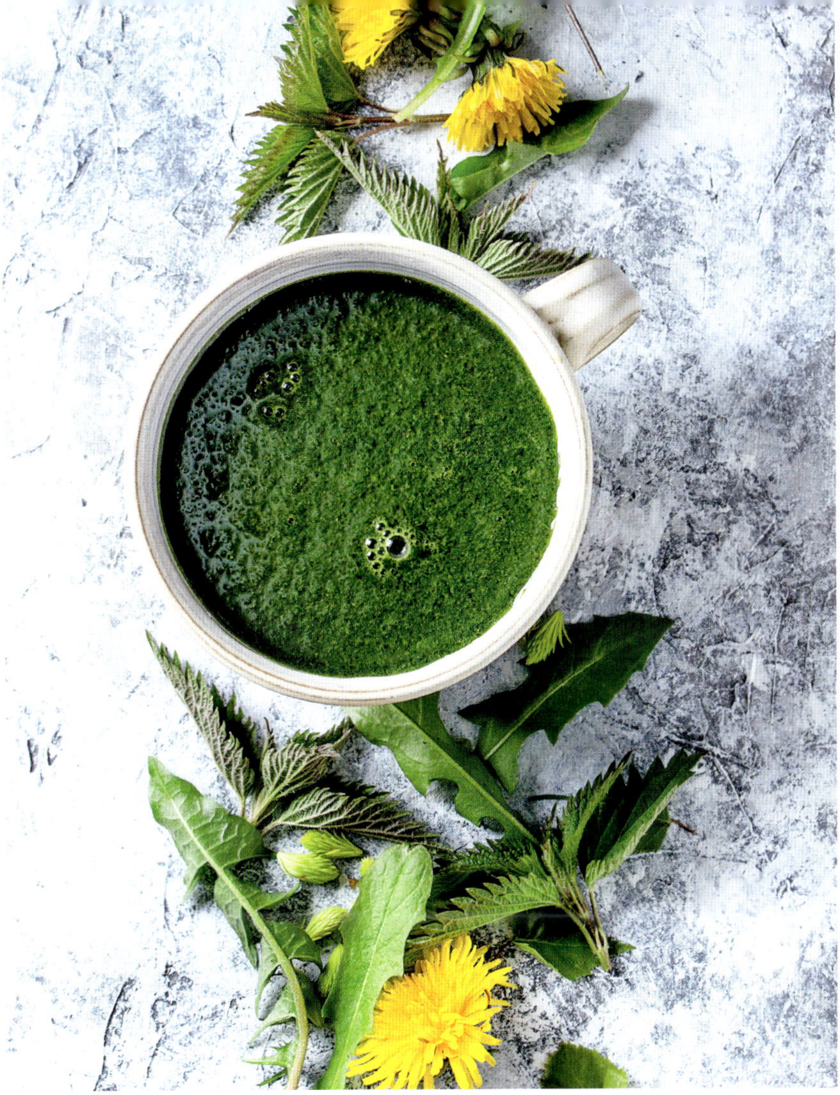

Löwenzahn und Brennnessel gehören zu den wichtigsten Rheuma-Pflanzen. Im Tee bekannt, aber warum nicht auch mal als Smoothie probieren?

Drei-Säulen-Therapie

Säule 1: Förderung des Stoffwechsels und der Entgiftung durch Anregung der Ausscheidungsorgane Niere, Leber und Darm, um die im Bindegewebe abgelagerten Stoffwechselendprodukte und Toxine zu mobilisieren und auszuscheiden. Das fördert die Beweglichkeit. Dazu gehören genügend zu trinken und ein mildes Abführmittel wie Leinsamen einzunehmen, um die gelösten Stoffe auch über die Niere und den Darm auszuleiten.
Säule 2: innerliche Einnahme von Heilpflanzen, die entzündungshemmend und schmerzlindernd wirken. Sie benötigen in der Regel etwa 3 Wochen, bis sie zu ihrer vollen Wirksamkeit gelangen.
Säule 3: äußerliche Anwendung von Heilpflanzen zur raschen Schmerzlinderung, zusätzlich und begleitend zur innerlichen Einnahme. Beispielpflanzen finden Sie auf Seite 61.

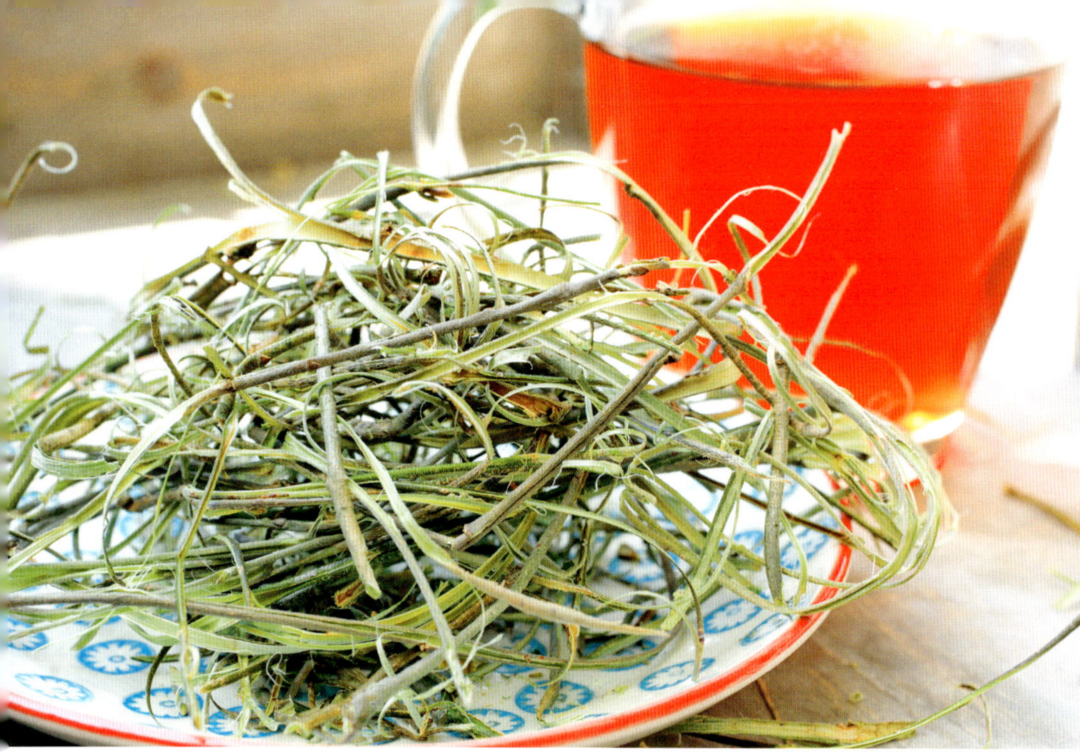

Ein uraltes bewährtes Schmerzmittel aus der Natur: Weidenrinde. Und tatsächlich ist sie Ausgangsstoff eines der bekanntesten Schmerzmittel, das es zu kaufen gibt.

Arthrose

Arthrosen entwickeln sich meist durch Fehl- oder Überbelastung, manchmal auch als Folge einer Gelenkentzündung oder Verletzung. Die Gelenkfläche wird vermehrt abgerieben, die Knorpeloberfläche uneben und die Gleitfunktion herabgesetzt. Dieser langsam fortschreitende Umbauprozess des Gelenkknorpels kann lange ohne Symptome verlaufen und sich erst viel später – wenn der Verschleiß schon weit fortgeschritten ist – schmerzhaft bemerkbar machen.

Naturheilkundliche Tipps

- Wichtig ist: in Bewegung bleiben! Erlernen Sie unter krankengymnastischer Anleitung gelenkschonende Bewegungsmuster und Bewegungen ohne Belastung der Gelenke.
- Schwimmen Sie öfter im Thermalbad oder fahren Sie Fahrrad. Das regt die Durchblutung zusätzlich an und hält die Gelenke mobil.
- Wärme fördert die Durchblutung und regt so die Produktion von Gelenkschmiere an, lindert Schmerzen, lockert verkrampfte Muskeln und macht steife Gelenke beweglicher. Heublumensäcke (Seite 53) oder Moor- und Fangopackungen sowie durchblutungsfördernde Bäder oder Einreibungen aus der Apotheke wärmen.
- Kneipp-Therapie: Wechselwarme Bäder oder Güsse regen die Blutzirkulation im betreffenden Gebiet an und entspannen die Muskulatur.

- Ernähren Sie sich vollwertig mit reichlich Rohkost und möglichst wenig Fleisch.
- Regen Sie die Entgiftungsorgane Niere, Leber und Darm an, um die im Bindegewebe abgelagerten Stoffwechselendprodukte und Gifte zu mobilisieren und auszuscheiden.

Heilpflanzen lindern Arthrose

Säule 1: Birke- und Brennnesselblätter, Goldruten- und Löwenzahnkraut und Mariendistelsamen fördern den Stoffwechsel und regen die Entgiftung über Niere und Leber an. Besorgen Sie sich aus der Apotheke Tee, Frischsaft oder Präparate.
Säule 2: Brennnesselblätter, Löwenzahnkraut, Hagebutten-, Teufelskrallen- oder Weidenrindenpräparate lindern innerlich angewendet Entzündungen und vor allem Rheumaschmerzen. Ihre schmerzlindernde Wirkung beginnt allerdings erst nach etwa 3 Wochen, sie sollten insgesamt 6–12 Wochen angewendet werden.
Säule 3: Äußerlich angewendet lindern Arnikasalbe, Heublumenwickel (Heublumensack, Seite 53), eine Kohlblattauflage, eine Rosmarinölmischung oder Johanniskrautöl rasch die Schmerzen. Holen Sie sich die Präparate in der Apotheke.

Arthrose-Pflanzen

Brennnessel: Der Tee wirkt harntreibend, Brennnesselextrakte entzündungshemmend und ganz spezifisch arthroseschmerzlindernd. Bei Langzeitstudien nahm die Gelenksteifigkeit nach Gabe von Brennnesselextrakt deutlich ab.
Hagebuttenpulver wirkt entzündungshemmend und schmerzlindernd, die arthrosetypische Morgensteifigkeit nimmt ab und die Beweglichkeit der Hüfte und der Kniegelenke werden verbessert. Holen Sie sich ein Präparat aus der Apotheke.
Löwenzahnkraut und -wurzel bessern bei längerer Anwendung die gesamte Stoffwechsellage und lindern vorbeugend die schmerzhaften Arthrosebeschwerden. Das Fortschreiten der Erkrankung wird verzögert und zusätzlich der Abtransport von Stoffwechselendprodukten erhöht, da Löwenzahn die Nieren durchspült – wer einmal die zunehmende Beweglichkeit und die erstaunliche Besserung bei steifen Gelenken erlebt hat, wird immer wieder zu Löwenzahn greifen!
Afrikanische Teufelskralle ist als Präparat erhältlich, wirkt arthroseschmerzlindernd und stoffwechselfördernd, entzündungs- und ödemhemmend und verlangsamt den Knorpelabbau.
Weidenrinde, ebenfalls als Präparat erhältlich, wirkt entzündungshemmend, schmerzlindernd und antirheumatisch.

Arthritis

Chronische entzündliche Gelenkerkrankungen wie Arthritis tragen alle Zeichen der Entzündung (Rötung, Schwellung, Schmerz, Hitze und eingeschränkte Funktion), sind äußerst und lang anhaltend schmerzhaft und die Schwellung ist häufig von einem Gelenkerguss begleitet, der die Bewegungsfähigkeit noch mehr einschränkt. Als Ursache kommen beispielsweise bakterielle Infektionen, Autoimmunprozesse oder Stoffwechselerkrankungen infrage. Wahrscheinlich führen fehlgesteuerte Abwehrreaktionen des Körpers gegen die Gelenkinnenhaut zu gravierenden Entzündungsreaktionen im Gelenkbereich. Nach ärztlicher Diagnose und Therapieeinleitung können begleitend eingesetzte Heilpflanzen die Beschwerden lindern.

Gesunde Ernährung

Zur Rheumatherapie bei Arthritis gehört eine vollwertige basische Ernährung mit reichlich Rohkost, möglichst fleischfrei, eventuell mit Fisch und vermehrter Zufuhr antientzündlicher Omega-3-Fettsäuren, enzymreicher Obstsorten und Vitamin E. Beginnen Sie die Therapie am besten mit einer Fastenkur: Oft kann allein schon die Umstellung der Ernährung eine Besserung einleiten.

Bei chronischen Erkrankungen, wie rheumatische Beschwerden es sind, ist auch eine „chronische", länger andauernde Behandlung notwendig. Bitte nicht die Geduld verlieren und immer wieder neue Impulse setzen. Die Grundlage der Heilpflanzen-Therapie bei Arthritis ist wie bei Arthrose die „Drei-Säulen-Therapie" (Seiten 59 und 61).

Arthritis-Pflanzen

Die wichtigsten innerlich angewendeten Pflanzen gegen Arthritis:
Brennnesselblätter besitzen eindeutig entzündungshemmende Eigenschaften. Der Brennnesselextrakt bewirkt, dass die Entzündung gehemmt und der Schmerz gelindert wird. Entzündung, Schwellung, Gelenkerguss und Rötung nahmen bei Langzeitstudien deutlich ab. Mit Brennnesselextrakten können nebenwirkungsreiche Schmerzmittel eingespart werden.
Afrikanische Teufelskralle und Weidenrinde: Mehr dazu lesen Sie unter „Arthrose" auf der vorhergehenden Seite.
Weihrauch als Präparat wirkt entzündungshemmend, schmerzlindernd und ödemhemmend.

Einreibungen und Auflagen

Beim äußerlichen Einsatz von Heilpflanzenzubereitungen geht es um Schmerzlinderung, Entzündungshemmung, Kühlung und Beruhigung.

Arnikagel lindert Entzündung und Schmerz, nachweislich bei Arthritis im Kniegelenk und in den Fingergelenken.

Beinwellsalbe ist bewährt bei entzündlich-degenerativen Gelenkerkrankungen.

Johanniskrautöl wird als schmerzlindernde, entzündungshemmende Einreibung genutzt.

Eine kühlende Quarkauflage hat sich bei akutentzündlichen Gelenkerkrankungen sehr bewährt, und auch andere „Coolpacks" lindern die akute Entzündung und den Schmerz. Wie das geht, erfahren Sie auf den nächsten Seiten zum Thema Sport-Apotheke.

Die „Bergtochter" Arnika lindert Entzündungen und Schmerz. Bitte nur äußerlich als Gel oder Salbe anwenden.

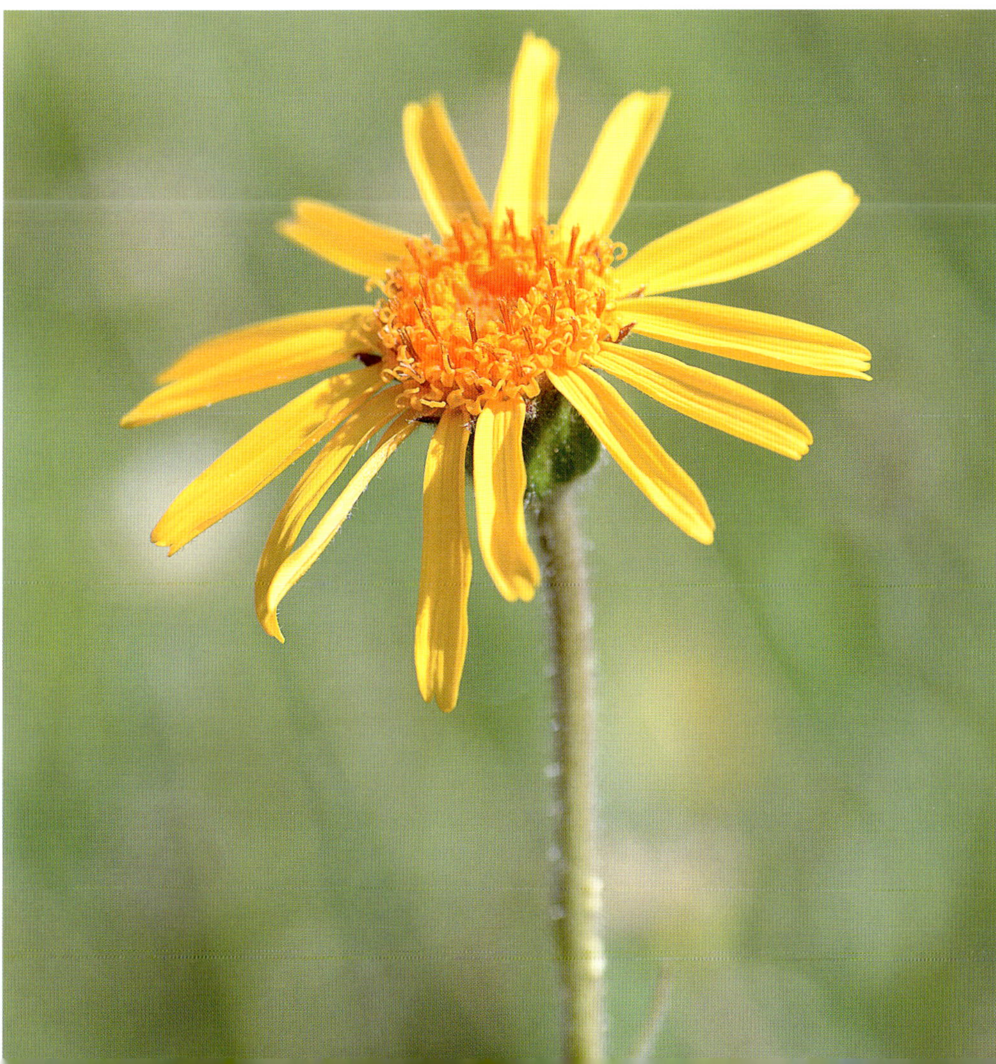

Sport-Apotheke

Von Umknicken bis Knochenbruch

Das kennt wohl jeder seit Kindesbeinen: gestolpert, umgeknickt, gefallen, verzerrt. Es tut ziemlich weh, die betroffene Stelle schwillt an, die Haut verfärbt sich – dagegen sind viele Pflanzen gewachsen …

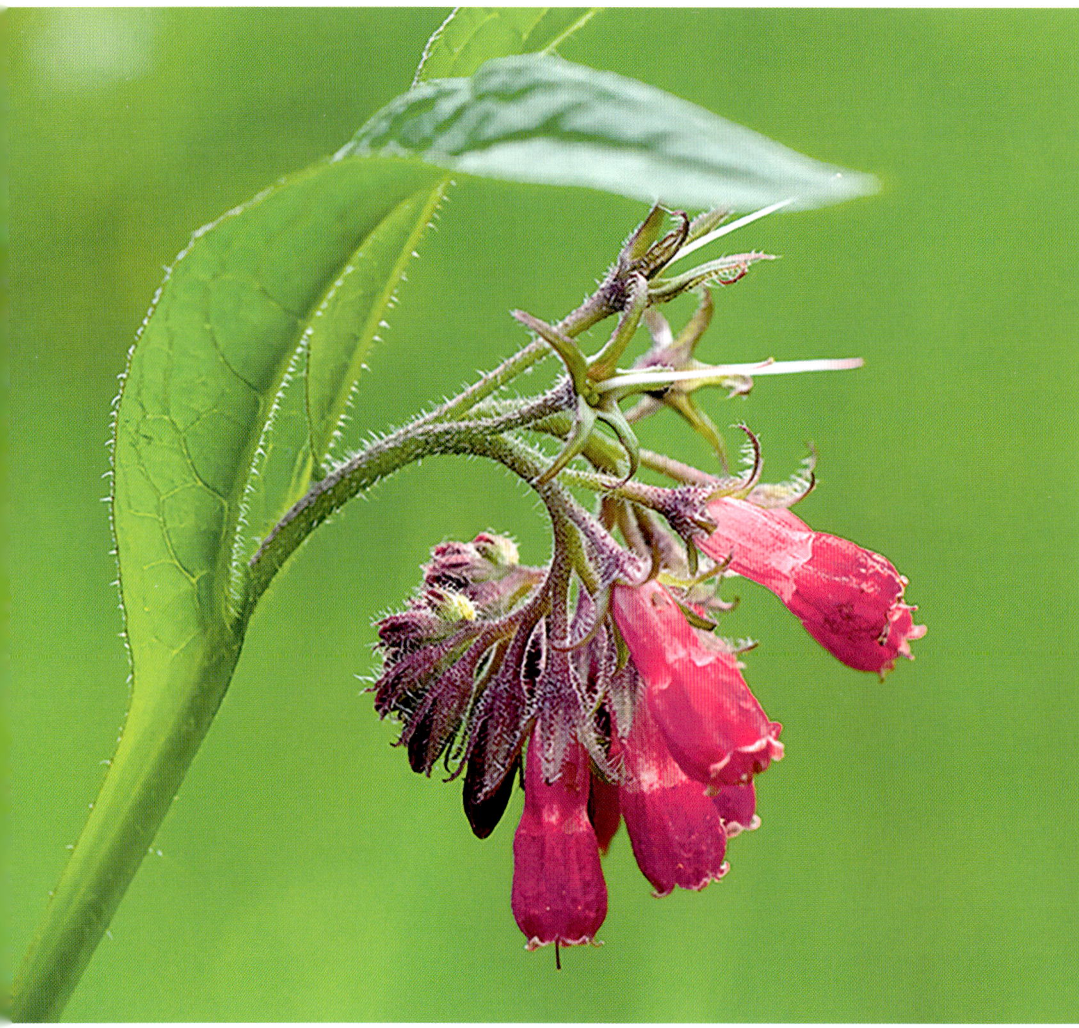

Beinwell wird auch „Knochenheiler" genannt und ist die Nummer 1 bei Sportverletzungen.

Jahr für Jahr verletzen sich gut zwei Millionen Menschen beim Sport so, dass sie ärztlich versorgt werden müssen. Wunden, Prellungen, Zerrungen, Knochenbrüche, Verrenkungen, Verstauchungen, Verletzungen von Muskeln, Sehnen oder Bändern und auch Schürfwunden sind alles Sportverletzungen – und keine Seltenheit. Häufig lassen sich die Blessuren selbst behandeln, bei schwereren Verletzungen ist ein Arztbesuch unumgänglich.

Was tun, wenn's passiert ist?

Für die Erstversorgung von Sportverletzungen hat sich das PECH-Schema bewährt:

- Pause: Das verletzte Körperteil schnellstmöglich ruhigstellen!
- Eis: Eisbeutel gleich zu Beginn 15 – 20 Min. auf den verletzten Bereich auflegen – nicht länger, sonst wird der natürliche Wundheilungsprozess behindert. Kälte lindert den Schmerz, verengt die Blutgefäße, verlangsamt den Stoffwechsel im Gewebe und vermindert dadurch weitere Blutungen und Schwellungen. Wenden Sie Kälte nie auf offenen Wunden an. Und niemals das Eis direkt auf die Haut, sondern immer ein Tuch unterlegen.
- Compression: Ein gut angelegter, nicht zu straff gewickelter Kompressionsverband drückt das verletzte Gewebe gerade so weit zusammen, dass keine weitere Blut- oder Gewebsflüssigkeit ins umliegende Gewebe austreten kann.
- Hochlagerung: Wenn Sie den verletzten Körperteil hochlagern, verringert das die Blutzufuhr und hilft, die aus den Blutgefäßen in das umliegende Gewebe ausgetretene Flüssigkeit leichter abzutransportieren. Das mindert die Schwellung und den damit verbundenen Schmerz.

Sport-Pflanzen

Arnika lindert Entzündungs- und Schwellungsschmerzen, wirkt durchblutungsfördernd und hilft, einen Bluterguss schneller zum Abheilen zu bringen. Sie hat sich bestens bewährt zur äußerlichen Anwendung bei Sportverletzungs- und Unfallfolgen. Als Tinktur, -gel oder -salbe erhältlich. Vorsicht: Arnikatinktur nur äußerlich als Auflage und nur auf intakter Haut anwenden. Auf großflächigen Hautbezirken nur verdünnt (1 EL Tinktur auf 250 ml Wasser) auftragen, da sie bei unverdünnter Anwendung haut- und schleimhautreizend ist.

Beinwell ist die Nummer 1 bei Sportunfällen, bei Knochenbrüchen und Sehnen-, Gelenk- und Muskelschmerzen. Beinwellsalbe wirkt abschwellend, lindert rasch die Schmerzen und stellt oft nach kurzer Zeit die Beweglichkeit wieder her. Sie gehört in jede Sporttasche, Haus- und Reiseapotheke.

Johanniskrautöl wirkt entzündungshemmend, schmerzstillend, keimwidrig und fördert die Wundheilung sowie eine gute Narbenbildung. Es ist geeignet zur (Nach-)Behandlung von Sportverletzungen, Sonnenbrand, Nervenschmerzen und verspannter Muskulatur.
Rosskastanie wirkt zusammenziehend, entzündungshemmend und gewebsentwässernd. Rosskastaniensalbe oder -gel hat sich gut bewährt zum Abschwellen bei Blutergüssen, Knochenbrüchen und Wirbelsäulenbeschwerden.
Gelber Steinklee verbessert den Lymphabfluss und beschleunigt die Wundheilung. Er ist darum beispielsweise als Teeauflage geeignet bei Prellung, Verstauchung und Bluterguss. Verwendet wird das blühende Kraut.
Heublumen wirken, ähnlich wie Gelber Steinklee, örtlich durchblutungsfördernd und schmerzlindernd. Außerdem fördern sie den Lymphabfluss. Sie sorgen damit für eine schnelle Rückbildung der Schwellung nach Blutergüssen oder Ödemen. Des Weiteren lindern sie Gelenk und Muskelschmerzen nach Unfällen. Als Teeauflage oder Wickel (Heublumensack Seite 53).

Coolpacks

Kältespray: 40 Tropfen naturreines ätherisches Pfefferminzöl in 3 ml 96 %igem Alkohol (oder stattdessen in 1 knappen TL Salz) auflösen und in eine Sprühflasche mit 100 ml Pfefferminzwasser (Pfefferminzhydrolat) geben. Gut durchschütteln und bei Bedarf auf die (geschlossene!) Verletzung sprühen.
Natur-Coolpack: Kleine Kissenhüllen, mit Kirschkernen oder Trockenerbsen gefüllt und im Gefrierschrank aufbewahrt, haben sich als preiswerte, einfache und sehr effektive Kälteanwendung bewährt. Sie sind jederzeit parat und schmiegen sich sanft auf die betroffene Stelle. Lassen Sie das Päckchen vor der Anwendung mindestens 2 Stunden im Gefrierschrank durchkühlen. In Haushalten mit Kindern oder passionierten Sportlern sollten jederzeit zwei oder drei solcher Coolpacks im Gefrierschrank bereit liegen.
Eiskalte Salzlappen: 2 EL Salz mit 100 ml Wasser mischen, Waschlappen damit befeuchten und im Gefrierschrank kühlen lassen. Der Lappen bleibt durch das Salz auch in gefrorenem Zustand gut formbar. Bei Bedarf auf das verstauchte Gelenk legen und, bis der Schmerz vergeht, alle 2 Stunden erneuern.

BEINWELLSALBE

100 g frische gereinigte und zerkleinerte Beinwellwurzeln in einen Topf geben, mit ½ l kaltgepresstem Olivenöl auffüllen und unter stetem Rühren 30 Min. lang bei maximal 70 °C erwärmen. Danach absieben. Den Brei, der dabei zurückbleibt, können Sie gut als Auflage verwenden. Das Auszugsöl wieder in den Topf geben, 50 g Bienenwachs zugeben und schmelzen lassen. Den Topf vom Herd nehmen und die noch flüssige Salbe in kleine Salbendöschen füllen. Nach dem Erkalten den Deckel schließen und die Salbe beschriften. Sie ist 1 Jahr haltbar und hilft bei Prellungen und Verstauchungen.

SPORTEMULSION

Mischen Sie 10 ml Johanniskrautöl in 60 ml neutrale Körpermilch. Fügen Sie je 10 ml Beinwell-, Arnika- und Weidenrindentinkur zu und schütteln gut durch. Vor jeder Anwendung erneut gut schütteln, damit die Flüssigkeiten vermischt bleiben. Bei Sportverletzungen.

ANTI-BLUTERGUSS-MISCHUNG

Ein bewährter Tipp aus der Aromatherapie: Mischen Sie je 10 Tropfen reines ätherisches Immortellen-, Zistrosen- und Lavendelöl in 50 ml Johanniskrautöl und tragen Sie diese Mischung dreimal täglich auf.

QUARKAUFLAGE

Quark – äußerlich angewendet – regt die Durchblutung an, lindert Schwellung, Entzündung und Schmerz und somit Gelenkentzündungen, Prellungen und entzündete Krampfadern. Auch zur Linderung von Sonnenbrand, Insektenstichen, Ekzemen oder Akne.

Zimmerwarmen Quark (zu kalter Quark löst bei kälteempfindlichen Personen Gefäßkrämpfe oder Schmerzen aus) messerrückendick in ein Tuch einpacken und mit einer Mullbinde auf der betroffenen Stelle fixieren. Zur Verstärkung der Wirkung 2–3 Tropfen Arnikatinktur oder 1 EL Arnikagel unter den Quark mischen. Die Auflage nach 20 Min. entfernen.

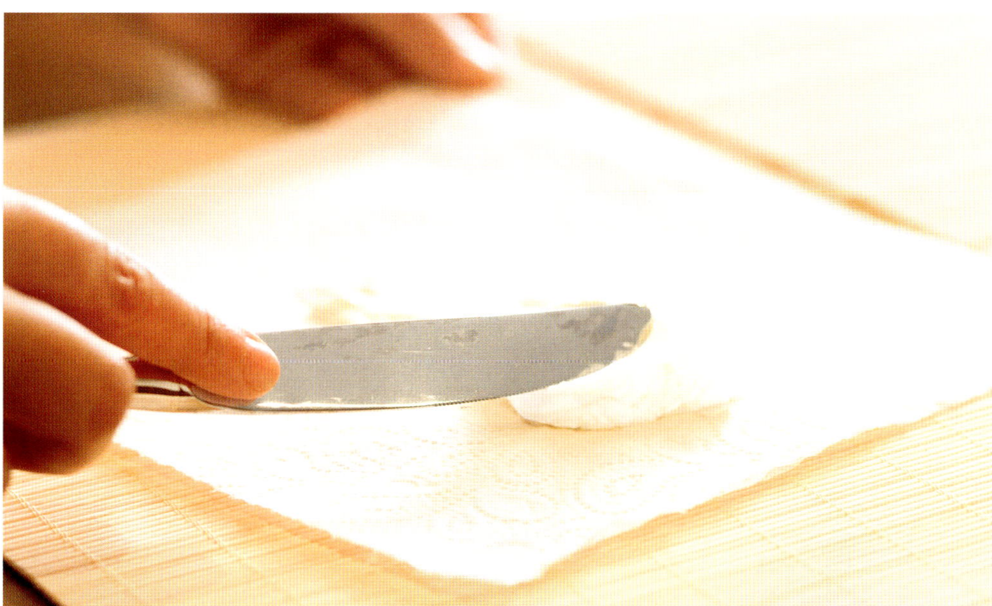

Keine Heilpflanze, aber ein Geheimtipp aus der Küchenapotheke und sehr wirksam bei Prellungen: Quark!

Hautgesundheit

Ich fühl' mich wohl in meiner Haut

Wahre Schönheit kommt von innen und strahlt nach außen. Jeder Mensch fühlt sich wohl mit einer reinen, gut durchbluteten, zarten weichen Haut. Eine natürliche Lebensführung und positive Lebenseinstellung sind die besten Garanten für gesunde, schöne Haut.

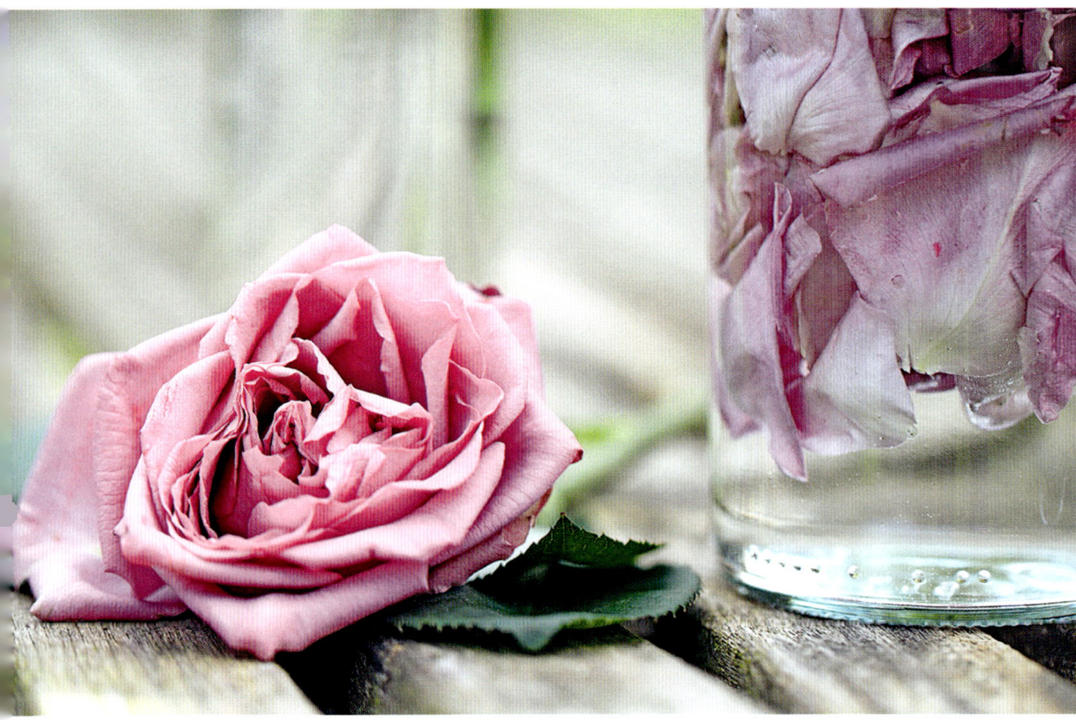

Kostbare Rosen für die edle Hautpflege: Sie können alle Rosen, die nicht gespritzt wurden, zum Essen und Heilen verwenden.

Gepflegt wird die Haut von außen. Doch ernährt und aufgebaut wird sie durch Nährstoffe, die wir essen. Ernähren Sie sich gesund und vitalstoffreich und trinken Sie genügend – und die Haut, die ja von innen nach außen wächst, erhält ihre wichtigsten Aufbaustoffe.

Eine gesunde Haut braucht auch Licht, Luft und Wasser im richtigen Maße. Haut benötigt Pflege. Je besser die Haut gepflegt wird, desto besser kann sie ihrer Schutzfunktion nachkommen. All dies erhält auch die Gesundheit – und gesundes Aussehen tut auch der Seele gut. Um die Schönheit und damit auch die Gesundheit zu erhalten, gibt es von alters her Kosmetik. Sie soll uns Haut und Haar verschönern und das Lebensgefühl steigern. Der Begriff leitet sich vom altgriechischen „Kosmetikos" ab: Ordnung, Anstand, Schmuck und meinte damit die Körper- und Schönheitspflege.

Hautpflege ist Gesundheitspflege. Achten Sie deshalb auf die Qualität Ihrer Pflegeprodukte: bitte ausschließlich aus natürlichen Inhaltsstoffen! Durch eine Vielzahl an Zusatz-, Farb- und Konservierungsstoffen ist die Kosmetik in Misskredit geraten. Was drin ist in den teuren Töpfchen, ist oft unverständlich deklariert und kann zu Hautrötung, Entzündungen oder Allergien führen. Denn die Haut nimmt die Substanzen von Cremes, Salben und Lotionen über die Poren in den Körper auf – seien es natürliche, pflegende oder synthetische, schädliche Substanzen wie Weichmacher oder Emulgatoren. Bitte verwenden Sie keine Gesichtskosmetik mit Vaseline, sie legt sich wie ein Film auf die Haut und verhindert, dass Ihre Haut atmen kann. Am besten Sie unterstützen Ihre Haut mit Pflege aus dem Pflanzenreich. Dann wissen Sie auch genau, was drin ist und was nicht.

Hautpflege-Pflanzen

Tees aus den folgenden Pflanzen, einzeln oder als Mischung, können Sie äußerlich als Auflage oder Gesichtswasser verwenden oder für ein Gesichtsdampfbad nehmen.

bei normaler Haut: Rosen-, Orangen-, Linden-, Kamillenblüten, Melissenblätter

bei empfindlicher, trockener oder alternder Haut: Malven-, Lavendel-, Orangen-, Rosen-, Ringelblumenblüten

bei unreiner Haut: Ackerstiefmütterchen- oder Thymiankraut, Linden- oder Kamillenblüten, Salbeiblätter

bei fettiger Haut: Hamamelis- oder Salbeiblätter, Johanniskraut, Schafgarben- oder Ackerschachtelhalmkraut

bei Mischhaut: Ackerstiefmütterchen-, Thymian- oder Johanniskraut, Holunderblüten, Rosmarin- oder Melissenblätter

für jeden Hauttyp: Rosenblüten

HAUTSCHÖN-TEE

Trinken Sie zur Unterstützung des Hautstoffwechsels eine Teemischung aus zu gleichen Teilen Ackerstiefmütterchenkraut, Gänseblümchen- und Ringelblumenblüten, Löwenzahn- und Birkenblättern. Nehmen Sie 1 TL / Tasse und trinken Sie den Tee dreimal täglich, 4–6 Wochen lang.

Für Kinder

Heilpflanzen für unsere Jüngsten

Jedes Kind ist einmal krank. Kranksein gehört zum Leben, und die Persönlichkeit vieler Kinder reift gerade in solchen Zeiten. Sie können ihm, während sein Körper sich mit der Erkrankung auseinandersetzt, intensive Zuwendung und das Gefühl der Geborgenheit schenken. Solche Erfahrungen bringen starke, gesunde Kinder hervor.

In der Regel sind pflanzliche Arzneimittel gut bis sehr gut verträglich und deshalb bestens geeignet für die Anwendung im Kindesalter. Bestimmt haben Sie schon einmal Pfefferminztee bei verdorbenem Magen gereicht, fein geriebene Äpfel bei Durchfall oder Lindenblütentee bei Erkältung. Wenn Ihr Kind richtig krank ist, braucht es natürlich ärztliche Hilfe. Aber bei einer einfachen Erkältung sind keine Tabletten nötig und Fieber müssen Sie nicht gleich mit einem Zäpfchen bekämpfen. Das hieße, die Selbstheilungskräfte zu unterdrücken, statt dem Immunsystem Zeit zu geben, sich zu entwickeln.

Heilung braucht Zeit

Behandeln Sie bei leichteren Erkrankungen als medizinischer Laie nur Ihre eigenen Kinder, denn bei ihnen können Sie den Zustand und möglicherweise eintretende Veränderungen am

GRUNDREGELN ZUR DOSIERUNG

Das Wichtigste bei Heilpflanzen-Kindermedizin: Sie sollte wirksam, aber nebenwirkungsfrei sein. Wenn Sie dabei auch noch gut schmeckt, wird Ihr Kind sie gerne zu sich nehmen. Die Behandlung von Kindern muss sehr behutsam geschehen, denn sie sind keine „kleinen Erwachsenen“ und verarbeiten viele Wirkstoffgemische anders als Erwachsene, weil ihre Organsysteme noch nicht ausgereift sind.

Halten Sie sich deshalb an folgende ungefähre Mengen für die Teezubereitung:

0 – 6-Jährige bekommen 1/8 – 1/3 der Erwachsenendosis

6 – 9-Jährige 1/2 der Erwachsenendosis

10 – 12-Jährige 2/3 der Erwachsenendosis

ab 13 – 14 Jahren die Erwachsenendosis

Zubereitung der Erwachsenendosis: 1 TL getrocknete Pflanzen „anstoßen“ (damit festere Bestandteile und Samen ihre Wirkung zum Entfalten bringen können) und mit 1 Tasse (150 – 200 ml) heißem Wasser übergießen, bedeckt 10 Min. ziehen lassen und abgießen.

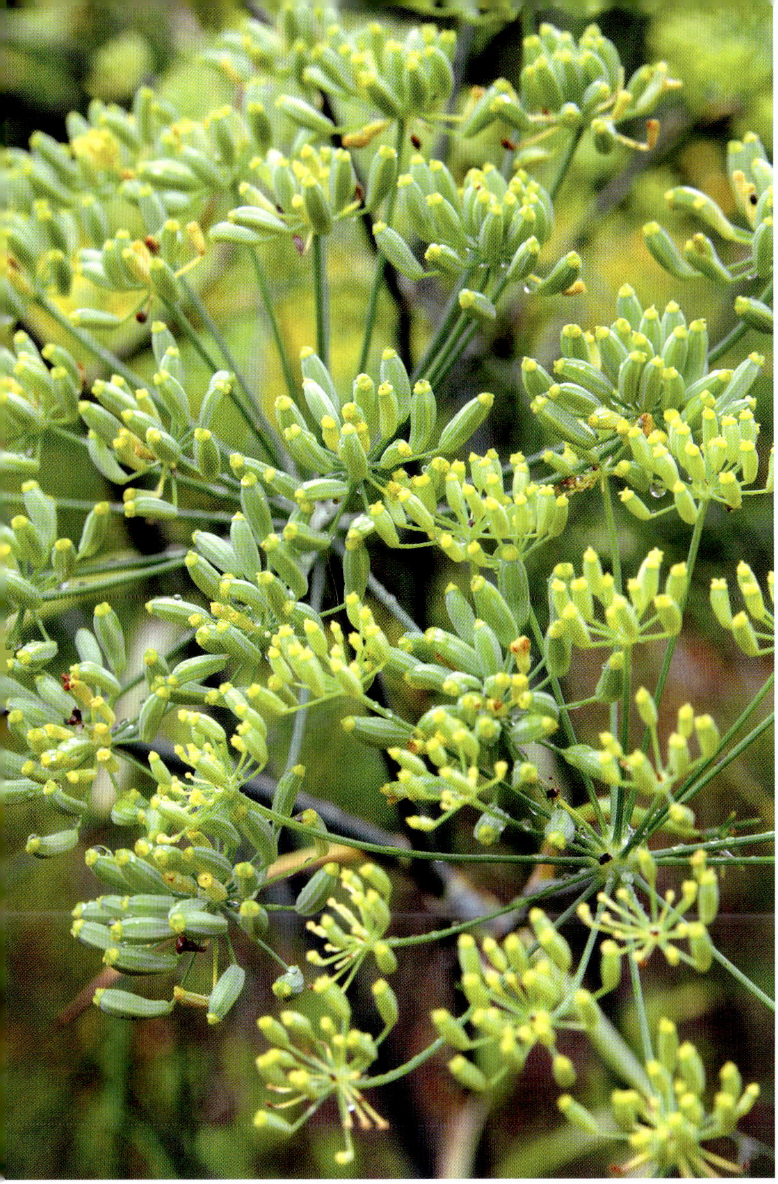

Fenchel ist eine wahre Kinder-Heilpflanze: Sie tut gut bei Blähungen und Husten – und schmeckt.

besten beurteilen. Suchen Sie einen Arzt auf, sobald Sie sich unsicher fühlen, der Zustand sich verschlechtert oder innerhalb mehrerer Tage keine Besserung eintritt, damit keinesfalls ernsthafte Erkrankungen übersehen werden. Nehmen Sie sich Zeit, haben Sie Geduld und beobachten Sie Ihr Kind genau, dann können Sie im angemessenen Rahmen die Verantwortung übernehmen für das Wohlergehen und die Gesundheit Ihres Kindes. Die Liebe, die Eltern ihrem Kind schenken, die Aufmerksamkeit und die Zeit, wenn sie an seinem Bett sitzen, einen heilsamen Tee reichen oder einen lindernden Wickel anlegen und eine Geschichte erzählen, lassen Kinder oft in ihrer Entwicklung einen großen Sprung nach vorne machen – auch, weil sie sich geliebt und geborgen fühlen.

Kinder-Pflanzen

Ackerstiefmütterchenkraut: Bei stoffwechselbedingten Hautproblemen für Kinder ab dem Säuglingsalter; als Tee trinken, mit Tee das Fläschchen zubereiten oder 1–2 l Tee dem Badewasser zugeben bzw. als Teeauflage.
Fenchelsamen: Zum Schleimlösen bei Husten und Lindern von Blähungen für Säuglinge und Kinder; als Tee trinken, als Salbe im Bauch- oder Brustbereich auftragen.
Gänseblümchenblüten: Als Tee getrunken schleimlösend bei Husten, äußerlich als Frischpflanzensaft aufgetragen entzündungshemmend und schmerzlindernd bei Insektenstichen und kleinen Verletzungen.
Kamillenblüten: Universalmedizin, auch in der Kinderheilkunde! Innerlich (als Tee trinken) zur Beruhigung, bei Übelkeit und Bauchweh oder Erkältungen. Äußerlich als Tee, Salbe oder Gel zur Haut- und Wundpflege, als Kräuterkissen bei Bauch-, Zahn-, Kopf- oder Heimweh, als Gesichtswasser bei Akne.
Melissenblätter beruhigen Kopf und Bauch und helfen sogar ganz kleinen Kindern in den Schlaf; als Tee trinken, Tee im Bade- oder Fußbadwasser, als Kräuterkissen oder Bäuchleinsalbe. Schulkindern helfen sie bei „Schulbauchweh" und schenken gute Konzentration.
Ringelblumenblüten wirken hautregenerierend, wundheilungsfördernd, entzündungshemmend und keimwidrig – Hautpflege pur! Ab dem Säuglingsalter ohne jegliche Nebenwirkungen: Tee als Badezusatz oder Auflage, Salbe oder Öl zur Haut- und Wundpflege.
Spitzwegerichblätter: Bestes entzündungshemmendes, schmerz- und juckreizlinderndes „Wiesenwundpflaster" (Seite 76), als Tee oder Honig ein hustenreizlinderndes Mittel bei Reizhusten.

ERKÄLTUNGSTEE

Je 30 g Linden-, Holunder- und Kamillenblüten und 10 g Hagebuttenfrüchte. Dosierung je nach Alter (Seite 70). Drei- bis viermal täglich 1 Tasse so heiß wie möglich trinken.

TEE BEI VERSCHLEIMTEM HUSTEN

Je 30 g Anissamen, Blätter vom Spitzwegerich, Thymiankraut und 10 g Süßholzwurzel. Dosierung je nach Alter. Dreimal täglich 1 Tasse trinken.

TEE GEGEN BLÄHUNGEN

Je 25 g Fenchel- und Kümmelsamen, Kamillenblüten, Pfefferminzblätter und 10 g Pomeranzenschalen. Dosierung je nach Alter. 3 Tassen täglich trinken, Säuglingen können Sie damit das Fläschchen zubereiten.

KRAMPFLINDERNDER MAGENTEE

Je 20 g Gänsefingerkraut, Melissenblätter, Fenchelsamen, Kamillenblüten und je 10 g Lavendelblüten und Süßholzwurzel. Dosierung je nach Alter. 2–3 Tassen täglich zwischen den Mahlzeiten trinken.

BERUHIGUNGSTEE

Je 25 g Melissenblätter, Fenchelsamen, Linden- und Pomeranzenblüten. Dosierung je nach Alter. 1–2 Tassen abends trinken.

AKNETEE

Je 20 g Gänseblümchenblüten, Ackerstiefmütterchen- und Brennnesselkraut, Walnussblätter, Löwenzahnwurzel mit -kraut und Fenchelsamen mischen. 1 TL/Tasse Wasser. Als Teekur 2–3 Tassen täglich 4–6 Wochen lang trinken, nach 2–3 Monaten Pause erneut kurmäßig trinken.

BÄUCHLEINSALBE

2 EL Butter oder Butterschmalz im Wasserbad schmelzen, je ½ TL fein gemahlene Fenchel-, Anis- und Kümmelsamen zugeben. 10 Min. wärmen, dann durch ein Mulltuch drücken und fest werden lassen. Bei Blähungen die Nabelgegend sanft im Uhrzeigersinn mit 1 EL Salbe massieren. Das tut Mutter und Kind gut: Das Kind erfährt Erleichterung durch die sanfte Massage und das entspannende Öl, und die Mama freut sich, dass sie ihrem Kind auf so liebevolle Weise die Schmerzen lindern kann.

FENCHELÖL BEI BLÄHUNGEN UND HUSTEN

3 EL Fenchelsamen und 1 EL Lavendelblüten mörsern und in 100 ml kaltgepresstem Sonnenblumenöl 3 Wochen auf dem Fensterbrett stehen lassen, dabei öfter schütteln. Danach abfiltern. Dunkel und kühl aufbewahrt hält das Öl 1 Jahr.

Erwärmen Sie 1–2 EL Fenchelöl über dem Wasserbad, geben es auf Ihre Handflächen und massieren Sie damit behutsam das Babybäuchlein. Das löst die Blähungen. Oder reiben Sie bei Husten mit zähem Schleim Brust und Rücken Ihres Kindes damit ein.

FENCHELHONIG

100 g Fenchelsamen ganz fein mörsern und in 350 ml dünnflüssigen Bio-Honig einrühren. Das Glas fest verschlossen 3 Wochen lang auf die Fensterbank stellen. Mindestens zweimal pro Tag das Glas umdrehen, damit die Inhaltsstoffe der Fenchelsamen gut im Honig herausgelöst werden können. Anschließend durch ein feinmaschiges Sieb abgießen, am besten über Nacht abtropfen lassen und fertig ist der feine Hustenhonig. Entweder pur einnehmen (mehrmals am Tag 1/3 TL) oder in Hustentee einrühren. Kann auch „einfach so" oder für Desserts genommen werden – schmeckt sehr gut.

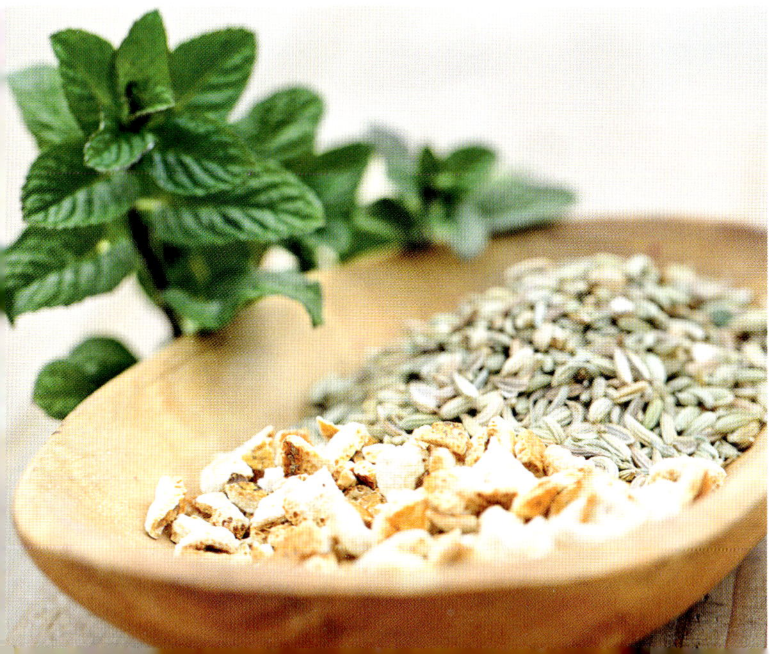

Richtig gut schmeckt dieser Tee gegen Blähungen: Fenchelsamen sei Dank! Und die bittere Pomeranzenschale sowie Minze lassen gut verdauen.

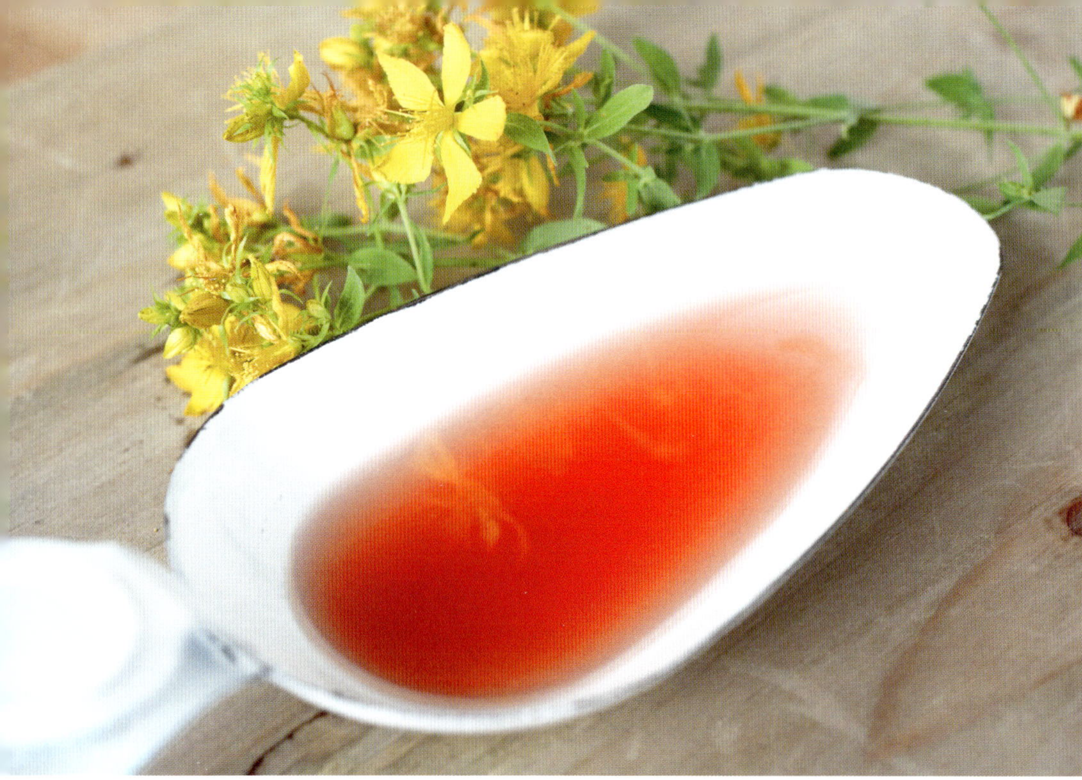

Johanniskrautöl ist ein gutes Pflegemittel für die Haut – für Babys, Kinder und Erwachsene gleichermaßen.

Empfindliche Babyhaut

Kinder haben eine streichelzarte, aber empfindliche Haut, die trockene Heizungsluft und nasse Windeln gleichermaßen überstehen muss. Sie werden Pickelchen im Gesicht Ihrer Kleinen kennen oder den wunden Po, wenn die Zähnchen kommen. Größere Probleme bereiten Windeldermatitis oder Ekzeme.

Windeldermatitis

Der Babypo ist wund und rot im Bereich der Windel, manche Stellen nässen vielleicht oder bluten gar. Die sogenannte Windeldermatitis kann leicht auftreten, weil der Inhalt der Windel ständig auf die zarte Haut einwirkt. Umso wichtiger ist das regelmäßige Windelnwechseln. Verwenden Sie am besten Stoffwindeln, die bilden im Gegensatz zu Plastikwindeln keine luftdichte Kammer. Bekanntlich ist ein feuchtwarmes Klima ein optimaler Nährboden für Pilze und Bakterien. Pflegen Sie die Region sorgfältig und waschen Sie die wunde Haut mit lauwarmem Wasser oder Tee aus Ackerstiefmütterchenkraut, Kamillen- oder Ringelblumenblüten, Zaubernussblättern oder Schwarzem Tee (diese Kräuter können Sie auch als Badezusatz verwenden) und föhnen behutsam trocken. Wichtig ist, dass Sie bei nässenden Partien keine Pasten oder Salben verwenden, weil diese die Haut luftdicht verschließen. Pflegen Sie die wunde Haut am besten mit Johanniskrautöl, das wirkt entzündungshemmend und gegen Keime.

Milchschorf und Ekzeme

Ein Ekzem ist eine nicht ansteckende, entzündliche Hautveränderung mit Juckreiz. Oft reagieren Kinder auf äußere Einflüsse (Krankheiten, Impfungen, Substanzen, die sie nicht gut vertragen) oder seelische Belastungen mit einem Ekzem.

Milchschorf ist eine häufige ekzemartige, meist harmlose Erkrankung im Säuglingsalter mit nässenden, juckenden Hautentzündungen am Oberkopf und an den Wangen. Die Babys sind dann oft unruhig, reizbar und weinerlich. In 50 % der Fälle verschwindet sie innerhalb des ersten Lebensjahres von selbst. Es kann allerdings auch das erste Stadium einer Neurodermitis sein. In diesen Fällen sind hautwirksame Heilpflanzen geradezu prädestiniert, eine langfristige und nebenwirkungsfreie Behandlung zu begleiten. Eine Ekzemtherapie ruht auf drei Säulen:

Säule 1, stoffwechselfördernde Teemischungen: Sie entlasten die Haut als Ausscheidungsorgan und heilen quasi „von innen nach außen", indem sie die Ausscheidungs- und Entgiftungsorgane anregen; Löwenzahn-, Goldruten- und Schafgarbenkraut, Birken- und Brennnesselblätter, Gänseblümchenblüten.

Säule 2, ekzemspezifisch wirksame Heilpflanzentees: Ackerstiefmütterchenkraut, Gänseblümchen-, Kamillen-, Ringelblumenblüten oder Walnussblätter wirken entzündungshemmend, schmerz- und juckreizlindernd.

Säule 3, Linderung von außen: Reizmildernde, wundheilungsfördernde, juckreiz- und schmerzlindernde, abschwellende, kühlende und keimwidrige Heilpflanzentees dienen als Auflage oder Teilbad: Eichenrinde, Ringelblumenblüten, Schwarz- und Grüntee, Walnuss-, Zaubernuss- oder Zistrosenblätter.

HAUTHEILBAD

Ackerstiefmütterchenkraut, Gänseblümchen- und Ringelblumenblüten zu gleichen Teilen mischen. 2–3 EL der Mischung mit 1 l kochendem Wasser übergießen. 15 Min. ziehen lassen, dann abgießen und dem Badewasser zugeben – das lindert die Beschwerden hautkranker Kinder und Säuglinge. Sie können diesen Tee auch mehrmals täglich als Umschlag anwenden. Bei ekzemartigen Hauterkrankungen mit Juckreiz.

Alternativ ⅓ TL der Teemischung mit 200 ml heißem Wasser übergießen, 5 Min. bedeckt ziehen lassen und zu trinken geben.

EICHENRINDE BEI EKZEMEN

Eichenrindentee (1 EL auf 150 ml kochendes Wasser) hilft als Auflage, Waschung oder Badezusatz bei nässenden Ekzemen.

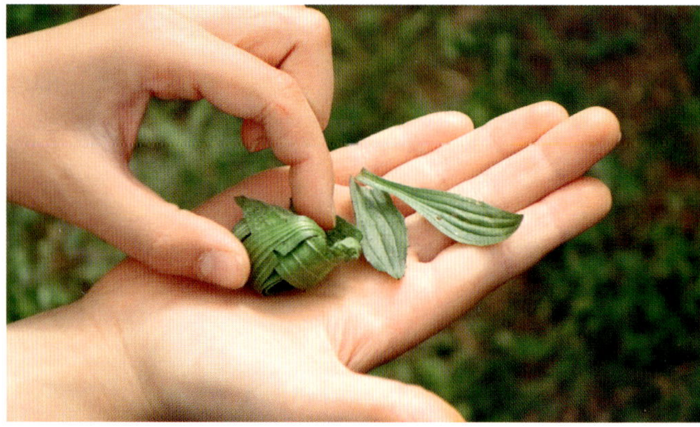

Macht man aus den Spitzwegerichblättern einen „Knoten", erhält man besonders viel juckreizstillenden Saft.

Kleine Wunden und Stiche

Wie oft ist es passiert: hingefallen und aufgeschürft, schmerzhaft mit Brennnesseln in Berührung gekommen oder ein juckender Insektenstich. Wer mit Kindern in der Natur unterwegs ist, kann heilsame „Wiesenwundpflaster" aus der Wald- und Wiesenapotheke entdecken. Dies ersetzt jedoch keinesfalls eine eventuell notwendige ärztliche Behandlung.

Erste-Hilfe-Blätter bei Wunden und Stichen

Die frischen Pflanzenblätter müssen sauber sein und zerrieben werden, bis der heilende Pflanzensaft austritt. Dieser wird aufgetupft (jedoch nicht in offene Wunden!).

Gänseblümchen ist das „Wiesenwundpflaster" schlechthin für Kinder. Es wirkt entzündungshemmend, abschwellend und schmerzlindernd bei Insektenstichen, kleinen Hautaufschürfungen, Verstauchungen oder Prellungen.

Spitzwegerich ist ein abschwellendes, entzündungshemmendes, schmerz- und juckreizlinderndes, blutstillendes, in frischem Zustand antibiotisch wirksames Heilblatt bei Insektenstichen, Brennnesselquaddeln, Schürfwunden oder Schnittverletzungen. Aus ein paar längeren Blättern einen Knoten machen und zwischen den Handflächen hin und her reiben, bis reichlich grüner Saft austritt. Diesen mit leichtem Druck mehrmals auf die betroffene Stelle pressen.

Breitwegerich legt man zur Linderung müder, wunder Füße mit der Blattoberseite direkt auf die Fußsohle, das verhindert auch Fußblasen.

Pfefferminze kühlt und lindert Schmerz und Juckreiz bei Entzündungen, Insektenstichen, Schwellungen, auch Kopfschmerzen.

Sauerampfer kühlt bei Sonnenbrand.

Rechte Seite: Wenn Sie Ihre Augen einmal geschärft haben für den Spitzwegerich, werden Sie staunen, wie häufig er Ihnen begegnet.

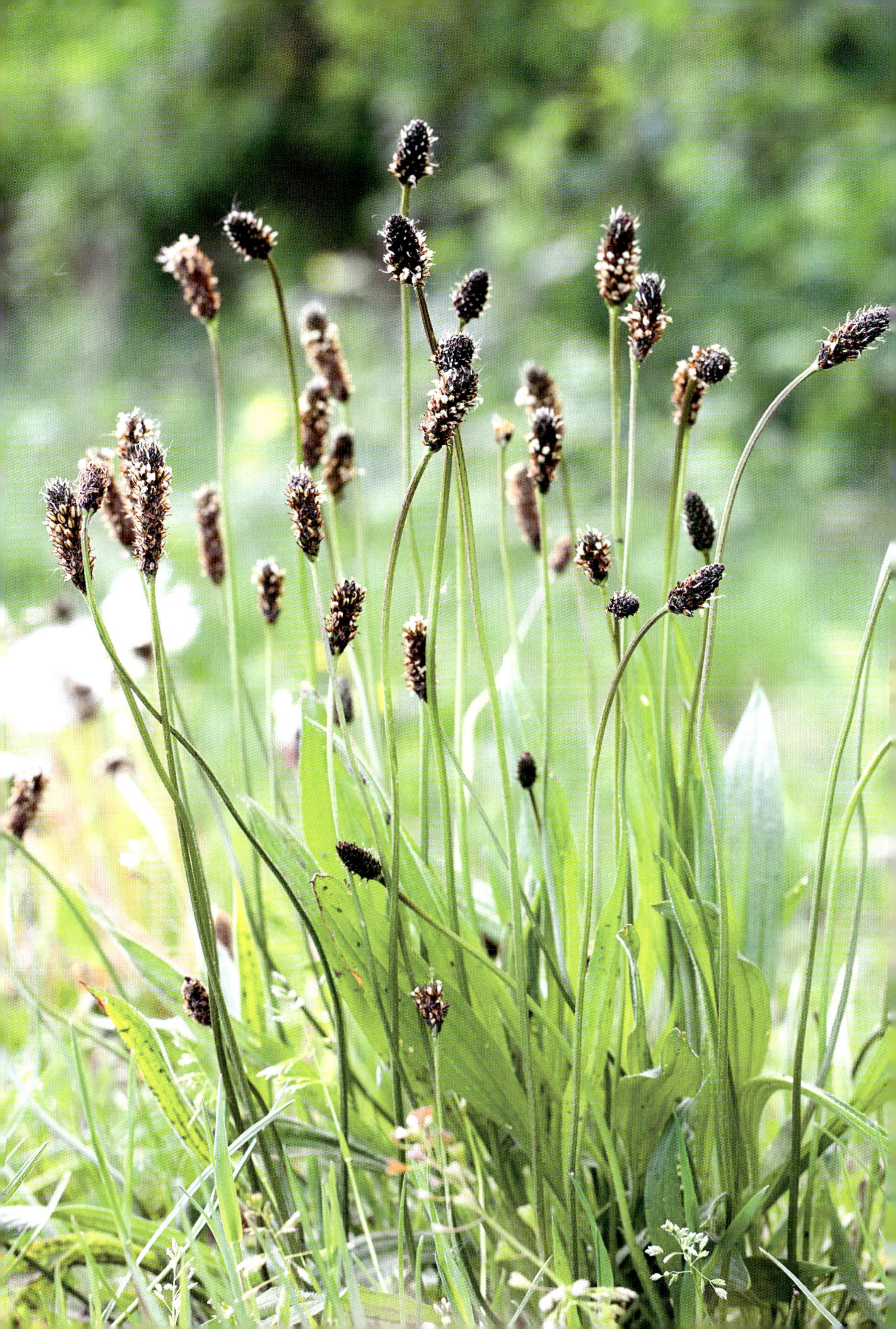

Für Frauen

… rund um die Tage

Von allen Beschwerden rund um die Tage gehört die schmerzhafte Blutung zu den häufigsten. Jede dritte bis fünfte Frau ist betroffen.

Wenn krampfhafte Bauchschmerzen und ein Druckgefühl im Unterleib Sie während der Menstruation plagen, kann eine leicht salzarme, mineralreiche Ernährung die Krampfbereitschaft mildern. Manchmal entlastet Fasten einen Tag vor der Menstruation. Eine heiße Wärmflasche entspannt: Bitte nur zur Hälfte füllen, damit sie sich richtig an Ihren Bauch schmiegt. Ein warmes Fußbad mit Schafgarbenkraut, Kamillenblüten, Fenchelsamen, Melissenblättern oder Heublumen durchblutet und durchwärmt den Unterleib und entkrampft dadurch. Diese Pflanzen können Sie auch als Teemischung für Wickel verwenden.

Achtung bei starker Blutung

Wenn Sie nach eigenem Befinden stärker bluten als sonst bzw. wenn Sie mehr als 15 Binden oder Tampons pro Tag benötigen, handelt es sich um eine zu starke Blutung. Bettruhe und ein Eisbeutel auf dem Bauch bringen erst einmal Ruhe ins akute Geschehen. Lassen Sie ärztlich abklären, ob es harmlos ist oder eine hormonelle oder organische Ursache hat wie ein Myom, eine Entzündung oder eine verdächtige Schleimhautveränderung.

Frauen-Pflanzen

Heilpflanzen bei Menstruationsschmerzen:
Gänsefingerkraut ist die Nummer 1 gegen Menskrampf.
Schafgarbenkraut: blutstillend, keimwidrig, beruhigend und krampflösend
Kamillenblüten: krampflösend, schmerzlindernd und beruhigend
Frauenmantelblätter: menstruationsregulierend und hormonausgleichend

Heilpflanzen bei zu starker Blutung:
Hirtentäschelkraut: blutstillend
Schafgarbenkraut: blutstillend, krampflösend, stärkt die Gebärmuttermuskulatur
Ackerschachtelhalmkraut: blutstillend, spendet Mineralien
Frauenmantelblätter: wie oben beschrieben

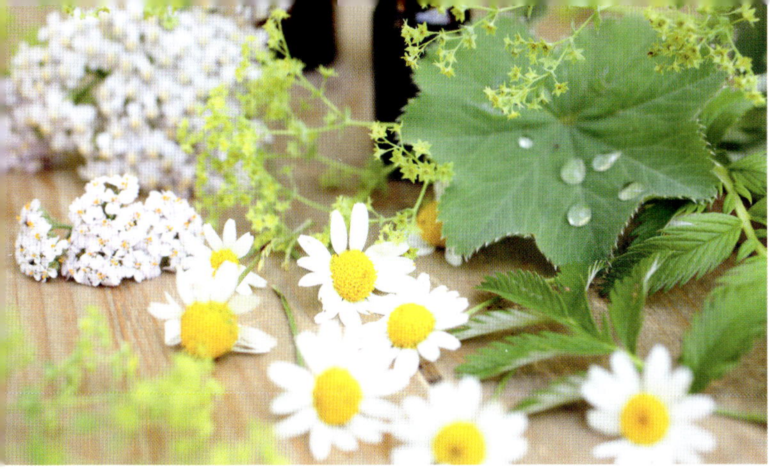

Die vier Klassiker für einen Frauentee: Schafgarbe, Frauenmantel, Kamille und Gänsefingerkraut.

Heilpflanzen bei zu schwacher Blutung: Lassen Sie die Ursachen ärztlich abklären, bevor Sie mit blutungsfördernden Pflanzen nachhelfen. Reduzieren Sie Stress, achten Sie auf eine aktivierende Lebensweise und gesunde Ernährung. Mittel, die den Eintritt der Monatsregel fördern, regen den Unterbauch samt Verdauung kräftig an, durchbluten und wärmen.

⊕ Bitte beachten: Solche Kräuter regen auch die Wehen an und dürfen in der Schwangerschaft nicht eingesetzt werden!

Schafgarbenkraut tonisiert und reguliert die Blutung.
Engelwurzwurzel: krampflösend, blutungsfördernd und -regulierend
durchblutungsfördernde Gewürze: Basilikum, Beifuß, Ingwer, Rosmarin, Wacholder und Zimt aromatisieren wirkungsreich den Tee.

VORBEUGUNGSTEE BEI REGELSCHMERZEN

Gänsefinger- und Schafgarbenkraut, Frauenmantelblätter, Kamillenblüten zu gleichen Teilen mischen. Trinken Sie dreimal täglich 1 Tasse Tee daraus (1 TL/ Tasse Wasser). 1 Woche vor der erwarteten Blutung bis 1 Woche danach. Drei Zyklen lang wiederholen.

ENTSPANNUNGSÖL

5 ml Mandelöl mit je 1 Tropfen naturreinem ätherischem Öl von Lavendel (Lavendel fein), Rose und Muskatellersalbei mischen. Diese Mischung als entspannende Verwöhneinheit zum Einreiben auf den Bauch verwenden.

INGWERÖL

Dieses schmerzstillende, wärmende, durchblutungsfördernde Öl lindert nicht nur Menstruationskrämpfe, sondern auch Schmerzen bei rheumatischen Muskel- und Gelenkbeschwerden und Spannungskopfschmerz. Ein pflaumengroßes Stück frische Ingwerwurzel reiben und den Saft durch ein Mulltuch auspressen. 1 EL Ingwersaft mit 4 EL Sesamöl mischen und sanft einmassieren.

TEE FÜR DIE WECHSELJAHRE

Je 20 g Johanniskraut, Weißdorn- und Schafgarbenkraut, Löwenzahn-, Melisse- und Salbeiblätter sowie Hopfenzapfen. 1 TL mit 1 Tasse kochendem Wasser aufbrühen, 7 Min. ziehen lassen. 6 Wochen lang dreimal täglich 1 Tasse lauwarm trinken; eventuell nach 6–12 Wochen erneut.

Schönheitspflege

Ein Verwöhntag nur für Sie

„Sei freundlich zu deinem Leib, damit die Seele Lust hat, darin zu wohnen.“ Die Worte der Heiligen Teresa von Avila laden zur Pflege unserer Haut ein. Dieser Schönheits-Wohlfühl-Tag gehört uns.

Schön sein (und bleiben) hat nicht nur etwas mit dem Körper, sondern auch mit der Seele zu tun. Es geht um ein ganzheitliches Wohlgefühl – und das ist Gesundheit pur. Setzen Sie auf die Unterstützung der Heilpflanzen!

Schönheits-Pflanzen

Rosenblüten klären, pflegen und straffen die Haut.
Kamillenblüten wirken keimwidrig und entzündungshemmend.
Malvenblüten schenken der Haut Feuchtigkeit, bei trockener, reifer Haut.
Ackerstiefmütterchenkraut ist entzündungshemmend, lindert Ekzeme und spendet Feuchtigkeit, fördert die Elastizität (Anti-Aging).
Salbeiblätter wirken keimwidrig, klärend, etwas austrocknend und gut gegen Pickel.
Ringelblumenblüten pflegen gereizte, zu Allergien neigende Haut, fördern die Wundheilung.

REINIGUNGSKOMPRESSE

1 TL Rosen- oder Kamillenblüten mit 1 Tasse heißem Wasser übergießen, 10 Min. bedeckt ziehen lassen, dann abseihen. Weichen Sie ein Gästehandtuch im warmen Tee ein, wringen es aus und legen es wie ein U über das Gesicht, sodass die Nase frei bleibt. Mit zartem Reiben wieder abnehmen. Das ist eine sanfte Vorreinigung, die die Poren öffnet.

REINIGUNGSMILCH

25 ml Buttermilch, 1 TL Grapefruitsaft und ½ TL flüssigen Honig in eine Flasche geben und gut schütteln. Befeuchten Sie einen Wattebausch damit und reinigen Sie Ihr Gesicht, danach lauwarm abwaschen. Das ist für jeden Hauttyp geeignet und regeneriert den Säureschutzmantel der Haut auf natürliche Weise. 1 Woche im Kühlschrank haltbar.

MÖHRENMASKE FÜR GLATTE HAUT

Eine Bio-Möhre im Mixer pürieren, mit 1 TL Mandelöl vermengt auf Gesicht und Dekolleté verteilen. Nach 20 Min. Entspannung mit lauwarmem Wasser abwaschen.

NÄHRENDE AVOCADOMASKE

¼ Avocado mit 1 Eigelb (oder mit Joghurt oder Sauerrahm) und wenig Zitronensaft vermengen. Auf Gesicht und Hals auftragen, nach 30 Min. abtragen. Für sensible, trockene Haut. Tipp: Schützen Sie Ihre zarte Augenpartie vor dem Auflegen einer Maske durch mit Schwarz- oder Fencheltee, Malven- oder Rosentee getränkte Wattepads.

NATUR-DEOSPRAY

Je 5 Tropfen naturreines ätherisches Salbei- und Lavendelöl (Lavendel fein) in 30 ml Kamillentinktur auflösen, mit 100 ml Hamameliswasser vermischen und in eine Zerstäuberflasche füllen. Etwa 3 Monate haltbar.

BERUHIGENDE HAUTLOTION

400 ml frisch zubereiteten Kamillenblütentee auf 70 °C abkühlen lassen. Gleichzeitig 100 ml Mandel- oder Ringelblumenöl mit 15 – 20 g Tegomuls (ein Emulgator) mischen und ebenfalls auf 70 °C erwärmen. Das Öl-Tegomuls-Gemisch in eine große Flasche geben, den 70 °C warmen Tee zugeben, verschließen und 1 Minute lang kräftig schütteln. Gibt es Klumpen, etwas Wasser zugeben. Hält 4 Wochen.

ROSENCREME

Je 3 g Bienenwachs und Kakaobutter und 10 g Lanolinanhydrid im Wasserbad schmelzen. 30 g Mandelöl zugeben und bis maximal 70 °C erwärmen. Gleichzeitig 40 g Rosenwasser bis 70 °C erwärmen und das Rosenwasser tropfenweise unter die Fett-Öl-Mischung rühren – am besten mit dem Stabmixer. Wenn sich die Creme verdichtet hat und unter 30 °C abgekühlt ist, 2 – 3 Tropfen naturreines ätherisches Rosen- oder Geraniumöl hinzufügen. Kühl aufbewahren. Angebrochene Cremetöpfchen innerhalb von 4 – 6 Wochen zügig aufbrauchen. Für normale, trockene und empfindliche Haut. Bietet Schutz vor Witterungseinflüssen, trockener Luft und Temperaturdifferenzen.

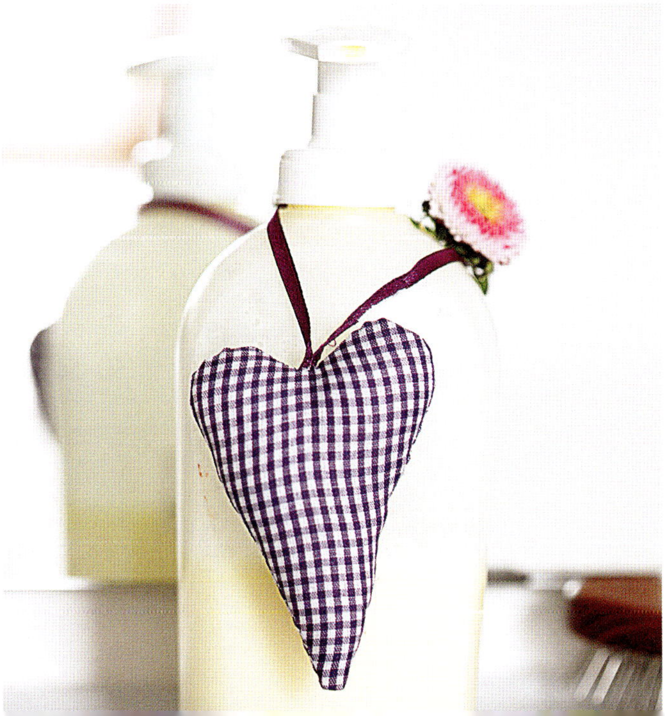

Ein Tipp für bestmögliche Haltbarkeit: Entnehmen Sie selbst gemachte Hautlotion aus einem sauberen Seifenspender, anstatt mit den Fingern in ein Töpfchen zu greifen.

Für Männer

Damit Mann nicht immer müssen muss ...

Altbekannt ist das „heimliche Leiden älterer Männer". Schon ägyptische Pharaonen hatten unter ihren Leibärzten sogenannte Hüter der Wasserwege. Zwar ist gegen die gutartige Wucherung der Prostata kein Kraut gewachsen, aber doch ein Same: Kürbissamen!

Die Vorsteherdrüse (Prostata) ist ein kastaniengroßes Organ. Sie liegt unterhalb der Harnblase und umgibt den oberen Teil der männlichen Harnröhre. Mit zunehmendem Alter verändert sich das hormonelle Gleichgewicht und es kommt zu einer – meistens ganz normalen – gutartigen Vergrößerung der Prostata, die das eigentliche Prostatagewebe verdrängt. Vermutlich führt die Abnahme des Testosteronspiegels dazu. Die Vergrößerung der Prostata stört so lange nicht, bis die Harnröhre eingeengt wird.

Nachts aufstehen müssen

Die gutartige Wucherung der Vorsteherdrüse ist die häufigste Ursache einer Blasenentleerungsstörung beim älteren Mann. Weil die vergrößerte Prostata unterhalb der Blase auf die Harnröhre drückt, ist der Harndrang vermehrt, vor allem nachts. 75 % der über 80-jährigen und 50 % der 50-jährigen Männer sind von diesen typischen Beschwerden beim Wasserlassen betroffen.

Die Vergrößerung der Vorsteherdrüse wird in drei Schweregrade unterteilt. In den Stadien I und II mildert eine Heilpflanzen-Therapie die Symptome und führt zu einer subjektiven Besserung der Beschwerden. Ziel ist es dann, die Symptome zu beseitigen und damit die Beschwerden – schmerzhaftes und häufiges Wasserlassen, also Symptome, die einer Blasenentzündung ähnlich sind – zu mindern. Heilpflanzen lindern die Blasenstörung, vor allem die nächtlichen Probleme beim Wasserlassen. Sie beseitigen die Schwellung im Bereich der Prostata und der unteren Harnwege und stärken den Blasenschließmuskel. Damit sorgen sie für eine verbesserte Entleerung der Harnblase und reduzieren die Beschwerden der Reizblase. Der Vergrößerung der Prostata können sie jedoch nicht Einhalt gebieten. Bei stärkeren Beschwerden bzw. im Stadium III muss dringend der Arzt aufgesucht werden.

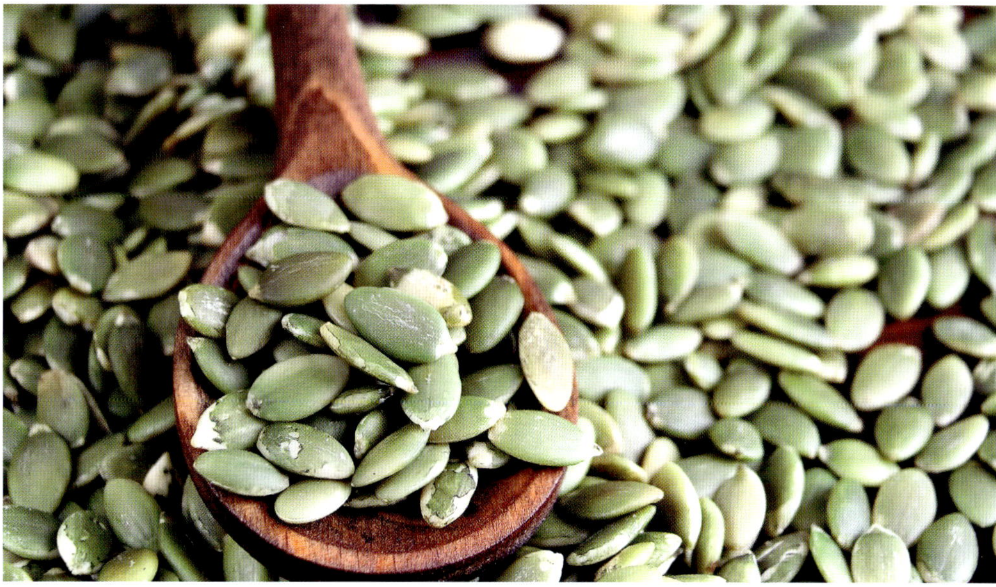

Kürbissamen lindern Prostatabeschwerden beim Mann und eine Reizblase bei der Frau. Es gibt sie als Präparat oder Sie kauen die Kerne.

Männer-Pflanzen

Brennnesselwurzeln verringern die Restharnmenge, senken die Anzahl der nächtlichen Blasenentleerungen, wirken krampflösend und entzündungshemmend.
Kürbissamen haben eine harntreibende Wirkung und hemmen den entzündlichen Blutandrang im Prostatagewebe, sie sind keimhemmend und blasenkräftigend. Kürbissamen werden auch erfolgreich bei Blasenschwäche und Reizblase eingesetzt – hier dürfen sich Männer wie Frauen angesprochen fühlen.
Sägepalmenfrüchte-Präparate wirken entzündungs- und schwellungshemmend, krampflösend und kräftigen Blasenhals und Prostata. Die Wirkung setzt allerdings nur allmählich ein, sodass eine Besserung erst nach längerer Einnahme zu erwarten ist.

BRENNNESSELWURZEL-TINKTUR

Im Frühjahr oder Herbst Brennnesselwurzeln ernten, säubern, klein schneiden und im Verhältnis 1:10 mit 70 %igem Weingeist übergießen. 3 Wochen stehen lassen, gelegentlich schütteln, danach abgießen. Zur Vorbeugung und Linderung von Reizblase und Prostatavergrößerung zweimal pro Jahr jeweils 6 – 10 Wochen lang dreimal täglich 20 Tropfen einnehmen.

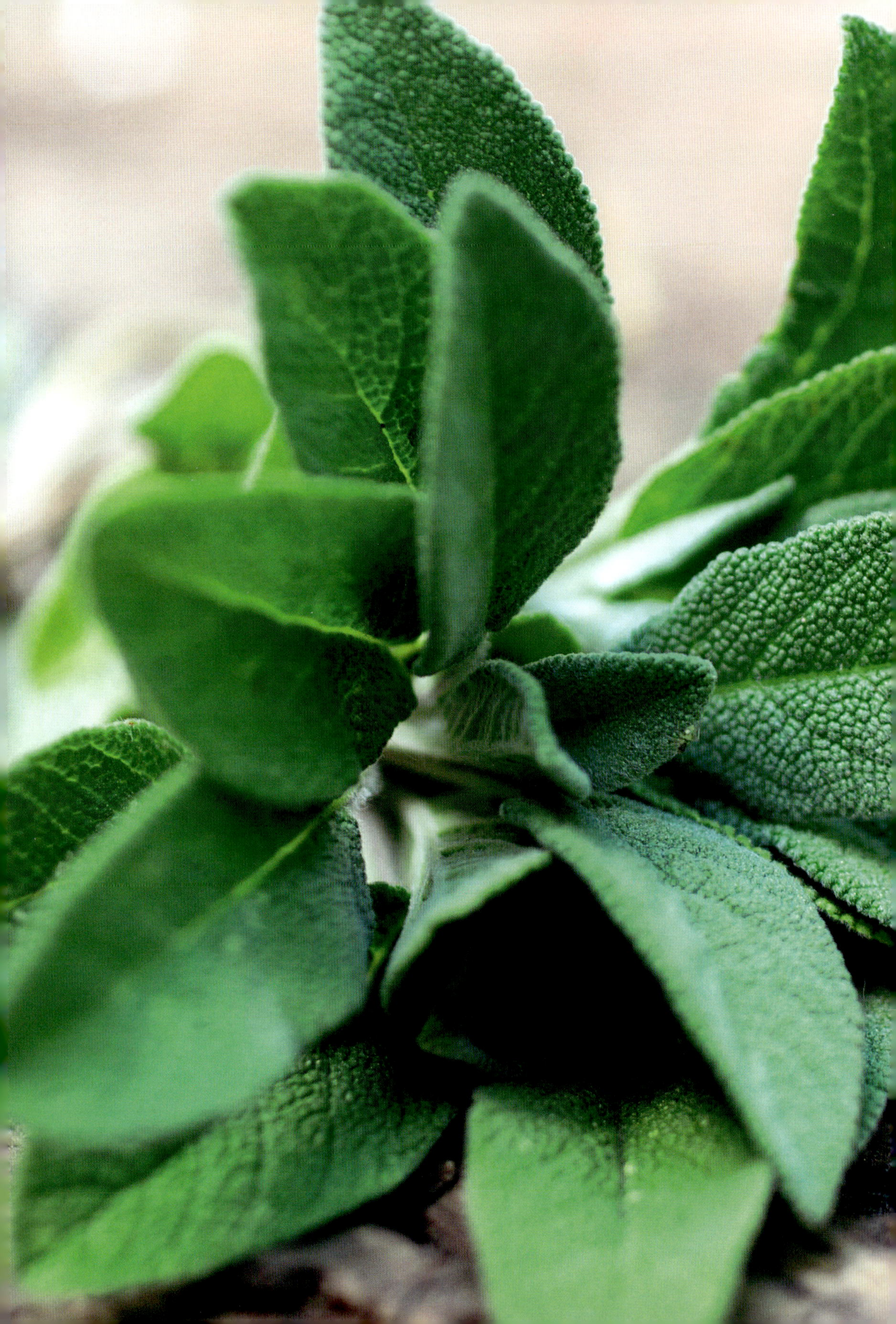

Gesund durchs Jahr

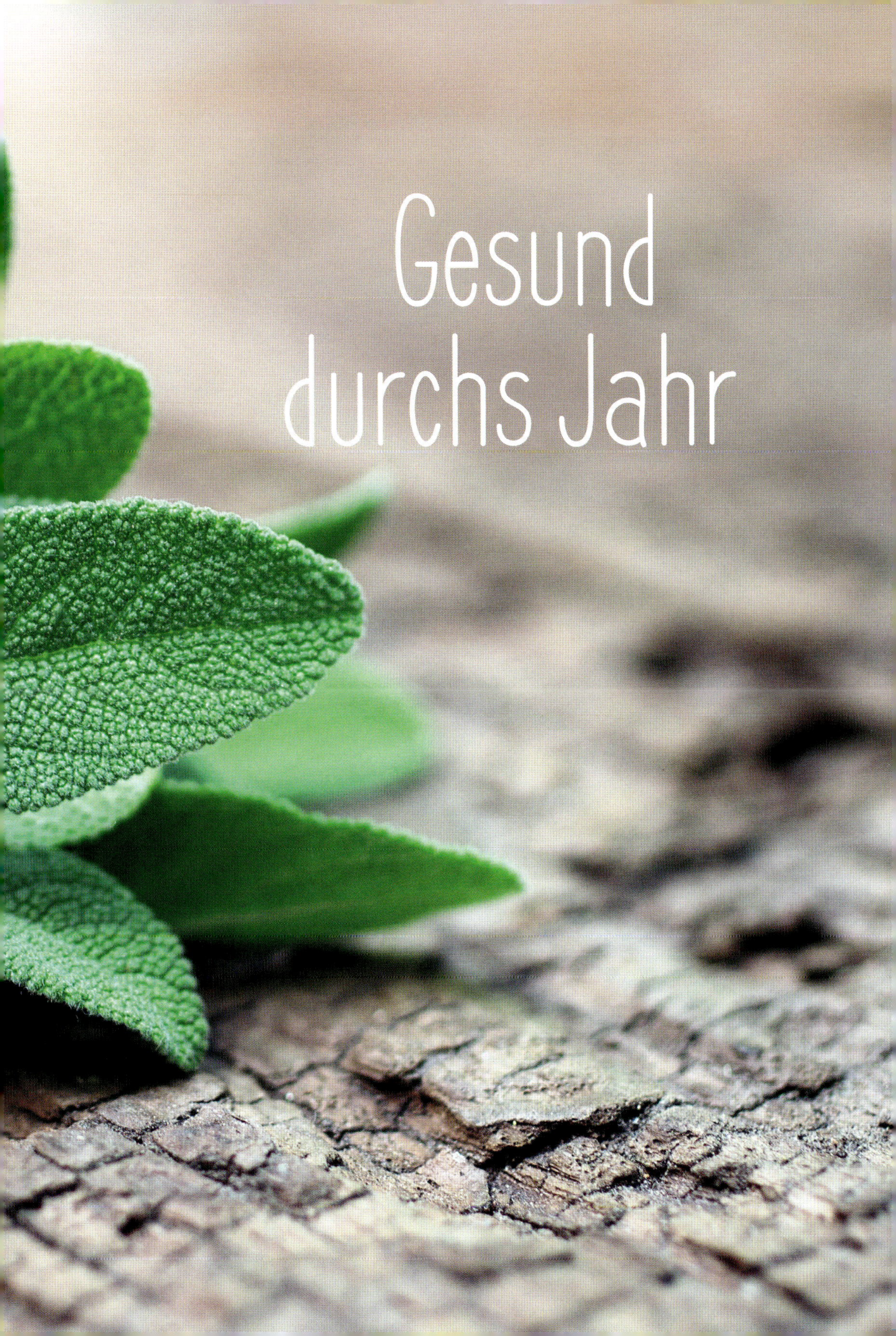

Frühjahrskur

Vital ins Jahr

Frühling ist die Zeit, in der wir häufig frühjahrsmüde das Ende des Winters herbeisehnen. Dann ist es Zeit für eine reinigende, neue Kraft spendende Kur.

Sinn einer Frühjahrskur ist, den Körper zu entgiften und Schlacken, also Stoffwechselendprodukte, Umweltschadstoffe und Toxine, auszuscheiden. Abbauprodukte des Stoffwechsels, die nicht ausgeschieden werden, sind mitbeteiligt an Hauterkrankungen, Juckreiz, übermäßigem Schwitzen, Allergien und rheumatischen Erkrankungen. Deshalb wird eine Frühjahrskur auch bei rheumatischen Erkrankungen und Hautleiden empfohlen. Dadurch werden die Ausscheidungsorgane Niere, Leber und Darm angeregt. Ein Leberwickel unterstützt die Entgiftung.

Gegen Frühjahrsmüdigkeit und „leere Akkus" ist ein Kraut gewachsen: die Brennnessel.

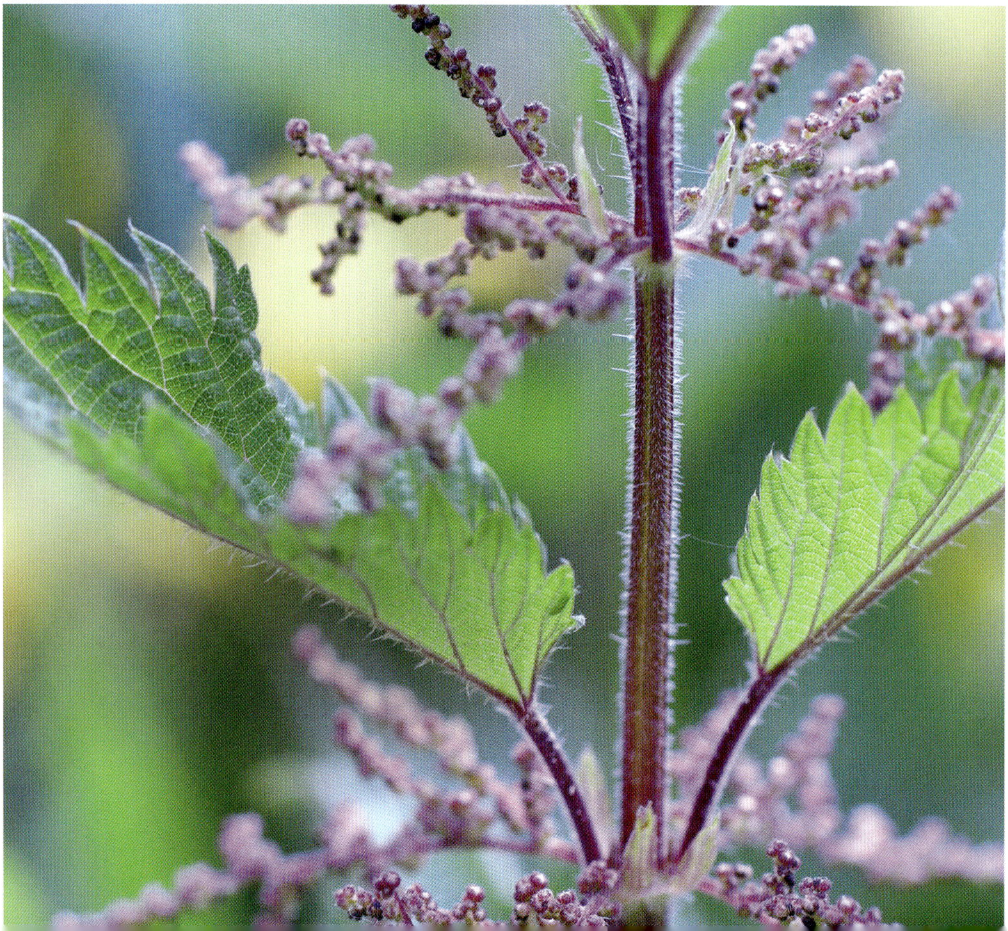

Der Begriff Frühjahrskur zeigt, dass es sich um eine begrenzte Zeit handelt: 3–9 Wochen. Stoffwechselfördernde Teekuren und Wildkräuter sowie gleichzeitig 2–3 Wochen lang Frischpflanzensäfte gehören zu einer gelungenen Kurzeit.

Heilsame Teekur

Bestimmte Teemischungen regen den Stoffwechsel an und helfen durch die Flüssigkeitszufuhr, gelöste Gifte auszuscheiden. Zur Stoffwechselförderung gehören neben der Zwei-Säulen-Therapie mit Harnwegs-Pflanzen (Seite 57), der Drei-Säulen-Therapie für den Bewegungsapparat (Seite 59) und intensive Hautpflege (ab Seite 68) folgende Mittel:

Harntreibende Arzneipflanzen wie Brennnessel-, Birken- und Löwenzahnblätter scheiden gelöste Gifte aus. Bitte immer genügend zusätzlich trinken.

Leberwirksame Arzneipflanzen (Artischockenblätter, Mariendistelfrüchte, Löwenzahnkraut) unterstützen die „Entgiftungszentrale" Leber. Sämtliche Bitterstoffpflanzen (Schafgarben- und Wermutkraut, Wegwarten- und Enzianwurzel) verhindern Blähungen und Gärungen im Vorfeld, regen die Gallenfunktion an und unterstützen die Leber.

Ein mildes Abführmittel (Leinsamen, Sauerkrautsaft, Bittermittel) bringt Stoffe, die nicht mit dem Harn ausgeschieden werden, über den Stuhl zur Ausscheidung. Bei Verstopfung bilden sich Fäulnis- oder Gärungsstoffe, die die Leber belasten.

Blähungshemmende Mittel: Zur besseren Verträglichkeit sollten zum Beispiel Fenchelsamen nicht fehlen.

TEEZUBEREITUNGEN

Teemischung 1: je 25 g Brennnessel-, Löwenzahn-, Gänseblümchen- und Pfefferminzblätter

Teemischung 2: je 20 g Birken- und Brennnesselblätter, Schafgarben- und Ackerstiefmütterchenkraut sowie Fenchelsamen

Alternative: Einzeltees trinken, zum Beispiel je 3 Wochen Brennnessel- oder Birkenblätter oder Löwenzahnkraut und -wurzeln

- 1 TL Kräuter mit 1 Tasse kochendem Wasser übergießen, 5–10 Min. bedeckt ziehen lassen, abgießen. Dreimal täglich 1 Tasse trinken.

Vitalisierende Pflanzensäfte

Frischpflanzensäfte aus Löwenzahn, Brennnessel, Birke, Kartoffel, Schwarzrettich oder Bärlauch besorgen Sie sich am besten im Reformhaus oder in der Apotheke: Pro Woche benötigen Sie etwa eine Flasche. Solche wirkkräftigen, konzentrierten Säfte müssen immer verdünnt werden im Verhältnis 1:5, das bedeutet auf 1 EL Saft kommen 5 EL Wasser, Apfelsaft oder Buttermilch. Letztere bindet den teilweise herben Geschmack und besitzt durch ihren hohen Milchsäuregehalt zusätzliche Heilkraft.

Die Dosis wird langsam gesteigert, das heißt am Anfang eher weniger als zu viel Frischpflanzensäfte genießen. Beginnen Sie mit 2 EL Frischsaft pro Tag und steigern Sie wöchentlich um 1 EL bis zur Tagesgabe von 6 EL. Es kann zu Beginn einer Pflanzensaftkur durchaus zu Durchfall oder Kopfschmerzen kommen, die gemeinhin aber als Heilreaktion bzw. Reinigung gewertet werden. Bei anhaltenden Beschwerden reduzieren Sie die Dosis oder setzen 1–2 Tage mit den Säften aus.

Sommer- und Reise-Apotheke

Wenn einer eine Reise tut ...

Urlaub, die schönste Zeit des Jahres: Abstand vom Alltag, den Horizont erweitern, die Seele baumeln lassen, köstliche Speisen anderer Länder genießen und tun, wonach einem der Sinn steht. Aber nicht selten wird man genau dann krank ...

Fremdes Klima, ungewohnte Ernährung und vieles mehr führen häufig dazu, dass der erholungsbedürftige Körper ausgerechnet im Urlaub krank wird. Damit Sie die Zeit wirklich genießen können, ist eine sorgfältig zusammengestellte Reiseapotheke wichtig.

Verdauungsprobleme

Eine der häufigsten Erkrankungen im Urlaub ist Durchfall. Um sich auf Reisen davor zu schützen, beherzigen Sie von vornherein die Empfehlung der Engländer: „Cook it, peel it or forget it" (entweder kochen, schälen oder weglassen). Nehmen Sie Blutwurztinktur mit, das lindert selbst schweren Durchfall samt Darmkrämpfen und bekämpft die Bakterien: drei- bis fünfmal täglich 20–30 Tropfen, maximal 7 Tage lang einnehmen. Für Säuglinge und Kleinkinder eignen sich getrocknete Heidelbeeren für einen Tee. Er wirkt stopfend, entzündungshemmend, zusammenziehend, brechreizlindernd und keimwidrig. Schwarz- oder Grüntee, eventuell mit Pfefferminze, bekommen Sie fast in jedem Land: Lassen Sie den Tee mindestens 10 Min. ziehen, damit sich die stopfenden Gerbstoffe lösen, und trinken Sie ihn ohne Zucker, dafür mit einer Prise Salz. Und ganz wichtig: Stets genügend Flüssigkeit trinken!

Oft lösen die für unseren Magen fremdartigen Mahlzeiten im Reiseland Verdauungsstörungen aus: Übelkeit, Blähungen, Verstopfung, Völlegefühl. Besorgen Sie sich aus der Apotheke ein Bittermittel und nehmen es vor jeder Mahlzeit ein, das lindert alle diese Beschwerden. In gleicher Weise wirkt Gelbwurzpulver, die in vielen Ländern als Gewürz erhältlich ist. Gegen Blähungen helfen Fenchelsamen oder andere, meist landestypische Gewürze.

Reisekrankheit

Gegen Übelkeit bei Boots-, Reisebus- oder Autofahrten ist Ingwer das sicherste Mittel. Nehmen Sie ein Ingwerpräparat aus der Apotheke mit. Es lindert Übelkeit, Erbrechen und Schwindel, ohne müde zu machen. Auch Ingwertee, Ingwerplätzchen oder

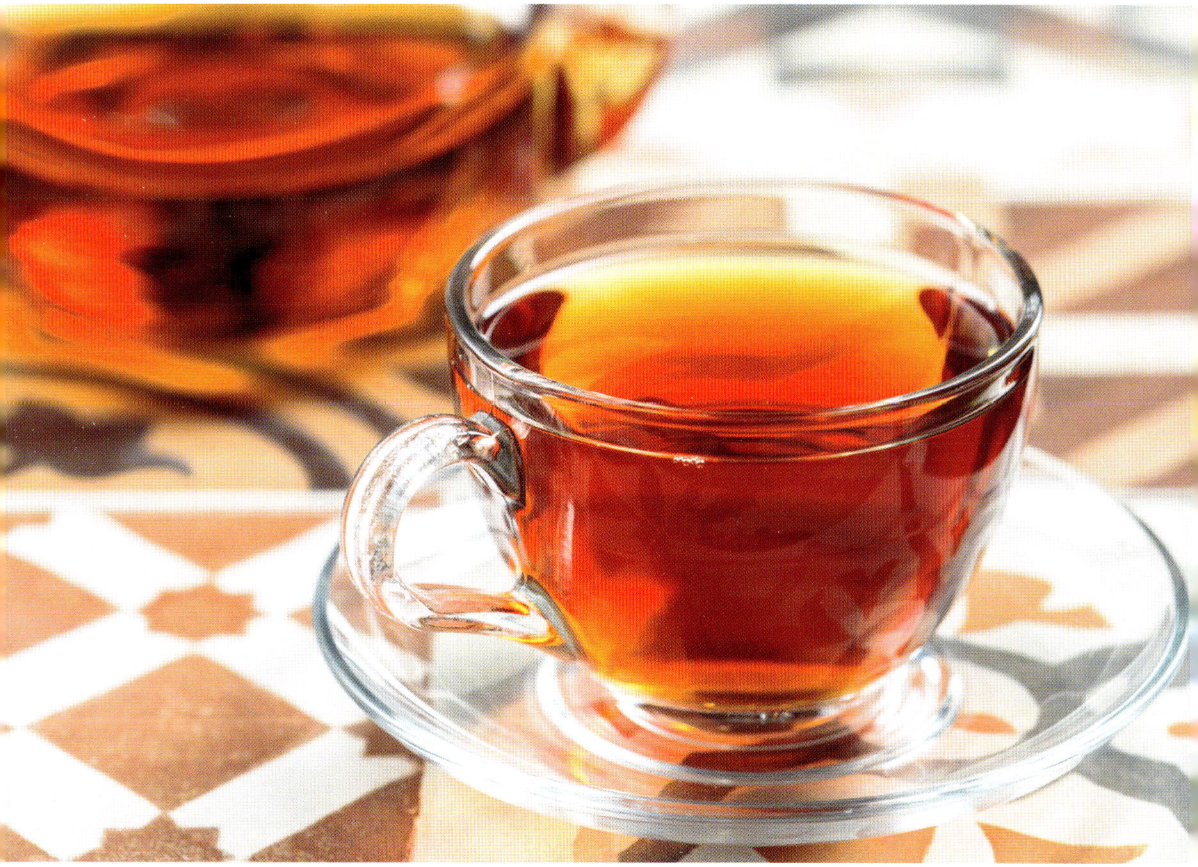

So einfach und vielerorts gut zu bekommen: Die Gerbstoffe des Schwarzen Tees mit etwas Salz helfen bei Durchfall.

Ingwer als Würze lindern. Pfefferminze hilft ebenfalls: Vor Fahrtbeginn Pfefferminztee trinken; Erwachsene dürfen auch 1 Tropfen naturreines ätherisches Minzöl auf ein Taschentuch träufeln und immer wieder daran riechen. Für Kinder Pfefferminz- oder Ingwertee 1:1 mit Apfelsaft mischen.

Kleine Verletzungen

Gegen Verletzungen sollten Sie Arnika im Reisegepäck haben, am besten als Salbe, Wundtuch oder homöopathisches Mittel (Arnica D6: dreimal täglich 3 Globuli unter die Zunge). Ebenso Ringelblumensalbe, die entzündungshemmend wirkt und Wunden komplikationslos abheilen lässt. Beinwellsalbe wirkt schmerzlindernd, entzündungshemmend und abschwellend bei Sportverletzungen wie Quetschung, Prellung, Verstauchung, Bluterguss und Muskelkater, bei Sehnenscheiden- oder Nagelbettentzündung. Das schmerzstillende, entzündungshemmende und keimwidrige Johanniskrautöl fördert die Wundheilung und eine gute Narbenbildung bei Schnitt- und Schürfwunden, Verbrennungen 1. Grades und Sonnenbrand. Außerdem hilft es bei Nervenschmerzen, Hexenschuss, verspannter Muskulatur, Gürtelrose und bei rheumatischen Beschwerden. Weitere Tipps finden Sie in der Sport-Apotheke ab Seite 64.

Zum Schluss noch ein geniales Hausmittel, falls Sie sich den Finger verbrannt haben: eine rohe Kartoffel muldenförmig fingergroß aushöhlen und den verbrannten Finger so lange hineinpressen, bis der Schmerz aufhört. Die langsame Verdunstung des in der Kartoffel enthaltenen Wassers kühlt und hält die verbrannte Haut feucht.

ANTI-BRUMM-ÖL

Je 6 Tropfen naturreines ätherisches Rosmarin-, Bergamotte-, Gewürznelken-, Salbei- und Zitronenöl mit 100 ml Kokosöl mischen, auf die Haut auftragen. Das Öl wehrt aufgrund seiner Laurinsäure auch Zecken ab. Nicht in die Augen bringen!

Lästige Insekten

Um Insektenstichen vorzubeugen, können Sie eine Sprühlösung mit ätherischen Ölen (Insektenspay-Mischungen, Seite 23) auf die Haut bringen. Nach einem Stich lindern kühlende Umschläge mit Essigwasser oder Schwarztee. Oder Sie tragen den Saft einer frisch angeschnittenen Zwiebel oder Aloe-vera-Gel, frisch ausgequetschte Pflanzensäfte von Spitzwegerich- oder Pfefferminzblättern oder Speisequark auf.

Sonnenbrand

Endlich scheint die Sonne: Die blasse Haut bekommt wieder ein wenig Farbe und damit ein gesundes Aussehen. Doch Vorsicht, des Guten nicht zu viel, denn die Haut „vergisst“ nichts. Die Verhütung von Sonnenbrand durch angemessenen Kleider- und Lichtschutz ist der beste Schutz. Ansonsten macht sich nach 6–8 Stunden

Einerseits herrlich, andererseits gefährlich: Bei strahlender Sonne sollten Sie Sonnenbrand durch entsprechende Kleidung und Sonnenschutz vorbeugen.

nach dem Sonnenbad ein Sonnenbrand durch Rötung, Schwellung und Schmerzen bemerkbar. In den ersten 1–2 Tagen sind die Beschwerden am stärksten; meist heilt Sonnenbrand nach 1–2 Wochen wieder ab.

Während sich Sonnenbrand-Verbrennungen 3. Grades (mit Narbenbildung und Nervenschädigung) keinesfalls für die Selbstbehandlung eignet, können Sie Sonnenbrand, der einer Verbrennung 1. bis 2. Grades entspricht, gut mit Heilpflanzen und Hausmitteln lindern. Kaltes Wasser ist fast immer zur Hand und verhindert eine weitere Gewebeschädigung und Brandblasen, wenn Sie die geschädigte Körperstelle so schnell wie möglich 10–20 Min. unter fließendes oder in kaltes Wasser halten. Legen Sie anschließend feuchtkalte Auflagen auf, zum Beispiel ein Essigumschlag (Verhältnis Essig zu Wasser 1:1 bis 1:5), das kühlt schnell und nachhaltig.

Quark kühlt, lindert den Schmerz und lässt abschwellen: Packen Sie zimmerwarmen Quark fingerdick in ein Tuch ein (Quark nie pur auf die Haut auftragen!) und legen Sie die Auflage auf die betroffene Stelle, öfter erneuern. Entzündung und Schmerzen lindern auch Einreibungen oder Auflagen mit Tomaten-, Gurken- oder rohen Kartoffelscheiben, Zitronen- oder Gurkensaft oder Buttermilch – was Sie schnell zur Hand haben, um die erste Hitze herauszunehmen. Oder haben Sie eine Aloepflanze und somit ein frisches Aloeblatt zur Verfügung? „Filetieren“ Sie das Blatt und tragen Sie das innere durchsichtige Blattgel auf, das lindert fast augenblicklich den Schmerz.

Kalte Heilkräutertees aus Kamillen-, Ringelblumen-, Malvenblüten oder Pfefferminzblättern wirken entzündungshemmend, abschwellend, juckreiz- und zuverlässig schmerzlindernd. Ein Tuch im abgekühlten Tee tränken und auf die betroffene Stelle legen oder immer wieder damit betupfen. Oder Sie füllen den Tee in eine Flasche mit Pumpsprayaufsatz und besprühen das schmerzende Areal so oft es guttut. Schwarz- oder Grüntee hat sich ebenfalls bestens als kühlende Auflage bewährt. Lassen Sie den Tee mindestens 10–15 Min. ziehen, damit sich die entzündungshemmenden kühlenden Gerbstoffe lösen können.

Kamillen- oder Ringelblumenlotions, -gels oder -cremes helfen beim Nachbehandeln des Sonnenbrands, wenn das akute Stadium ausgeheilt ist, ebenso Johanniskrautöl. Nur bitte keine Salben verwenden, sie erzeugen einen Hitzestau.

Herpes durch Sonne

Leiden Sie bei intensiver Sonnenbestrahlung immer wieder an Herpesbläschen, nehmen Sie Melissensalbe aus der Apotheke. Sie wirkt antiviral und beugt der Bläschenbildung vor: bei ersten Anzeichen mehrmals täglich auftragen.

Herbstkur mit Amara

Bitter macht munter

Der Sommer ist vorbei, die Tage werden kälter, draußen peitscht der Wind und nasskaltes Wetter macht zu schaffen. Die Natur zieht sich mehr und mehr unter die Erde zurück, um sich zur Winterruhe zu begeben. Sie lässt letzte Früchte reifen und macht Wurzeln wirkkräftig.

Herbst war die Zeit, als früher Wurzelgräber loszogen, um Wurzeln auszugraben, die die ganze Kraft des Sommers in sich gespeichert hatten. Dann verteilte man Engelwurzwurzeln an alle Haushalte, um gegen Verdauungsbeschwerden und Winterkrankheiten wie Erkältungen und Grippe gefeit zu sein, um aufkommende Zipperlein wie rheumatische Beschwerden an nasskalten Tagen zu lindern oder um die Seelenlage, wie sie an trüben Novembertagen typisch ist, zu erhellen. Unglaublich vorausschauend, unsere Vorfahren – und klug! Denn sie packten solch bittere Wurzeln oft in ein Glas mit Gewürzen, Zucker und Alkohol – das lässt sich viel leichter einnehmen als bitterer Tee. Heute nennt man das Prävention, Vorsorge oder auch Herbstkur. Beugen auch Sie vor und machen im Oktober über 3–6 Wochen eine Herbstkur.

Bitteres stärkt

Zu solch einer Herbstkur gehören immer Bittermittel. Amara, so nennt man Pflanzen mit Bitterstoffen, sind geradezu ideal für die kalte Jahreszeit: Sie wärmen von innen, das hilft Erkältungskrankheiten und rheumatischen Beschwerden vorzubeugen. Außerdem sind sie gut für ältere Menschen und solche mit ewig kalten Händen oder Füßen. Sie locken die Verdauungssäfte und helfen so, die Nahrung optimal zu verdauen. Das ist gerade im Winter wichtig, wenn eher Kohl, Mehlsoßen, fettere Speisen und weihnachtliche Süßigkeiten auf dem Speiseplan stehen. Bitter macht aber auch eindeutig wach und tonisiert, das heißt, es kräftigt den Körper und regt den gesamten Energiestoffwechsel an. Das ist in Zeiten gut, in denen Sie sich schlapp und erschöpft fühlen, bei Antriebsschwäche, Konzentrationsstörung, in der Erholungsphase nach Krankheiten, bei Wetterwechsel und allgemein im Alter. Besonders während oder nach Erkältungen oder einer Grippe, wenn Sie sich noch nicht fit fühlen, helfen Amara. Denn sie wirken fiebersenkend und steigern die allgemeine Abwehr. Ihre antriebs- und energiesteigernden Eigenschaften hellen auch die Stimmung auf.

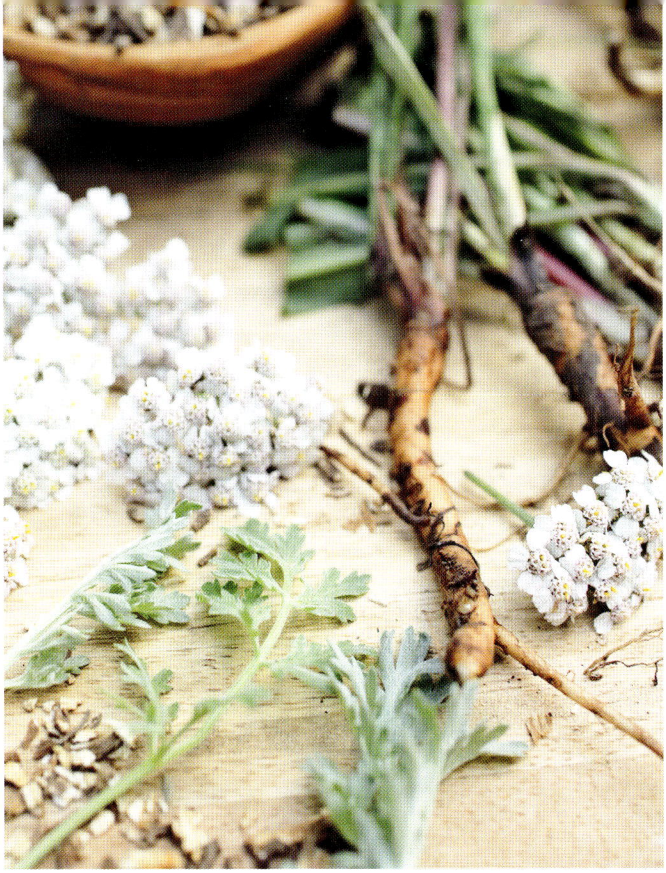

Als Amara werden Bitterpflanzen wie Löwenzahn, Wermut oder Schafgarbe bezeichnet.

Zudem unterstützen Amara die Blutbildung und sorgen für eine verbesserte Herztätigkeit. Das ist besonders bei leichter Herzschwäche im Alter gut; darum sagt auch der Volksmund: „Bitter ist gut für das Herz." Doch damit nicht genug: Bitterstoffe helfen, das Säure-Basen-Gleichgewicht im Körper zu regulieren und wirken damit einer Übersäuerung des Körpers entgegen.

Lebenselixiere

Aufgrund dieser vielfältigen Wirkungen ist es kein Wunder, dass Bitterstoffe die Hauptbestandteile vieler alter Lebenselixiere sind, aus denen sich die heute gebräuchlichen „Schwedenbitter" entwickelt haben. Profitieren Sie vom Wissen unserer Vorfahren und begleiten Sie Herbst und Winter vermehrt mit Bitterstoffen. Essen Sie Chicorée, Endiviensalat und Radicchio, würzen Sie mit Ingwer, Beifuß oder unbehandelten Orangenschalen. Trinken Sie Tees mit Wermut- oder Schafgarbenkraut, Wegwarten-, Enzian- oder Engelwurzwurzeln. Holen Sie sich aus der Apotheke ein Bitterelixier oder genehmigen Sie sich ab und zu (!) ein Schlückchen „geistige Bitterwässer" wie den berühmten Chartreuse. Wer älter ist, wird energievoller sein; und wer krank ist, kommt schneller wieder auf die Beine. Sie werden sehen: Das wird ein guter Winter!

Gesund durch den Winter

Gegen den Winter-Blues

Grauneblige kalte Wintertage, die Natur zieht sich zurück und der Mensch auch. Ruhezeiten sind wichtig. Wer ausgebrannt ist und über lange Zeit seinem Rhythmus zuwider lebt, ist irgendwann körperlich und seelisch erschöpft.

Gehen Sie gegen Winterdepression und Erschöpfung bewusst an. Leben Sie wieder einmal Ihren ureigenen Rhythmus! Nicht nur Dynamik, Leistung und Tempo sind gefragt, auch Ruhe und Erholung braucht der Mensch. Sie haben das ganze Jahr gearbeitet – legen Sie wie die Natur auch eine notwendige und erholsame Ruhepause ein. Dann können Sie das neue Jahr mit frischem Schwung beginnen.

In Balance

Das Geheimnis ist der Rhythmus zwischen Leistungs- und Erholungsphasen. Im guten Zusammenwirken von Körper und Seele entstehen Kraft, Antrieb und Initiative, Wohlbefinden, Kreativität und Glücksgefühl. Wenn über lange Zeit ein Ungleichgewicht besteht zwischen Spannung und Entspannung, Aktivität und Ruhe, Wachsein und Schlaf, folgt Erschöpfung. Wenn diese zu lange dauert, streikt auch die Seele.

Loten Sie zuerst aus, ob hinter Ihrer Erschöpfung Organerkrankungen stecken, die behandelt werden müssen, oder zu

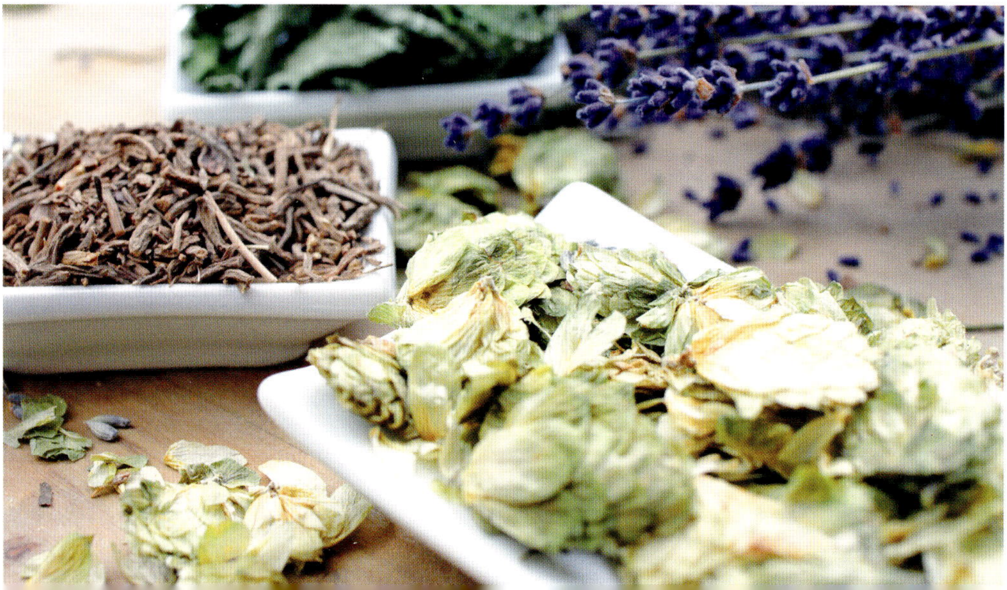

Sorgen Sie im Sommer für den Winter vor! Trocknen Sie Hopfenzapfen beispielsweise zwischen Ende August und September.

viel Lärm, Wohn- und Umweltgifte. Wenn Ihre Ernährung mangelhaft ist (nicht im Sinne von Quantität, sondern von Qualität) oder Ihre Zellen unter Sauerstoffmangel leiden, weil sie sich zu wenig an der frischen Luft bewegen, sollten Sie aktiv dagegen vorgehen. Beleben Sie Ihr Leben durch ganz einfache, regelmäßige Geschenke an sich selbst: Gespräche mit Freunden, „Zeitgeschenke“ oder Bewegung, die Ihnen Freude macht. So gewinnen Sie Vitalität durch Ihren ureigenen natürlichen Lebensrhythmus zurück. Heilpflanzen unterstützen Sie dabei.

Vitalisierende Heilpflanzen

Das Gute an Heilpflanzen ist, dass diese keinen aufputschenden Charakter besitzen, die Ihre Erschöpfung im Nachhinein noch mehr steigern. Heilpflanzen unterstützen Ihren Organismus dabei, seelische und körperliche Aktivitäten wieder selbst regulieren zu können.

Bittermittel jeglicher Art sind „Mutmacher“: Enzian-, Engelwurz- und Ingwerwurzel oder Löwenzahn-, Schafgarben- und Wermutkraut. Sie stärken, zentrieren, geben frischen Mut. Sie fühlen sich rundherum besser und auch die geistige Leistungsfähigkeit nimmt wieder zu.

Manche Pflanzen sind als Nervennahrung bekannt, weil sie Entspannung für die Seele und Kraft für den Körper bieten. Dazu gehören Johanniskraut, Hafer- und Passionsblumenkraut, Baldrianwurzel, Melissenblätter, Hopfenzapfen, Lavendelblüten sowie Weißdornblüten und -blätter. Bereiten Sie sich aus drei bis fünf dieser Pflanzen eine Teemischung zu. „Starkmacher“ sind Brennnesselsamen, Blütenpollen und Gelee Royale. Wie wäre es mit einem Stückchen Bitterschokolade als Dessert?

Bäder mit kräftigenden Rosmarinblättern, beruhigenden Lavendelblüten, Baldrianwurzel und Hopfenzapfen oder mit herzstärkenden Melissenblüten bieten aufbauende Wonne in der Wanne. Weitere Badefreuden finden Sie unter „Heilpflanzenbäder“ auf Seite 18.

Um die Lebensgeister in Schwung zu bringen und wenn ein niedriger Blutdruck mitverantwortlich für Erschöpfung und Schwere in den Beinen ist, trinken Sie Rosmarin- oder auch Lapachotee. Bewährt hat sich eine vitalisierende Teemischung aus Mate-, Grüntee- und Basilikumblättern.

Die Könige der Anti-Erschöpfungspflanzen sind sogenannte Adaptogene wie Ginseng oder Rosenwurz. Sie helfen dem Organismus, sich an Stresssituationen gekonnter anzupassen und mit Belastungen besser fertig zu werden, ob physischer oder psychischer Art. Nehmen Sie Präparate aus diesen Pflanzen eher vorbeugend 2–3 Monate lang ein, danach pausieren. Nach frühestens 6 Monaten dürfen Sie erneut eine Kur durchführen.

Pflanzen als Antibiotika

Volle Kraft gegen Infektionen

Winter ist Erkältungszeit. Trockene Heizungsluft und niedrige Außentemperaturen belasten das Immunsystem. Durch Erkältungsviren vorgeschädigte Schleimhäute machen es Bakterien leichter, einzudringen und aus einer einfachen Erkältung eine schwerere Erkrankung zu machen.

Schon im Altertum verwendeten die Menschen Pflanzen, um böse Dämonen zu bekämpfen – Begriffe wie Bakterien oder Viren waren noch unbekannt. Im Mittelalter verräucherte man keimwidrige Duftpflanzen wie Wacholder, Thymian, Engelwurz oder Lavendel, um Krankheitsverursacher auszutreiben.

Von den Pflanzen lernen

Pflanzen machen uns vor, wie sie sich gegen ungebetene Eindringlinge wehren. Diese Strategien können wir uns zunutze machen. Schauen wir uns also ein paar Tricks ab. Denn Pflanzen, die sich ständig mit Mikroben auseinandersetzen müssen, haben im Laufe der Evolution ihre eigene Strategie entwickelt, sich gegen Feinde wie Bakterien, Viren oder Pilze zu schützen. Sie produzieren hocheffiziente, antibiotisch wirkende Inhaltsstoffe, die auch für uns nutzbar sind: Senföle, ätherische Öle, das schwefelige Allicin des Knoblauchs oder Gerbstoffe. Zwar ist die Effizienz der pflanzlichen Antibiotika meist schwächer als die von künstlich hergestellten Mitteln. Aber sie wirken auch gegen solche Keime, die bereits gegen synthetische Antibiotika resistent geworden sind.

Klassische Antibiotika

Herkömmliche Antibiotika, aus Pilzen oder Bakterien gewonnen oder synthetisch hergestellt, hemmen oder töten Bakterien. Sie können Leben retten, sollten aber mit Bedacht eingesetzt werden. Leider werden solche Antibiotika insgesamt zu häufig oder vorschnell verschrieben. Über 90 % aller Erkältungen werden von Viren verursacht – doch bei Viren sind Antibiotika wirkungslos. Durch den unbedachten Einsatz werden immer mehr Bakterien gegen die einstige Wunderwaffe der Medizin resistent. Denn sie verändern sich so, dass das Antibiotikum nicht mehr wirksam ist. Zudem können Antibiotika Allergien hervorrufen und die Darmflora nachhaltig stören.

Alternative aus Pflanzen

Pflanzliche Antibiotika, sogenannte Phytobiotika, stehen hoch im Kurs als Alternative zur Behandlung leichter bis mittelschwerer Infektionen. Sie haben weder Resistenzen zur Folge noch schädigen sie die natürliche Keimbesiedelung der Darmschleimhaut. Sie behindern aber Mikroorganismen im Wachstum und wirken im Gegensatz zu klassischen Antibiotika nicht nur gegen Bakterien, sondern auch gegen Viren und Pilze – oft sogar gleichzeitig! Die meisten stärken zusätzlich das Immunsystem. Daher eignen sie sich auch zur Vorbeugung, wenn Infektionen wie beispielsweise Blasenentzündungen immer wieder auftreten.

Die Wissenschaft hat festgestellt, dass viele leichtere Atemwegs- und Harnwegsinfekte mit einem pflanzlichen Meerrettich-Kapuzinerkresse-Präparat (mehr dazu unter Meerrettich, Seite 124) genauso wirksam behandelt werden können wie mit klassischen Antibiotika. Das belegen aktuelle Studien. Das Immunsystem wird nicht geschwächt, sondern das Gegenteil ist der Fall: In den Erkältungsmonaten kann die befristete vorbeugende Zufuhr von Senfölen sogar vor Infekten schützen. Die pflanzliche Therapie ist besser verträglich und es treten weniger Nebenwirkungen auf. Das ist vor allem für Kinder von Bedeutung, für die wir eine möglichst schonende Behandlungsform wählen sollten.

Thymian aus dem Garten oder Meerrettich und Kapuzinerkresse (als Fertigpräparat) sind hochwirksam gegen Keime.

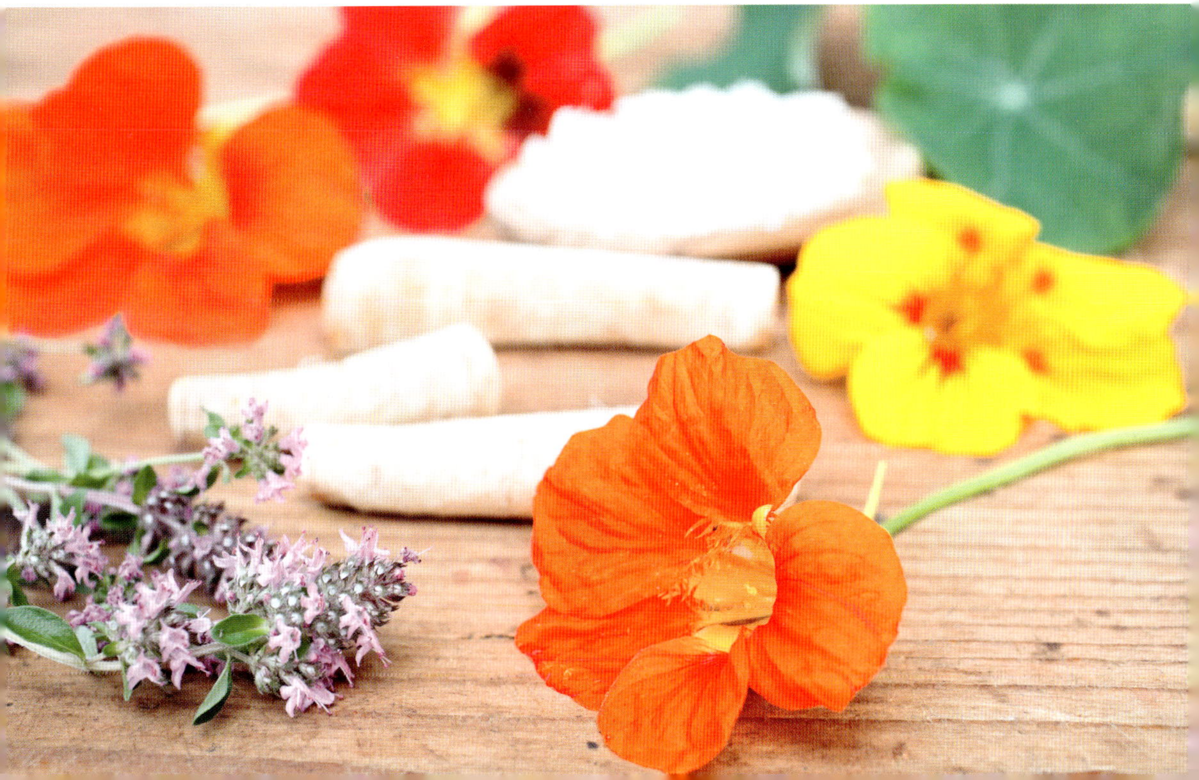

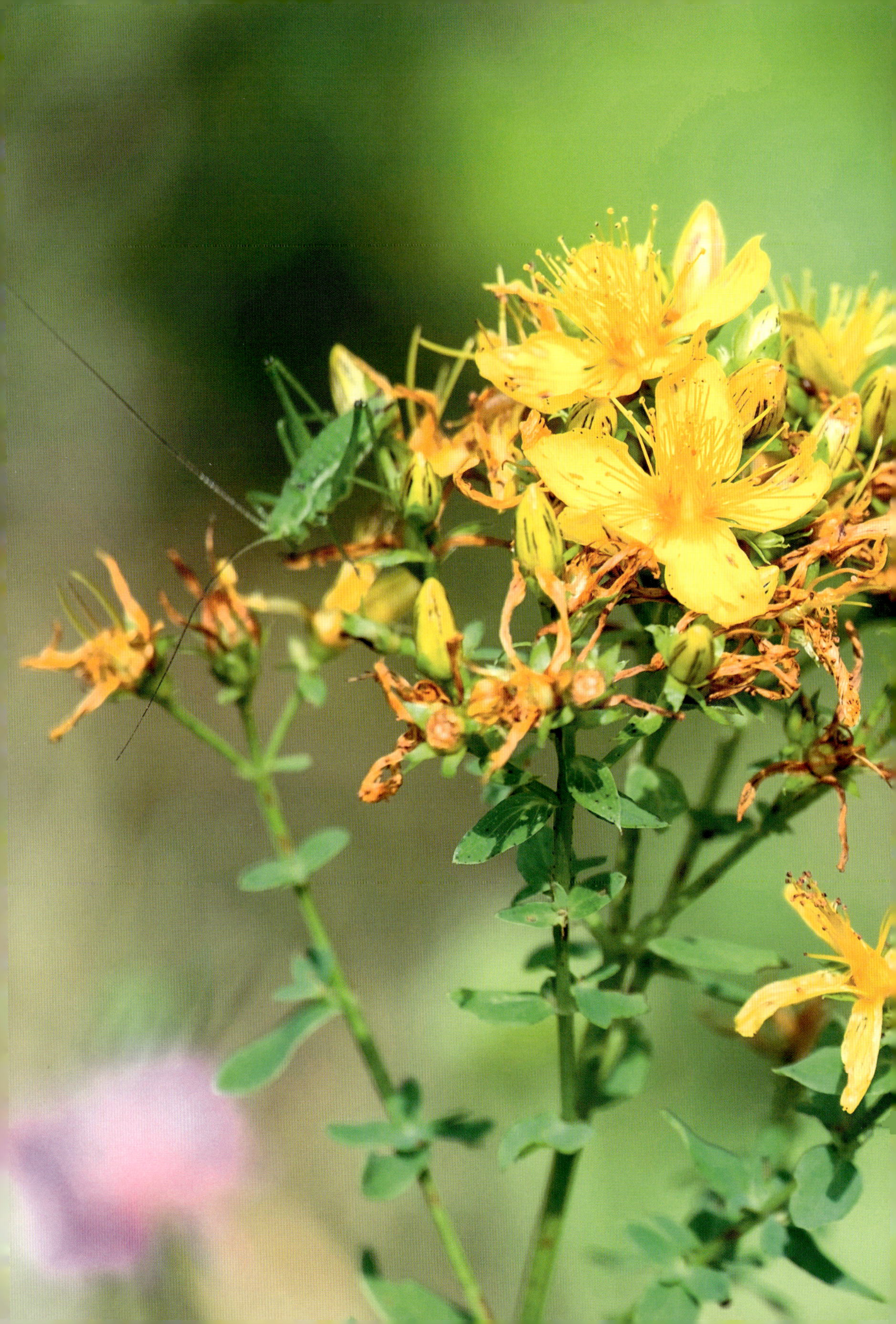

Heilpflanzen kennenlernen

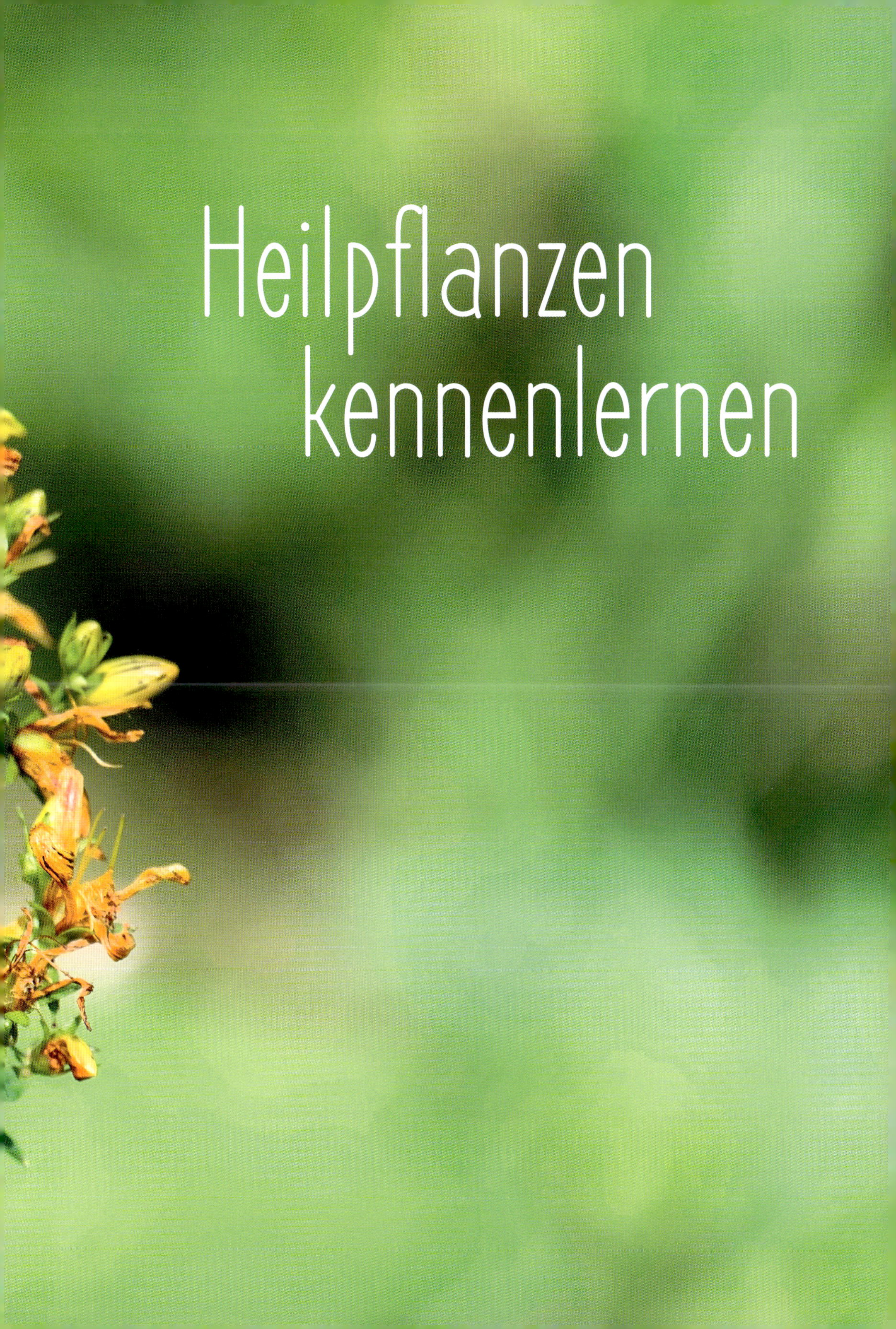

Beinwell

Symphytum officinale

Der Sportbegleiter

Beinwell gilt als Knochenheiler, das sagt schon der Name. Das althochdeutsche „Bein" bedeutet Gebeine, Knochen und „well" kommt von wallen, zusammenwachsen. Der botanische Name „Symphytum" kommt vom griechischischen Wort „symphein": zusammenwachsen, verbinden.

Die rauborstigen Beinwellblätter lassen spüren, dass die Pflanze zu den Raublattgewächsen gehört. Beinwell bevorzugt feuchte Standorte und ist in fast ganz Europa beheimatet. Er wird bis 1 m hoch und trägt verzweigte fleischige Stängel mit langen borstig behaarten Blättern. Mai bis August entfalten sich in den oberen Blattachseln fünfzählige blaulila oder auch cremeweiße Blüten, spiralig wie eine Glockenkette zum Boden hin geöffnet. Das Wichtigste aber sitzt unter der Erde: der kräftige Wurzelstock – außen schwarz, innen schleimig, weich und lilienweiß.

- „Arnika der Knochen"
- bei Sportverletzungen die Nummer 1
- lindert Muskelschmerzen

So wirkt Beinwell: Die hervorragende Wirkung von Beinwell bei Sportunfällen, Knochenbrüchen und Sehnen-, Gelenk- und Muskelschmerzen ist durch Studien belegt: Beinwell wirkt entzündungshemmend, schmerzlindernd, abschwellend und stellt zuverlässig die Beweglichkeit wieder her, manchmal innerhalb weniger Minuten. Deshalb gilt Beinwell als „Arnika der Knochen, Gelenke und Sehnen" und gehört in jede Sporttasche, Haus- und Reiseapotheke. Er entspannt schmerzhaft verhärtete Muskelgruppen. Bei Verstauchung, Verrenkung, Zerrung, Prellung, Quetschung, Schwellung und Bluterguss beeindruckt die Pflanze durch ihre Wirkung. Schmerzen und Schwellungen gehen schnell zurück, die Mobilität der Gelenke wird rasch wiederhergestellt. Beinwellsalbe (ein Rezept finden Sie bei der „Sport-Apotheke" auf Seite 76) lindert auch Sehnenscheiden- und Schleimbeutelentzündungen, Furunkel, Fersenrisse, Nagelbett- und Venenentzündungen sowie Narbenschmerzen.

ERNTEWISSEN

Ernten Sie die Wurzel im Oktober oder März, dann ist der wundheilungsfördernde Allantoingehalt mit bis 3 % am höchsten. Während der Blütezeit (Mai bis August) ist Allantoin mit bis 1,3 % im blühenden Kraut nachweisbar – dann können Sie auch dieses ernten.

⊕ **Bitte beachten:** Aufgrund Spuren lebergiftiger Stoffe darf Beinwell nicht in der Schwangerschaft, Stillzeit oder bei Kindern unter 2 Jahren angewendet werden. Sicherheitshalber auch bei allen anderen Personen nur äußerlich auf intakter Haut anwenden und nicht länger als 4–6 Wochen pro Jahr.

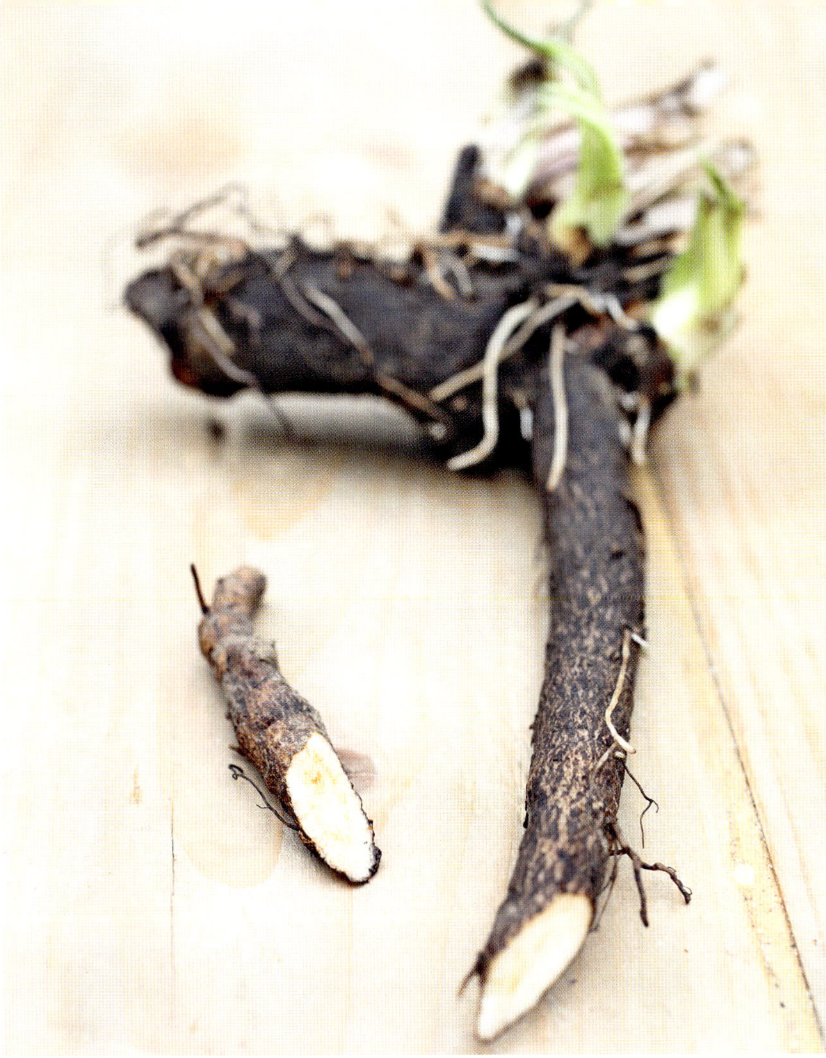

Beinwellwurzeln kräftig sauber bürsten, nicht schälen, dann klein schneiden oder raffeln. Innen sind sie schleimig-weich.

BEINWELLTINKTUR FÜR SPORTLER

Ein sauberes Schraubglas mit gereinigten und zerkleinerten frischen Beinwellwurzeln füllen und bis an den Rand mit 45 %igem Alkohol bedecken. 4 Wochen stehen lassen und regelmäßig schütteln. Danach die bräunliche, etwas zähflüssige Tinktur in Tropffläschchen abfüllen. Die Tinktur eignet sich hervorragend zur Herstellung einer Schüttellotion: einfach die gleiche Menge Beinwellöl aus dem nächsten Rezept zugeben. Vor jeder Anwendung kräftig schütteln, damit sich beide Flüssigkeiten gut mischen. Hilfreich bei allen Arten von Sportverletzungen. Nur äußerlich für Einreibungen und Umschläge anwenden.

BEINWELLÖL BEI MUSKELSCHMERZEN

Ein sauberes Schraubglas mit gereinigten und zerkleinerten frischen Beinwellwurzeln füllen und bis an den Rand mit Bio-Olivenöl bedecken. 4 Wochen stehen lassen und regelmäßig schütteln. Anschließend abfüllen. Pro 100 ml Beinwellöl 20 Tropfen ätherisches Lavendelöl zugeben, das fördert Wohlgeruch, Entspannung und Wundheilung zugleich. Das Öl lindert Muskelverspannungen und lässt Zerrungen und Blutergüsse schneller abheilen.

Birke

Betula pendula, Betula pubescens

Der Nierenbaum

- zur Frühjahrskur
- durchspült die Harnwege
- pflegt die Haare

ERNTEWISSEN

Ernten Sie von April bis Mai Blätter und Knospen der Hänge-Birke (*Betula pendula*) oder der Moor-Birke (*B. pubescens*). Breiten Sie sie in dünner Schicht auf einem Leinentuch aus und trocknen Sie sie im Schatten.

Die Birke gilt als Symbol des Frühlings und der Jugendlichkeit. Sie ist ein Pionierbaum, der sich schon kurz nach der Eiszeit auf der baumlosen feuchten Moorlandschaft des Nordens angesiedelt hatte.

Das kräftige flache Wurzelwerk der Birke entzieht der oberen Bodenschicht Nährstoffe und Feuchtigkeit, deshalb findet man unter Birken nie eine reichhaltige Flora. Ihre Blätter werden seit Langem medizinisch verwendet. Lichtvoll leuchtet ihr weißborkiger Stamm, auch aus Birkenrinde macht man neuerdings Medizin.

So wirkt Birke: Es sind die harntreibenden und entzündungshemmenden Flavonoide der Birkenblätter, die die Nierenfunktion anregen und zu einer vermehrten Wasser- und Salzausscheidung führen. Pflanzen wie diese nennt man „Durchspülungspflanzen", weil sie die Harnwege vermehrt durchspülen (Seite 57). Das ist besonders günstig bei immer wiederkehrenden Harnwegsinfekten, Reizblase und auch zur Vorbeugung von Harn- und Nierensteinen. Denn einerseits verhindert der verdünnte Harn und die verkürzte Verweildauer in der Blase eine Vermehrung der Keime, und andererseits wird die Ausscheidung von Keimen und Harngrieß erleichtert.

Der Frühling kommt mit Macht. Ein paar warme Tage und Sie können ernten.

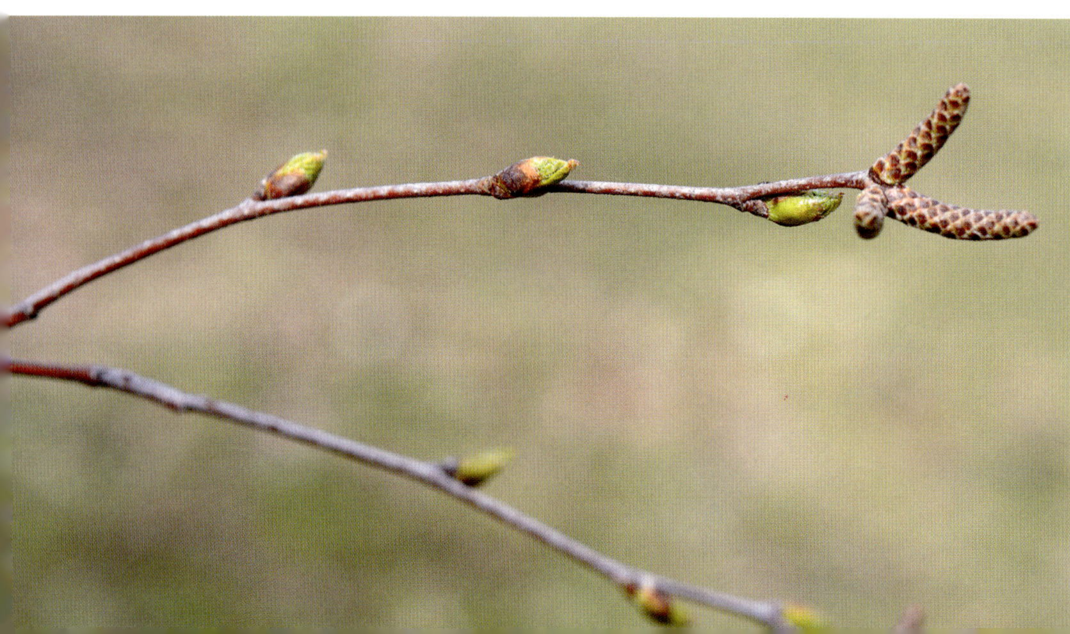

Zudem regen Birkenblätter den Stoffwechsel an und unterstützen die Entgiftung – der Volksmund sagt „blutreinigend“. Diese Eigenschaften können Sie für eine Frühjahrskur nutzen, damit die Stoffwechselendprodukte, die sich im Laufe des Winters im Körper angesammelt haben, gezielt ausgeschieden werden. Dadurch bessern sich übrigens auch rheumatische Beschwerden und Hautleiden, weil durch das Trinken harntreibender Tees körpereigene Entgiftungsfunktionen angeregt werden. So werden im Bindegewebe abgelagerte Stoffwechselendprodukte und Toxine mobilisiert und über die Nieren ausgeschieden. Mehr über Frühjahrskuren erfahren Sie ab Seite 86.

Setzen Sie also Birkenblättertee zur Durchspülung bei bakteriellen und entzündlichen Erkrankungen von Blase und Niere ein, zur Verhütung von Harnsteinbildung oder Nierengrieß und bei der Frühjahrskur. Oder unterstützen Sie die Behandlung rheumatischer Erkrankungen oder stoffwechselbedingter Hauterkrankungen.

Bei einer Durchspülungstherapie bitte reichlich zusätzlich trinken, um die Giftstoffe auch wirklich in Lösung bringen und ausscheiden zu können. Zusätzlich zu den 3 – 5 Tassen Birkenblättertee pro Tag 2 l Flüssigkeit trinken wie verdünnte Gemüse- oder Obstsäfte, dünne Brühen oder heißes Wasser.

Bei Haarausfall und Schuppen spült man die Haare mit Birkenblättertee. Eine Creme aus Betulin (aus der Birkenrinde) setzt man zur speziellen Hautpflege ein.

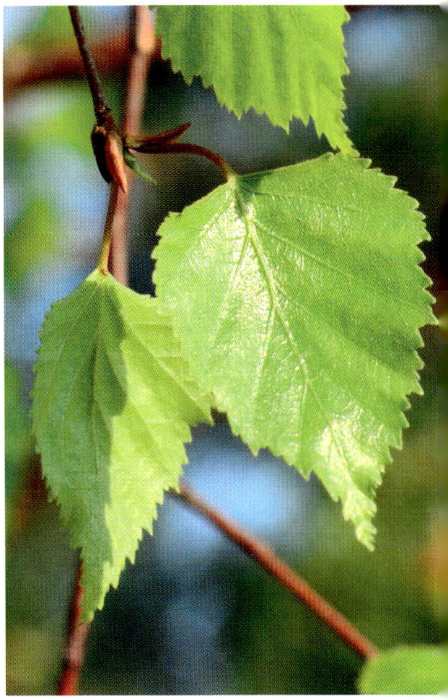

Wenn sich im späteren Frühling die Birkenblätter entfalten, sind sie noch ganz zart – und lecker im Salat.

BIRKENBLÄTTER-DURCHSPÜLUNGSTEE

1 EL Birkenblätter mit 1 Tasse kochendem Wasser überbrühen, 15 Min. ziehen lassen und abgießen. 3 Wochen lang drei- bis fünfmal täglich 1 Tasse ungesüßt nach den Mahlzeiten trinken.

FRÜHJAHRSKUR

Je 20 g Blätter von Birke, Brennnessel, Löwenzahn, Hohlzahn und Gänseblümchen. Zubereitung wie beim Birkenblättertee. 3 – 6 Wochen lang 3 Tassen täglich trinken.

BAUMBLATTSPEISEN

Junge Blätter und Blattknospen von der Birke, aber auch von Linde, Weißdorn und Buche, bereichern geschmackvoll Frühjahrssalate. Mischen Sie etwas Chicorée und Feldsalat darunter und gießen ein mildes Dressing über die Blätter oder einfach mit Zitrone und etwas Honig gewürzt unter Quark mengen.

Brennnessel

Urtica dioica

Heilkraft in jedem Pflanzenteil

- lindert Arthrose und Arthritis
- Blätter zum Durchspülen
- Wurzel bei Prostatabeschwerden

ERNTEWISSEN

Von März bis Juni ernten Sie die ersten zarten Blätter für Wildgemüse und stoffwechselfördernden, harntreibenden Tee. Das im Sommer blühende Kraut wird am Vormittag bei trockenem Wetter geerntet und bei rheumatischen Beschwerden eingesetzt. Die vitalisierenden Samen sammeln Sie zur Vollreife im August und September, die Wurzeln graben Sie zwischen Oktober und März aus.

Die Große Brennnessel kennen wohl alle. Aber wussten Sie, dass sie zweihäusig ist, also dass es „Frau“ und „Herrn“ Brennnessel auf unterschiedlichen Pflanzen gibt? Die Blütenrispen der männlichen Pflanzen stehen waagrecht und tragen kleine cremeweiße Blütensternchen. Bei Reife und Wärme öffnen sie sich explosionsartig, wirbeln eine kleine Staubwolke mit bis zu 30 000 Blütenpollen pro Blüte in die Luft und lassen sich vom Wind zu Frau Brennnessel mit ihren weiblichen Blüten tragen. Diese hängen in einer Rispe vom Stängel herab, sind ganz winzig, dunkelgrün und tragen eine weiße Narbe wie ein kleines Pinselchen. Nach der Befruchtung entwickeln sich auf der weiblichen Pflanze kleine bucheckernförmige grünbraune Nüsschen, die schwer an den Stängeln hängen. Diese Samen kann man essen, es sind richtige kleine Kraftpakete.

So wirkt Brennnessel: Brennnessel ist sehr vielseitig und wirkt je nach Pflanzenteil unterschiedlich: Das junge Frühjahrskraut fördert den Stoffwechsel und die Blutbildung, wirkt harntreibend, harnsäureabführend, blutbildend und bei frischgebackenen Müttern milchbildungsfördernd. Es wird eingesetzt zur Frühjahrskur, zur Durchspülung bei entzündlichen Erkrankungen der ableitenden Harnwege, zur Vorbeugung und Behandlung von Nierengrieß (reichlich zusätzlich trinken!). Bewährt hat sich ihr Einsatz bei Gicht und Hautkrankheiten, bei Erschöpfung, im Wochenbett und leichter Blutarmut.

⊕ **Bitte beachten:** Brennnesseltee nicht anwenden bei Wassereinlagerungen im Gewebe (Ödeme) infolge eingeschränkter Herz- oder Nierentätigkeit.

Das blühende Kraut lindert spezifisch entzündliche rheumatische Beschwerden sowie Arthroseschmerzen mit Gelenksteifigkeit, verbessert die Beweglichkeit und schützt die Gelenkknorpel. Die Samen vitalisieren und stärken bei Erschöpfung in den Wechseljahren, in der Rekonvaleszenz und im Wochenbett. Die Brennnesselwurzel verbessert in der Langzeitanwendung die Beschwerden bei einer Reizblase und einer gutartigen Vergrößerung der Vorsteherdrüse (Prostata, mehr dazu erfahren Sie ab Seite 82).

BRENNNESSELBLÄTTERTEE

2 TL Brennnesselblätter mit 150 ml siedendem Wasser übergießen und nach 10 Min. abgießen. Drei- bis viermal täglich 1 Tasse trinken. Zur Geschmacksverbesserung auf Wunsch etwas Apfelsaft, Melissenblätter, Kamillenblüten oder Fenchelsamen dazugeben.

BRENNNESSELWURZELTEE

1 TL klein geschnittene Brennnesselwurzeln mit 1 Tasse kaltem Wasser zum Kochen bringen, 10 Min. ziehen lassen, abgießen. Dreimal täglich 1 Tasse bei Reizblase oder gutartiger Vergrößerung der Prostata trinken.

MILCHBILDENDER TEE

Je 25 g Brennnesselblätter, Majorankraut, Anis- und Fenchelsamen. 1 TL mit 1 Tasse kochendem Wasser überbrühen, 10 Min. ziehen lassen, bei Bedarf dreimal täglich 1 Tasse trinken.

BLUTBILDENDER TEE

40 g Brennnesselblätter mit je 20 g Schafgarbenkraut, Rosmarin- und Melissenblättern mischen. 1 TL mit 1 Tasse kochendem Wasser übergießen, 10 Min. ziehen lassen. 6 Wochen lang dreimal täglich 1 Tasse trinken.

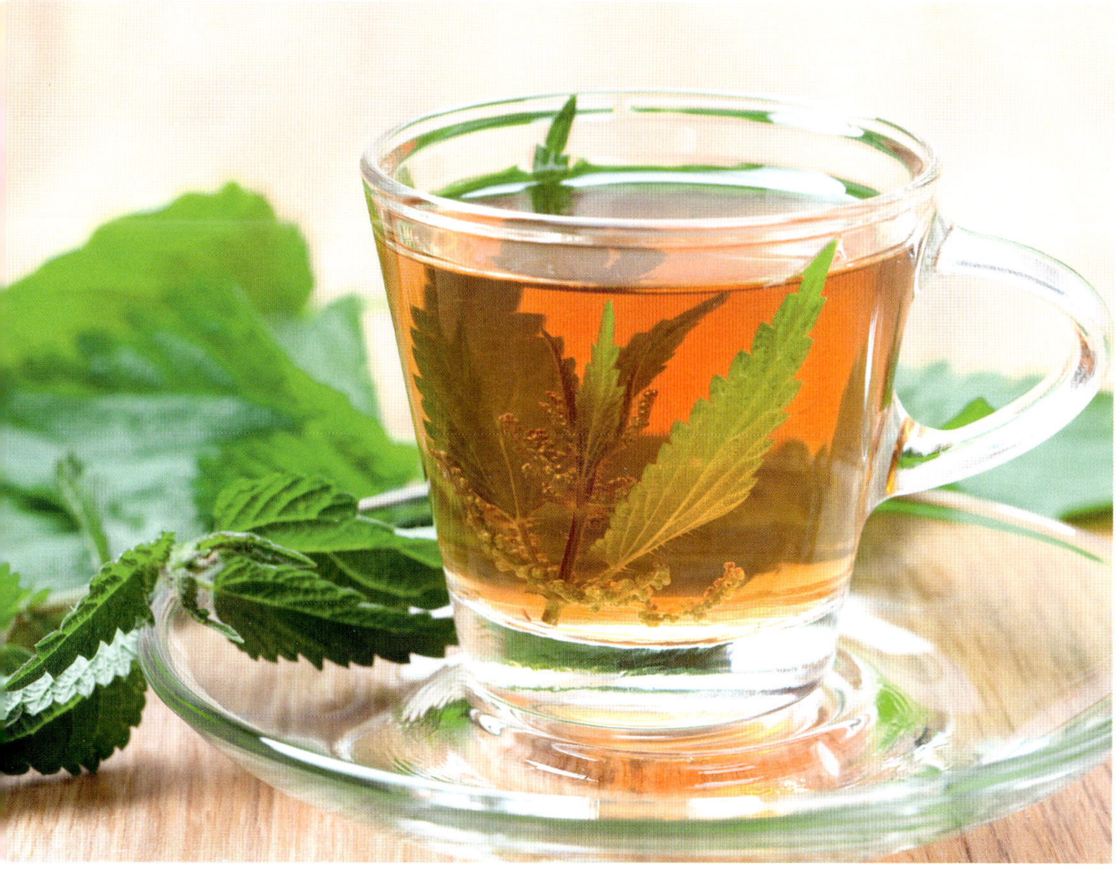

Keine Angst vorm „Brennen“: Beim Aufbrühen der Brennnesselblätter werden die Nesselhaare zerstört.

Buchweizen

Fagopyrum esculentum

Der Gefäßpfleger

Bestimmt denken Sie bei Buchweizen an Pfannkuchen. Diese macht man aus den weizenkorngroßen Früchten, die Bucheckern ähneln. In der Heilkunde aber wird das blühende Kraut verwendet. Es sorgt für gute Durchblutung bis in feinste Kapillaren.

Auch wenn Buchweizen gelegentlich als Getreide bezeichnet wird, hat er mit Gräsern nichts zu tun. Er ist ein Knöterichgewächs. Die genügsame Pflanze ist einjährig und wird bis 60 cm hoch. An ihrem kahlen, runden und hohlen Stängel entsteht an jedem Knoten ein dreigezacktes, pfeilförmiges Blatt. Die kleinen nektarreichen weißrosa Blütchen entfalten sich von Juni bis in den Oktober hinein. Sie sind von unzähligen Insekten bevölkert, die die Pflanzen bestäuben und aus den Blüten essbare dreieckige, rotbraune Früchte werden lassen.

Buchweizen wurde schon vor 6000 Jahren in Nepal, Sibirien, der Mandschurei und China angebaut. Die Phönizier bereiteten aus den gerösteten Samen „Far" zu, die erste historisch verbürgte Buchweizengrütze. Vermutlich brachten die Mongolen die nahrhafte Körnerfrucht im 13. Jahrhundert ins kühle Europa – auch hier ist sie als wärmende, stärkende Schon- oder Krankenkost bekannt.

- stärkt die Venen
- durchblutet feinste Gefäße
- wirkt antioxidativ

ERNTEWISSEN

Ernten Sie Buchweizenkraut, also die oberen 15 cm der Blätter und Blüten mit möglichst wenigen Stängeln, bei Blühbeginn ab Juni. Am besten nachmittags nach einem intensiven Sonnentag, dann ist der Gehalt an wertvollem Rutin am höchsten. Trocknen Sie das Kraut rasch und bewahren Sie es trocken auf. Vorsicht bei der Ernte: Unter Sonneneinstrahlung kann sich eine Lichtallergie entwickeln. Die jungen, zarten, spießförmigen Blättchen des Buchweizens können Sie übrigens wie Spinat kochen.

So wirkt Buchweizen: Buchweizenkraut – nicht die Früchte – wird bei Gefäßerkrankungen eingesetzt. Es schützt mit seinem hohen Gehalt an Rutin, einem Flavonoid, die Blutgefäße: Es dichtet die Venen ab, reduziert die Brüchigkeit und übermäßige Durchlässigkeit von Blutgefäßen und erhöht deren Elastizität. Weil dadurch venöse Stauungen gemindert werden, treten seltener Ödeme, also Wasseransammlungen im Gewebe auf. Außerdem mindert das Kraut Spannungsschmerzen und Schweregefühl in den Beinen und fördert den Durchfluss im Kapillarsystem. Die antioxidativen Flavonoide im Buchweizenkraut helfen, schädliche Sauerstoffradikale abzufangen, schützen damit Zellen und beugen der Arteriosklerose vor.

⊕ **Bitte beachten:** Bei der Anwendung von Buchweizenkraut kommt es sehr selten zu Kopfschmerzen. Vorsichtshalber nicht in den ersten 3 Monaten der Schwangerschaft einnehmen. Bei intensiver Sonneneinstrahlung kann die Berührung des Krauts zu einer allergischen Reaktion führen.

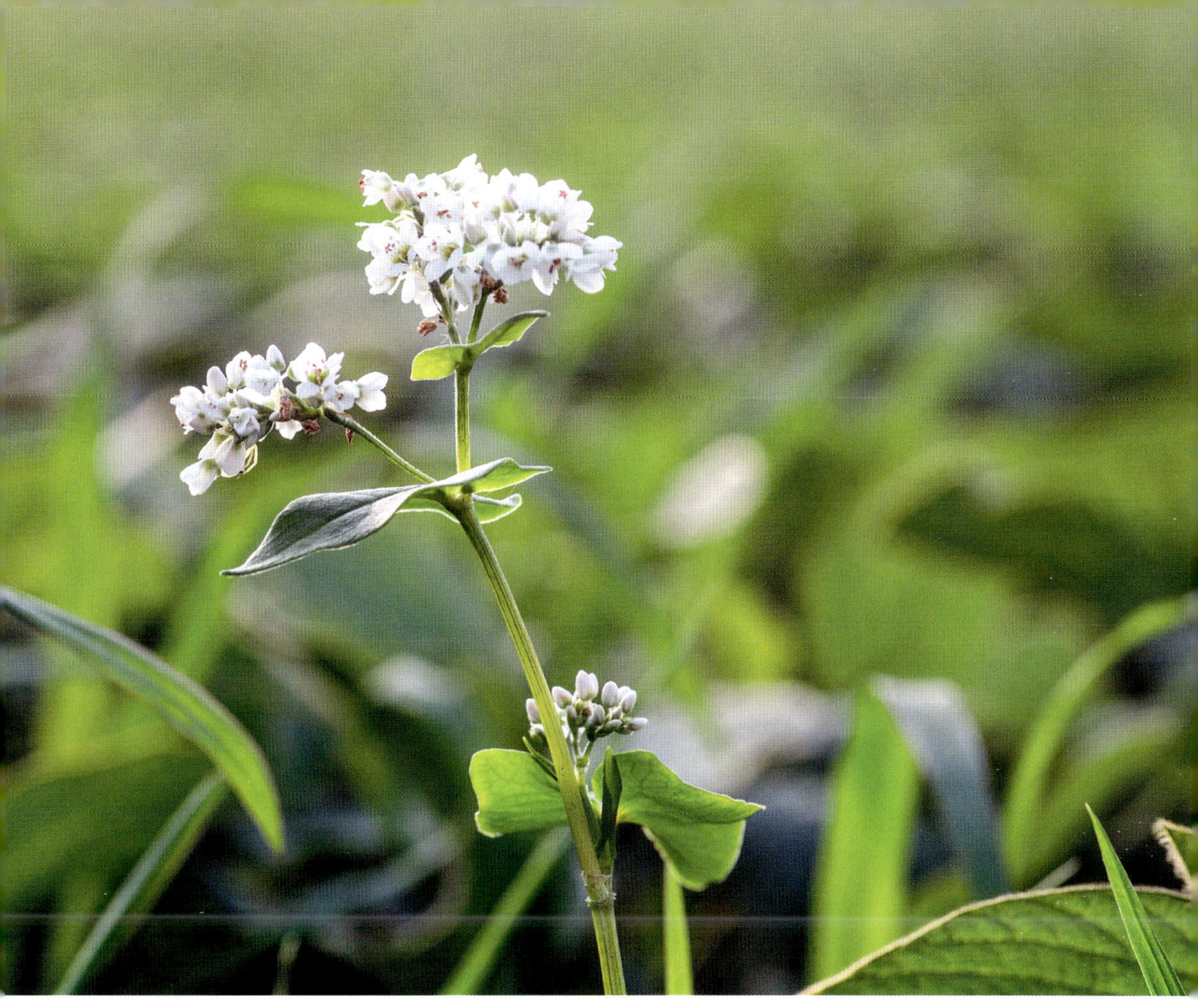

Blühendes Buchweizenkraut hat den höchsten Wirkstoffgehalt, wenn es an einem sonnigen Nachmittag geerntet wird.

BUCHWEIZENTEE

2 TL Buchweizenkraut mit 200 ml Wasser 3 Min. köcheln, 10 Min. ziehen lassen, abgießen. Dreimal täglich 1 Tasse zur Gefäßpflege trinken, 3 – 6 Monate lang. Buchweizenkraut ist sehr gut verträglich.

VENENSTÄRKENDER TEE

30 g Buchweizenkraut, 10 g Steinkleekraut und je 20 g Schafgarben- und Hohlzahnkraut und 20 g Weißdorn (Blüten und Blätter). 1 TL der Mischung mit 200 ml kochendem Wasser übergießen, 10 Min. ziehen lassen, abfiltern und dreimal täglich 1 Tasse trinken.

BUCHWEIZENTINKTUR

Ein 200-ml-Schraubglas locker mit zerkleinertem Buchweizenkraut füllen und mit 40 %igem Alkohol auffüllen. 3 Wochen stehen lassen, regelmäßig schütteln und danach in Tropffläschchen abfiltrieren. Dreimal täglich 20 Tropfen einnehmen zur Förderung der Durchblutung bis in die kleinsten Gefäße.

Fenchel

Foeniculum vulgare

Glücksbringer für Kinder

- vertreibt Husten
- lindert Blähungen
- schmeckt Kindern gut

ERNTEWISSEN

Die Pflanze trägt gleichzeitig Früchte unterschiedlicher Reifegrade, weil die Dolden, die zuerst blühen, auch zuerst reifen. Schneiden Sie deshalb nach und nach die reifen Dolden im Hochsommer zum Trocknen ab, klopfen sie über einem Tuch aus und trocknen die Samen rasch im Schatten. Gut aromageschützt aufbewahren.

Wer Bienen schätzt, schätzt Fenchel, schrieb der Arzt Lonicerus (1528 – 1586) mit folgenden Worten: „Dass unter allen Blumen den Bynen keine so angenehm ist, als die Blumen von Fenchel. Wiltu dass die Byne gern in dem Stock bleiben, so stoß Fenchelkraut, und bestreich die Bynstock damit“.

Fenchel, ein zartgliedriger Doldenblütler, ist ursprünglich im Mittelmeergebiet und in Vorderasien zu Hause. Heute ziert er auch unsere Gärten mit seinen markigen, blau behauchten Stängeln. Er trägt reich gefiederte, fadendünne Blättchen und zartgelbe Blütchen; beides können Sie essen. Medizinisch genutzt werden die Fenchelsamen; sie schmecken frisch von der Dolde fast am besten.

Gemüsefenchel ist eine Zuchtform, Finocchio genannt. Er bildet eine zwiebelartige Verdickung an den Stängelansätzen. Das wäre dann „Nahrung als Medizin“. Fenchel war früher ein Glücksbringer für neugeborene Kinder. Das ist er heute ebenso, denn was im Mittelalter der Arzt Lonicerus schrieb, gilt nach wie vor. „Den Frauen, so Kinder säugen, ist gar gut, dass sie Fenchels

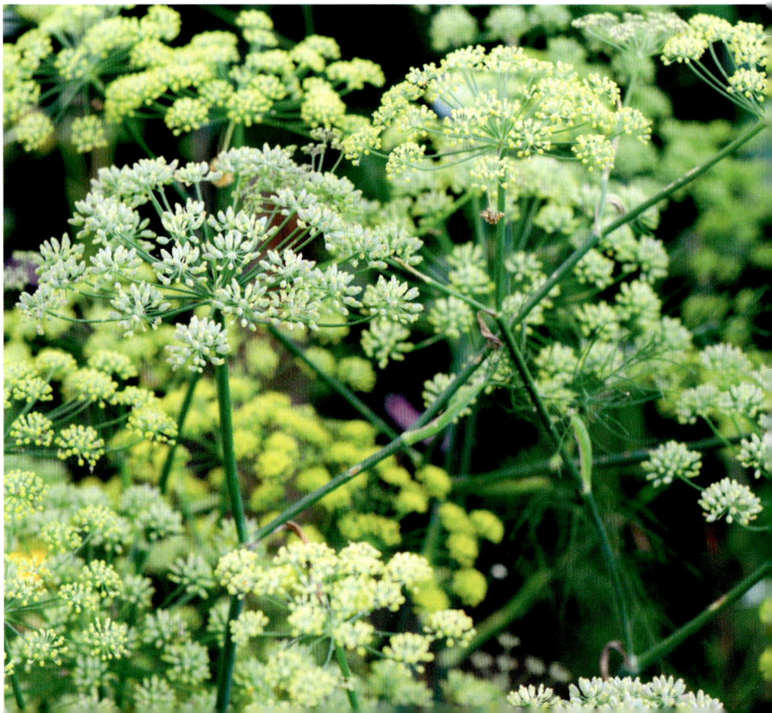

essen, denn er vermehrte die Milch. Fenchelsaft mit warmer Milch gemischt, das den säugenden Kindern zu trinken gegeben, ist ihnen gut zu dem schweren Keichen und Athmen. Fenchel gegessen, stärcket den Magen und macht wol dauen".

So wirkt Fenchel: Fenchelsamen tun Frauen und Kindern gleichermaßen gut – ganz ohne Nebenwirkungen. Sie sind das geniale Mittel in der Säuglingszeit. Denn sie fördern die Milchbildung und, über die Muttermilch aufgenommen, lindern sie Blähungen der Babys. Fenchel ist bei Kindern beliebt, denn er schmeckt einfach gut! Sie mögen es auch, wenn die Milch- oder Breinahrung mit Fencheltee zubereitet wird. Fenchelsamen lösen Krämpfe, fördern die Magen-Darm-Tätigkeit, wärmen den Magen und helfen beim „Bäuerchen" – bei „großen" Kindern und Erwachsenen ebenso. Hustentees mit Fenchelsamen wirken bei verschleimtem Husten auswurffördernd, schleimlösend und keimwidrig; das zähe Hustensekret kann dann besser abgehustet werden.

FENCHELTEE

1 TL frisch angequetschte Fenchelsamen mit 1 Tasse heißem Wasser überbrühen und 7 Min. bedeckt ziehen lassen. Zwei- bis viermal täglich 1 Tasse warmen Tee zwischen den Mahlzeiten trinken: als Magentee ungesüßt, als Hustentee mit Honig.

BAUCHWEH-TEE

Je 30 g Fenchelsamen, Melissenblätter und Kamillenblüten mit 10 g Lavendelblüten mischen. 1 TL mit 1 Tasse heißem Wasser überbrühen und 10 Min. bedeckt ziehen lassen. Mehrmals am Tag trinken.

HUSTENTEE

Je 20 g Fenchel- und Anissamen, Schlüsselblumen- und Süßholzwurzel und Thymiankraut mischen und als Tee aufbrühen: 1 TL / 1 Tasse Wasser. Mehrmals täglich trinken.

FENCHELMILCH

Je 1 TL frisch gemörserte Fenchel- und Anissamen in 200 ml heiße Milch einrühren, 5–10 Min. stehen lassen, dann abgießen. Lindert Husten, Bauchschmerzen und hilft beim Einschlafen.

FENCHEL-AUGENAUFLAGEN

Wegen seiner keimwidrigen Eigenschaften hat sich Fencheltee bewährt als Augenauflage bei „verklebten" Augen, Gerstenkorn oder müden und angestrengten Augen. Ein Taschentüchlein in lauwarmen Fencheltee tunken, ausdrücken und 15 Min. auf die geschlossenen Lider legen.

Erprobt bei Groß und Klein: Fenchelsamen helfen bei Husten oder Blähungen und sorgen für genügend „Mama-Milch".

Gänsefingerkraut

Potentilla anserina

Die Menskrampf-Linderin

Von dieser Pflanze schwärmte Pfarrer Kneipp wegen ihrer krampflösenden Eigenschaft bei Menstruationskrämpfen: „Bei den Vorzeichen der Krämpfe gebe man den Kranken täglich dreimal recht warme Milch, in welcher Anserinenkraut, so viel mit drei Fingern zu fassen ist, zu Tee gebrüht wurde.“

Der Begriff „Gans“ im Namen dieser Pflanze (lateinisch „Anserina“: Gans) hat seine Berechtigung, denn sie wuchs gerne auf Angern in Mittel- und Nordeuropa, wo Gänse den Boden festtraten und zugleich gut düngten. Dort also, wo der Boden verdichtet ist und nahrhaft, gedeiht es auch heute noch bestens und bildet mit seinen Ausläufern ganze Teppiche. Gänsefingerkraut gehört zu den Rosengewächsen und fällt besonders ins Auge, wenn ein leichter Wind weht: Dann leuchten aus dem Blätterdickicht die unterseits silbrig behaarten Fiederblättchen. Wenn sich zwischen den Blättern die langen Blütenstängel erheben mit ihren fünf goldenen Blütenblättern, sagte man früher, „es begegnen sich Sonne und Mond darin“. Wenn Sie Gänsefingerkraut einmal in der blauen Stunde der Dämmerung gesehen haben, werden Sie dieser Aussage zustimmen.

- das beste Krampfkraut bei Menstruationsbeschwerden
- gegen Durchfall
- lindert Mundschleimhautentzündung

ERNTEWISSEN

Geerntet wird das blühende Kraut von Mai bis September; trocknen und luftdicht aufbewahren.

So wirkt Gänsefingerkraut: Gänsefingerkraut ist in der Frauen-Naturheilkunde das Krampfkraut Nummer 1, wenn es um die Linderung krampfartiger Menstruationsbeschwerden geht. Es entspannt und löst Krämpfe der glatten Muskulatur, und zwar auch Magen-, Darm- und Muskelkrämpfe. Mit seinem hohen Anteil an leicht stopfenden Gerbstoffen lindert es Durchfall mit Krämpfen – das ist sein Hauptanwendungsgebiet in der Schulmedizin. Am häufigsten wird das Kraut jedoch eingesetzt zur Schmerzlinderung bei Menstruationskrämpfen. Frauen, die darunter leiden, sollten daher stets eine Gänsefingerkrauttinktur bei sich tragen und, wann immer die Schmerzen kommen, zu den krampfstillenden Tropfen greifen: entweder einmalig bis 30 Tropfen oder dreimal täglich 20 Tropfen einnehmen. Bei Magenkrämpfen oder leichtem krampfartigen Durchfall oder auch bei starken Blähungen mit krampfartiger Herzbeklemmung (Roemheld-Syndrom) hilft Gänsefingerkraut als Tee oder Tinktur ebenfalls. Aufgrund seiner straffenden, blutstillenden, entzündungswidrigen und keimhemmenden Gerbstoffe wirkt das Kraut ebenso bei Entzündungen: Äußerlich setzen Sie den Tee zum

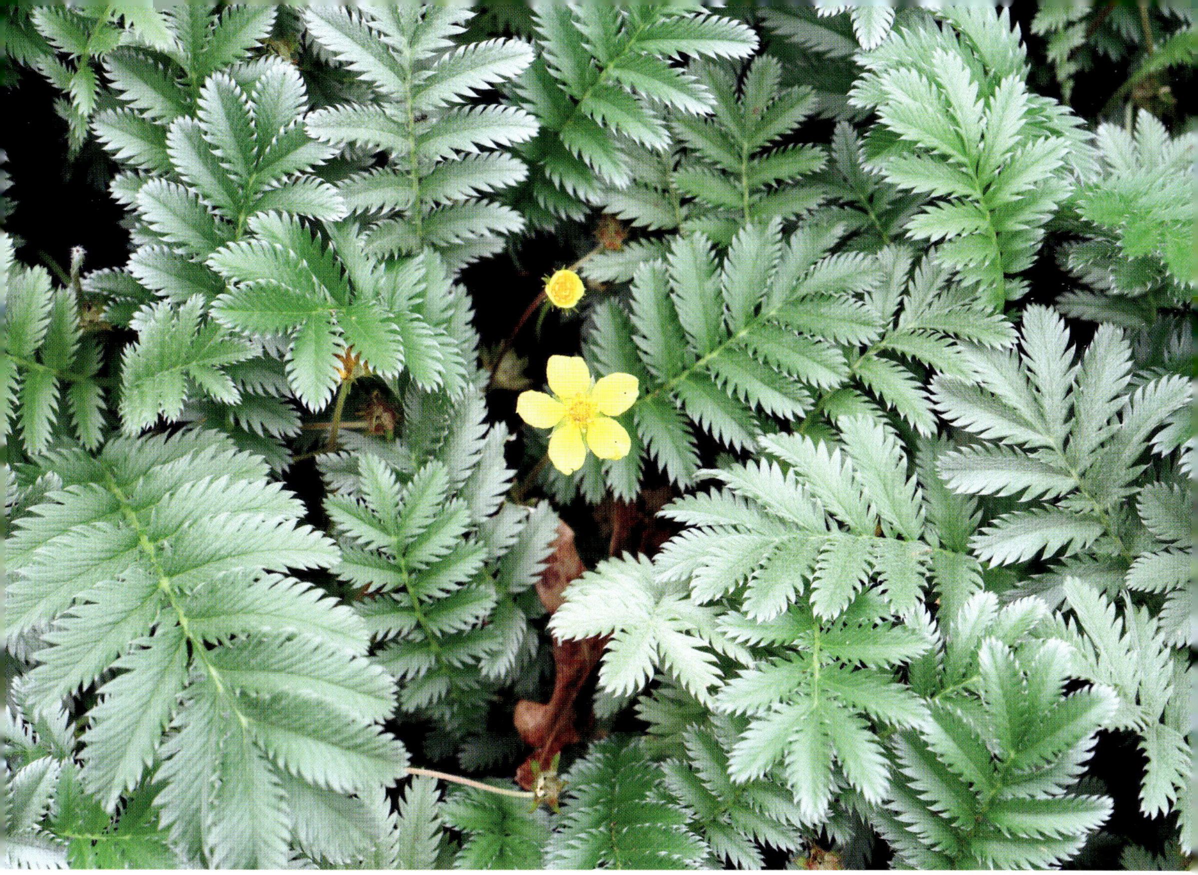

Gurgeln oder Spülen bei Zahnfleischentzündung, Mund- und Rachenschleimhautentzündung ein oder Sie legen bei Augenentzündung oder Gerstenkorn eine Teeauflage auf die geschlossenen Augen.

Gänsefingerkraut bildet lange kriechende Ausläufer mit charakteristischen Blättern.

ANTI-KRAMPFMILCH

3 TL Gänsefingerkraut in 200 ml kalte Milch geben, kurz zum Köcheln bringen und dann abgießen; auf Wunsch mit Honig süßen und mit (krampflinderndem) Zimt würzen. Bei Menstruationsbeschwerden warm trinken.

KRAMPFLINDERNDE TINKTUR

Ein helles Schraubglas mit klein geschnittenem Gänsefingerkraut füllen, mit 40 %igem Alkohol übergießen. 3 Wochen auf dem Fensterbrett stehen lassen, regelmäßig schütteln. Danach in kleine Tropffläschchen abgießen. Bei Bedarf 15 – 30 Tropfen einnehmen.

GÄNSEFINGERKRAUTTEE

2 TL blühendes Kraut mit 1 Tasse kochendem Wasser überbrühen, bedeckt 10 Min. ziehen lassen. Dreimal täglich 1 Tasse trinken.

KRAMPFLINDERNDER MENSTEE

Je 25 g Gänsefinger- und Schafgarbenkraut, Kamillenblüten und Fenchelsamen. Dosierung wie beim Gänsefingerkrauttee.

Heidelbeere

Vaccinium myrtillus

Blaue Power in kleinen Beeren

Dass Heidelbeeren blau färben, kennen wir aus unserer Kinderzeit. Mund, Zähne und Hände werden blau beim Sammeln und Naschen. Als Färbemittel sind Heidelbeeren berühmt geworden: Die Kelten färbten Stoffe, Kellermeister blassen Wein damit. Farbe ist auch Heilkraft!

Die Heidelbeere bildet ausgedehnte Bestände auf nährstoffarmen, sauren Böden lichter Wälder, auf Heiden und in Torfmooren. Der sommergrüne Zwergstrauch ist dicht beblättert mit eiförmigen, lichtgrünen Blättern an vierkantigen Stängeln. Er trägt kleine weißrosa, glöckchenartige Blüten, aus denen Ende Juli bis August die Beeren reifen.

- heilt Durchfall
- gut bei Nachtblindheit
- lindert Magengeschwüre

ERNTEWISSEN

Im August ist Erntezeit. Entweder genießen Sie die heilsamen Beeren frisch, machen Marmelade oder Saft daraus, oder Sie trocknen sie für blaue Medizin gegen Durchfall: im Backofen oder Dörrapparat bei leichter Hitze (40 °C). Gut verschlossen aufbewahren.

So wirkt Heidelbeere: Heidelbeeren galten in der Bevölkerung als so gesund, dass man früher sagte: „Während der Heidelbeerernte kann der Arzt in Urlaub gehen." Ihre Wirkung ist je nach Darreichungsform unterschiedlich.

Getrocknete Heidelbeeren (wohlgemerkt keine frischen!) sind das geniale Mittel bei Durchfall – vor allem Kinder vertragen und mögen diese feine, lilafarbene Medizin. Die trockenen Beeren wirken stopfend, keim- und entzündungshemmend und lindern zudem Brechreiz. Wenn Säuglinge unter Brechdurchfall leiden, bereiten Sie ihnen Heidelbeerpulvertee zu oder reichern die Fläschchen- oder Breinahrung damit an, am besten mit etwas Reismehl verdickt. Getrocknete Heidelbeeren bei Durchfall mit Brechreiz bitte relativ hoch dosieren: Säuglinge 5–10 g, Kinder 10–20 g, Jugendliche und Erwachsene 20–60 g.

Frische Heidelbeeren sind süß, appetitanregend und führen ab, denn die ballaststoffhaltigen Schalen und Kerne regen die Bewegung der Darmmuskulatur an. Sie treiben sogar Spul- und Madenwürmer ab. 3 Tage nur frische Heidelbeeren essen.

Heidelbeeren können Sie in jeglicher Form (getrocknet, frisch, als Marmelade, Saft oder Präparat) essen. So schmeckt Therapie! Die blauen Farbstoffe (Anthocyane) der Heidelbeere fangen freie Radikale, die die Zellen angreifen, verlangsamen den Alterungsprozess des Körpers und der Gehirnzellen und wirken einer krankhaft erhöhten Durchlässigkeit der Blutgefäßwände entgegen. So hemmen Heidelbeeren die Bildung von Ödemen, zum Beispiel durch Sportverletzungen oder nach dem Ziehen eines Zahnes. Sie lindern auch Magengeschwüre. Dazu eingedickten Heidelbeer-

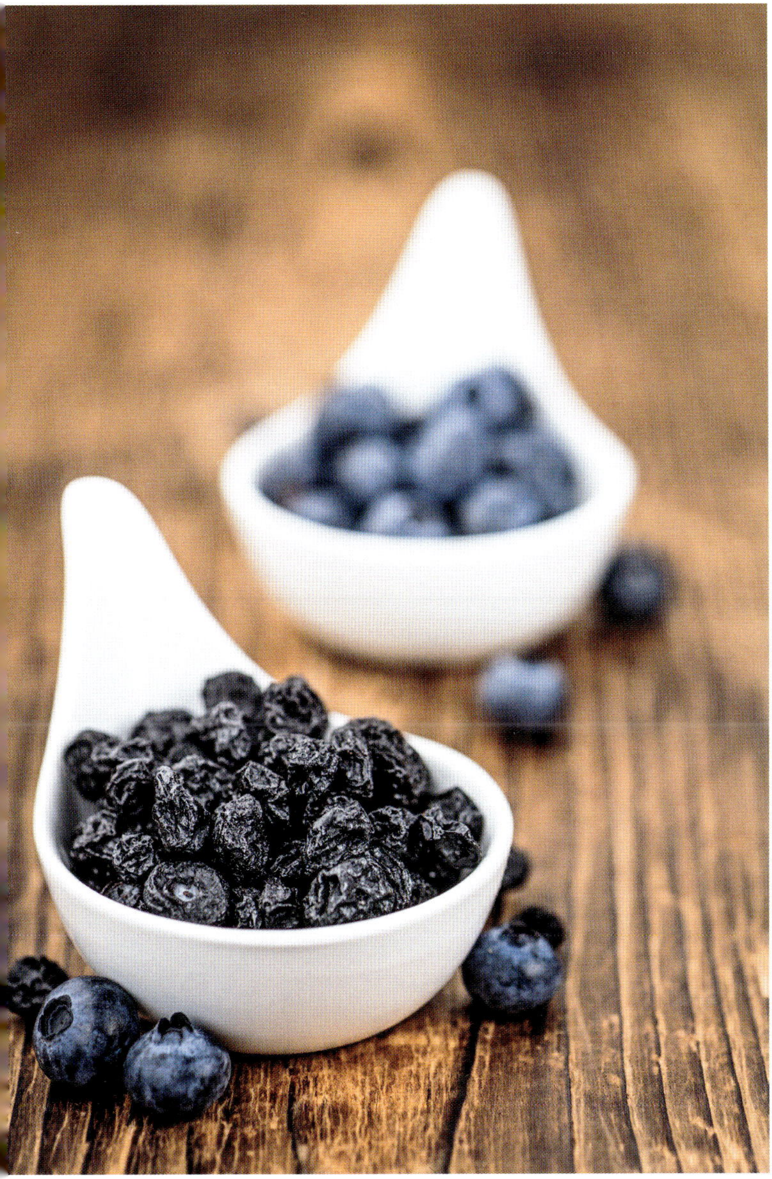

Nicht verwechseln: Nur getrocknete Heidelbeeren stoppen Durchfall; frische Früchte bewirken das Gegenteil!

HEIDELBEERTEE

1 bis 2 EL getrocknete Heidelbeeren mörsern, in 150 ml kaltes Wasser geben und zum Kochen bringen, 10 Min. köcheln und abgießen. Mehrmals täglich 1 Tasse trinken bei Durchfall oder zur Linderung von Magengeschwüren.

Den Tee können Sie äußerlich als Auflage anwenden bei Hauterkrankungen, Schürfwunden, Schwellungen der Augenlider, bei Augenbrennen und übermüdeten Augen. Bei Mund-, Zahnfleisch- und Rachenentzündungen gurgeln oder spülen Sie mit dem Tee.

ANTI-DURCHFALL-TEE

30 g getrocknete Heidelbeeren, 20 g Fenchelsamen und je 25 g Kamillenblüten und Gänsefingerkraut. 1 EL der Mischung mörsern und mit 250 ml kochendem Wasser übergießen. Dreimal täglich 1 Tasse trinken, maximal 1 Woche lang – dann sollte der Durchfall behoben sein oder eine andere Therapie steht an.

saft mehrmals täglich löffelweise einnehmen. Der Genuss von Heidelbeeren verbessert außerdem das Nacht- und Dämmerungssehen, die Blendempfindlichkeit nimmt ab und die Augen ermüden weniger schnell.

Heidelbeertee mit seinen reichlich enthaltenen Gerb- und Farbstoffen heilt auch wunde Schleimhäute bei Entzündungen im Mund und Rachenraum sowie im Magen-Darm-Bereich.

Johanniskraut

Hypericum perforatum

Nervenmittel von innen und außen

Johanniskraut ist das Nervenkraut, das die Stimmung aufhellt: Es verbessert die Lichtaufnahme im Organismus wie eine Art Lichttherapie von innen.

Johanniskraut gehört zur Familie der Johanniskrautgewächse. Heilsam ist nur das Echte, das Tüpfel-Johanniskraut (*Hypericum perforatum*), das Sie am zweikantigen Stängel und – beim Reiben der Blütchen – an Ihren rotschwarz verfärbten Fingern erkennen. Wenn Sie die Blätter gegen das Licht halten, sehen sie aus wie mit einer Nadel perforiert. Das sind winzige lichtdurchlässige Drüsen, gefüllt mit ätherischen Ölen.

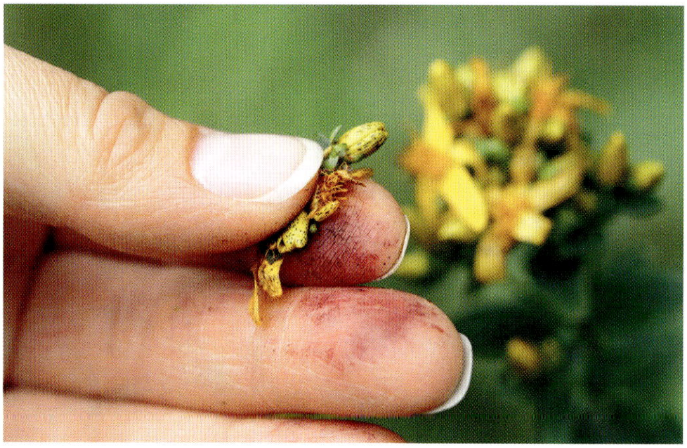

Test Nummer 1, ob es sich um das Echte Johanniskraut handelt: Beim Zerreiben der Blüten verfärben sich die Finger dunkelrot …

- lindert Depressionen
- heilkräftiges Wundöl
- längerfristig einsetzen

ERNTEWISSEN

Johanniskraut erntet man zur Vollblüte Ende Juni oder Juli bei sonnigem Wetter kurz vor der Mittagszeit. Für Tee oder Tinktur schneiden Sie die oberen blühenden Triebe etwa 15 cm lang ab und trocknen sie unzerkleinert im Schatten. Für Johanniskrautöl verwenden Sie Blüten, Knospen und junge Früchte (ohne Stängel) frisch.

So wirkt Johanniskraut: In der Volksheilkunde wird Johanniskraut schon lange zur Behandlung von Stimmungsschwankungen empfohlen, als Tonikum zur Erhöhung der Leistungsfähigkeit und als Stärkungsmittel. Richtig eingesetzt, ist es ein nebenwirkungsfreies Antidepressivum bei leichten bis mittelschweren Depressionen bei bester Verträglichkeit, auch bei der sogenannten Winterdepression. Laut Studien reduziert Johanniskraut neben den psychischen auch die körperlichen Begleitsymptome einer Depression, wie chronische Rücken- und Kopfschmerzen, Migräne, Müdigkeit, Magen- oder Herzbeschwerden, Angst, nervöse Unruhe, Erschöpfung und Schlafstörungen. Die Wirkung tritt erst nach 1–2 Wochen ein und baut sich innerhalb von 2–6 Wochen

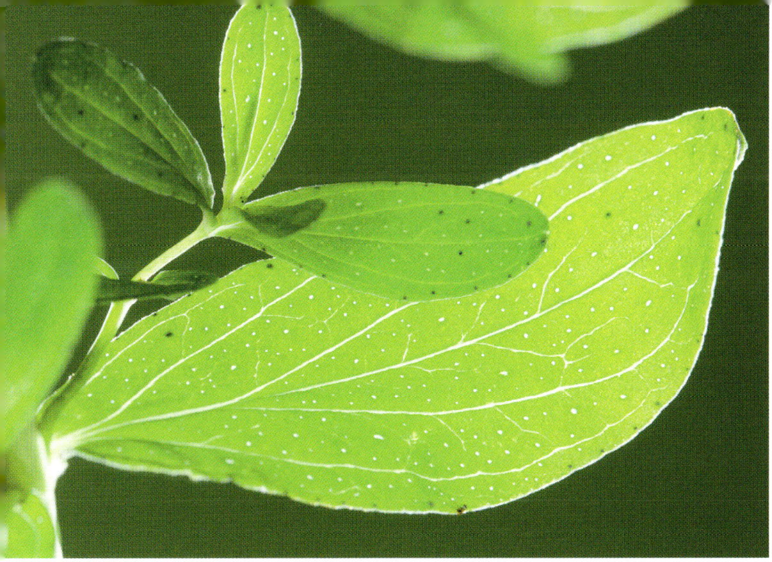

… Test Nummer 2: kleine helle Pünktchen auf den Blättern, die sie wie perforiert erscheinen lassen, und ein zweikantiger Stängel.

vollständig auf. Nehmen Sie deshalb Johanniskraut 2–3 Monate lang ein. Es hilft außerdem gegen Wetterfühligkeit, Wechseljahrsbeschwerden (Rezept Seite 79) oder Reizblase.

Äußerlich angewendet ist in Öl ausgezogenes Johanniskraut ein hervorragendes Wundheilmittel. Es wirkt sanft durchblutungs- und wundheilungsfördernd, keimwidrig, schmerzlindernd und entspannend. Setzen Sie es bei Schnitt- und Schürfwunden, Prellung, Verstauchung und Verrenkung, Muskelverspannung, Sonnenbrand und Verbrennungen 1. Grades ein. Ebenso zur Vorbeugung gegen Wundliegen im Krankenbett, bei alten Narben, rheumatischen Beschwerden oder zur Pflege spröder, trockener Haut. Als Nervenmittel lindert es äußerlich angewendet Hexenschuss, Neuralgien oder Schmerzen im Bereich des Ischias-Nervs.

JOHANNISKRAUTÖL ZUR WUNDPFLEGE

Frische Johanniskrautblüten, Knospen und junge Früchte ohne Stängel locker in ein sauberes Glas geben und mit kaltgepresstem Olivenöl auffüllen. 1 Woche unverschlossen (nur mit einer Kompresse bedeckt), danach 5 Wochen verschlossen ziehen lassen, bis der Inhalt rubinrot leuchtet. Durch einen Teefilter in dunkle Fläschchen abfüllen. Kühl aufbewahren.

JOHANNISKRAUTTEE

2 TL Johanniskraut mit 150 ml kochendem Wasser übergießen, 7 Min. ziehen lassen. Bei leichteren Depressionen 2–3 Monate lang zwei- bis dreimal täglich 1–2 Tassen trinken.

TEE BEI WETTERFÜHLIGKEIT

Je 20 g Johannis-, Schafgarben- und Passionsblumenkraut, Melissenblätter und Lavendelblüten. 1 TL mit 1 Tasse kochendem Wasser übergießen, 7 Min. ziehen lassen. Bei Bedarf dreimal täglich 1 Tasse trinken.

⊕ **Bitte beachten:** Vermeiden Sie sicherheitshalber intensive Sonnenbestrahlung während der Anwendung; sehr selten reagiert die Haut sonnenempfindlich. Bei gleichzeitiger Anwendung bestimmter Medikamente kann es bei Johanniskrautpräparaten zu Wechselwirkungen kommen. Fragen Sie bei Bedarf Ihren Arzt.

Kamille

Matricaria recutita

Die Universalpflanze

Kamillenblüten duften wunderbar. Das Aroma erinnert an Äpfel, wie schon der Stadtarzt Adamo Lonicerus 1579 schrieb: „sie reuchet grün und dürr wie ein guter, zeitiger Apfel". Die Pflanze hat etwas Zierliches, Graziles an sich. Ihre schmalen, zart gefiederten Blättchen wirken filigran; sie duften nicht. Aber die Blüten duften, ganz fein nach unreifen Äpfeln – deshalb nennt man Kamille auch Apfelblume! Die Blütenköpfe der Echten Kamille sind innen hohl. Daran lässt sie sich von der Hundskamille unterscheiden, deren Blütenköpfe sind markig gefüllt – diese wird medizinisch nicht verwednet.

Im alten Ägypten galt die Kamille als heilig und wurde mit ihrem gelben Blütenboden als Blume des Sonnengottes verehrt. Sie war ein Universalmittel und ist eines der ältesten und bekanntesten Heilmittel überhaupt. Von der Antike bis heute finden sich unzählige, bis heute gültige Hinweise zur Anwendung der Kamille bei Wunden, Erkältungen oder Magenbeschwerden, als Schlaftrunk, Beruhigungsmittel und in der Kinder- und Frauenheilkunde.

- Bauchwehkraut
- Balsam für Haut und Schleimhaut
- für Frauen und Kinder

ERNTEWISSEN

Wenn Sie zu Hause ein Kamilletöpfchen haben, ernten Sie alle 2 Tage die Blütenköpfchen an sonnigen Tagen. Wenn sich der Blütenboden aufwölbt und die weißen Zungenblüten herabgeschlagen sind, ist die Zeit richtig. Flach auf einem Leinentuch ausgebreitet an einem schattigen Platz trocknen, dann aromageschützt und dunkel aufbewahren.

So wirkt Kamille: Kamillenblüten sind äußerst wirkungsvoll bei allen entzündlichen Magen-Darm-Störungen, vor allem wenn sie mit Krämpfen, Übelkeit, Erbrechen oder Durchfall einhergehen. Sie schützen vor Geschwüren im Magen-Darm-Bereich und lassen diese schneller abheilen. Dann hilft am besten eine Rollkur mit Kamille.

Kamille beruhigt den nervösen Magen und das nervöse Nervenkostüm und lindert Menstruationskrämpfe. In der Kinderheilkunde ist sie unentbehrlich bei Zahn- und Bauchschmerzen. Die keimwidrigen Eigenschaften der ätherischen Öle wirken gegen Viren, Bakterien und Pilze. Das nutzt man bei Erkältungen genauso wie bei Hauterkrankungen.

Äußerlich angewendet sind Kamillenblüten ein bewährtes Wundheilmittel. Als Sitzbad lindert Kamillentee wunde Kinderhaut, als Dampfbad beruhigt er die Haut bei Akne und lindert Nebenhöhlenentzündungen. Bei Entzündungen im Mund- und Rachenraum spülen oder gurgeln Sie mit Kamillentee. Kamillenkissen (Duftkissen, Seite 20) eignen sich bei Zahn-, Ohren-, Kopf- und Bauchweh.

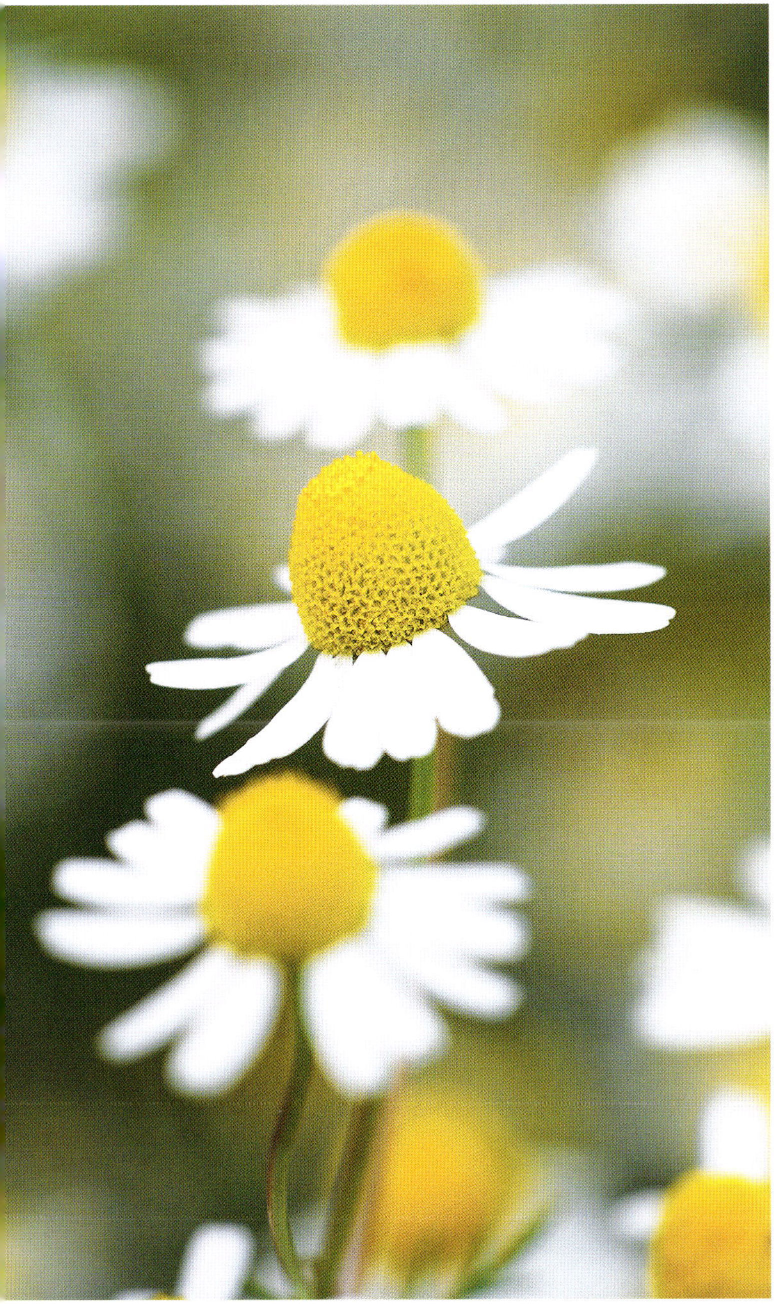

Haben sich die gelben Köpfchen der Kamillenblüten hoch gewölbt, ist es Zeit für die Ernte.

KAMILLENTEE

1–2 TL Kamillenblüten mit 1 Tasse heißem Wasser übergießen, zudecken und nach 7 Min. abgießen. Dreimal täglich 1 Tasse zwischen den Mahlzeiten trinken – bei all den genannten Beschwerden. Geben Sie zur Intensivierung der Wirkung pro Tasse Tee 15 Tropfen Kamillentinktur hinzu.

ROLLKUR BEI MAGENGESCHWÜR

5 EL Kamillenblüten mit 1 l heißem Wasser überbrühen, nach 7 Min. abgießen und mit je 15 Tropfen Kamillentinktur pro Tasse ergänzen. Trinken Sie 2 Tassen früh nüchtern, noch im Bett und rollen Sie sich jeweils 5 Min. zuerst auf den Rücken, dann auf die linke Seite, den Bauch und zum Schluss auf die rechte Seite, damit die Magenschleimhaut von allen Seiten mit dem Tee benetzt wird. Insgesamt dauert die Rollkur also etwa 20 Minuten. Ruhen Sie anschließend 30 Min. mit einem warmen (Kamillen-) Leibwickel nach und trinken den Rest des Tees im Laufe des Tages und vor dem Schlafen. Führen Sie die Kur 1 Woche lang durch.

⊕ Bitte beachten: Selten kommt es zu allergischen Reaktionen; sie treten meist bei der Verwechslung mit der Hundskamille auf. Kamille nicht bei Korbblütler-Allergie anwenden.

Kürbis

Cucurbita pepo

Heilkraft hoch drei

- Gemüse mit heilkräftigen Beta-Carotinen
- lindert Prostatabeschwerden
- hilft bei Reizblase

ERNTEWISSEN

Reif ist der Kürbis, wenn der Stiel austrocknet, die Fruchtschale sich nicht mehr eindrücken lässt und er sich beim Anklopfen hohl anhört. Auf alle Fälle vor dem ersten Frost ernten.

Wussten Sie, dass der größte Kürbis der Welt aus den USA stammte und 766 kg wog? Und dass der kleinste Kürbis einen Durchmesser von nur 2 cm hat?

Die Heimat von *Cucurbita pepo*, dem Arznei- oder Gartenkürbis, ist Mittel- und Südamerika. Er breitet sich mit kletternden Ranken gut 10 m lang im Garten aus. Neben den großen Blättern entfalten sich leuchtend gelbe essbare Blüten, die im Herbst zumeist goldene Früchte hervorbringen und Gärtnerherzen höher schlagen lassen. Längst werden Kürbisse der formen- und farbenvielfältigen Familie bei uns angebaut. Sie sind riesengroß oder apfelklein, rund oder länglich, neben gelb oder orange auch weiß oder grün bis graublau. Sie sind meist faserig und äußerst carotinhaltig. Manchmal besitzen sie die zwölffache Menge an Carotin im Vergleich zu Möhren.

1492 entdeckte Kolumbus den heutigen Gartenkürbis auf Kuba. Eine wärmeliebende Pflanze, deren Anbau sich bei uns als schwierig gestaltete. 150 Jahre später kamen englische Kolonisten nach Nordamerika und wurden von den Indianern mit Kürbissen versorgt, deren Kerne sehr viel robuster waren und gut gediehen. Aus Dankbarkeit darüber, dass sie dadurch immer eine sichere Nahrungsquelle hatten, feierten die Siedler ein großes Fest: Thanksgiving mit traditionellem Pumpkin Pie (Kürbiskuchen). Diese Kerne schickten die Siedler an ihre Verwandten in Übersee, und nun gelang der Kürbisanbau auch im kühleren Europa und das Prachtgewächs eroberte den europäischen Kontinent.

So wirkt Kürbis: Kürbisfleisch ist kalorienarm und reich an A-, B- und C-Vitaminen und Mineralien. Es reguliert den Säure-Basen-Haushalt und eignet sich gut für einen Entschlackungstag, denn es ist harntreibend und enthält reichlich Wasser und Kalium, aber nur wenig Natrium. Am besten Sie bereiten daraus eine dünne Suppe zu.

Kürbiskerne wirken entzündungshemmend und haben einen hormonbremsenden Einfluss auf die Vorsteherdrüse des Mannes (Prostata). Zudem normalisieren und kräftigen die Samen die Funktion und Muskulatur von Blase und Prostata. Deshalb werden sie nicht nur bei gutartiger Prostatavergrößerung medizinisch verordnet, sondern ebenso bei Reizblase und Blasenschwäche. Kürbissamen sind bestens verträglich und eignen sich gut zur

Langzeitanwendung. Nebenwirkungen oder Gegenanzeigen sind keine bekannt. Bei Prostatavergrößerung täglich 10 g Kürbissamen vom Steirischen Ölkürbis (*Cucurbita pepo* var. *styriaca*) kauen. Zur Vorbeugung essen Sie 3–5 g Kerne pro Tag. Man bekommt die schalenlosen Samen in der Apotheke oder im Reformhaus.

Kürbiskernöl ist das „grüne Gold" der Steiermark. Es erinnert in seiner Farbe ein wenig an Schmieröl und macht leider auch entsprechende Flecken. Es ist teuer, lichtempfindlich, nur begrenzt haltbar und zum Kochen und Braten ungeeignet. Doch es ist mit seinem ausgeprägten Nussaroma wohlschmeckend, leicht verdaulich und mit seinem hohen Anteil an einfach und mehrfach ungesättigten Fettsäuren biologisch hochwertig und gesundheitlich sehr wertvoll, inklusive einem günstigen Einfluss bei einer vergrößerten Prostata. Medizin heißt Genuss: einfach Salate mit dem Öl anmachen und Speisen verfeinern.

Nur der Steirische Ölkürbis hat nicht verholzte Samen – man kann sie pur knabbern. Das fade Fruchtfleisch ist hier Nebensache.

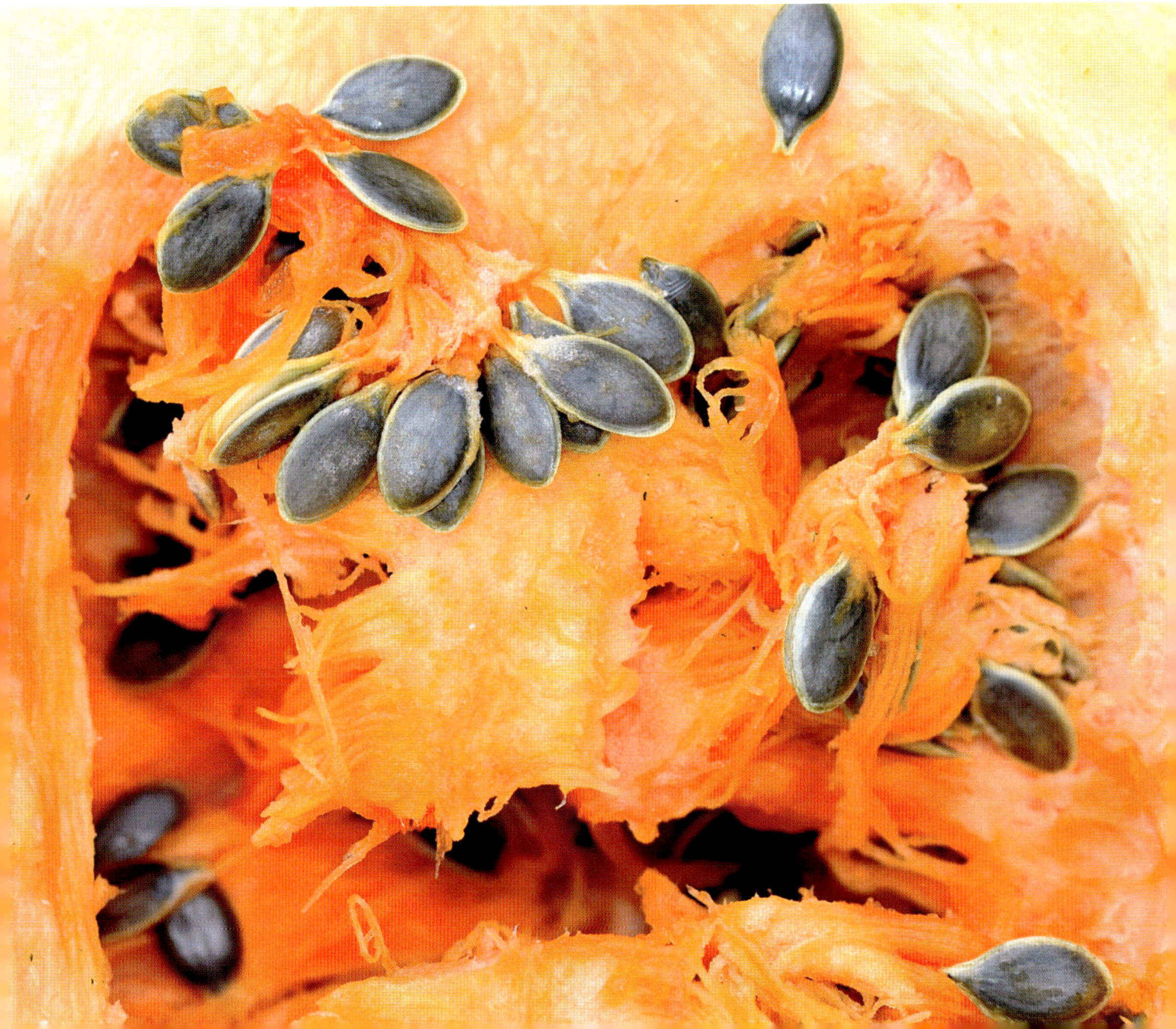

Lein

Linum usitatissimum

Kleiner Samen, große Wirkung

- gegen Verstopfung
- lindert Magenschleimhautentzündung
- hochwertiges Leinöl

Wenn Sie Leinsamen auf ein Stückchen freie Erde streuen und sie gut feucht halten, können Sie 2 Monate später Ihr „blaues Wunder" erleben.

Der schöne Lein gedeiht weltweit. Er bezaubert im Sommer, wenn sich am Ende seiner langen aufrechten Stängel die himmelblauen Blüten entfalten. Beim Lein sind es jedoch die Früchte, die medizinisch genutzt werden. Es sind goldbraune, erbsengroße, kugelige Kapseln mit bis zu zehn Samen – die berühmten Leinsamen. Selber sammeln kommt kaum infrage, kaufen Sie sie im Naturkostladen oder Reformhaus.

So wirken Leinsamen: Wogegen und wie Leinsamen wirken, hängt davon ab, wie man sie zubereitet! Bei Stuhlträgheit müssen Sie die Samen mit reichlich Wasser zusammen einnehmen: pro EL Leinsamen 150 ml Wasser! Die Samen binden die Flüssigkeit im Darm, was sie aufquellen lässt. Dadurch entsteht ein Dehnungsreiz, der die Darmtätigkeit anregt. Weil Leinsamen Wasser, darmreizende Stoffe und Bakteriengifte binden, pflegen sie zugleich die Schleimhaut des Verdauungskanals.

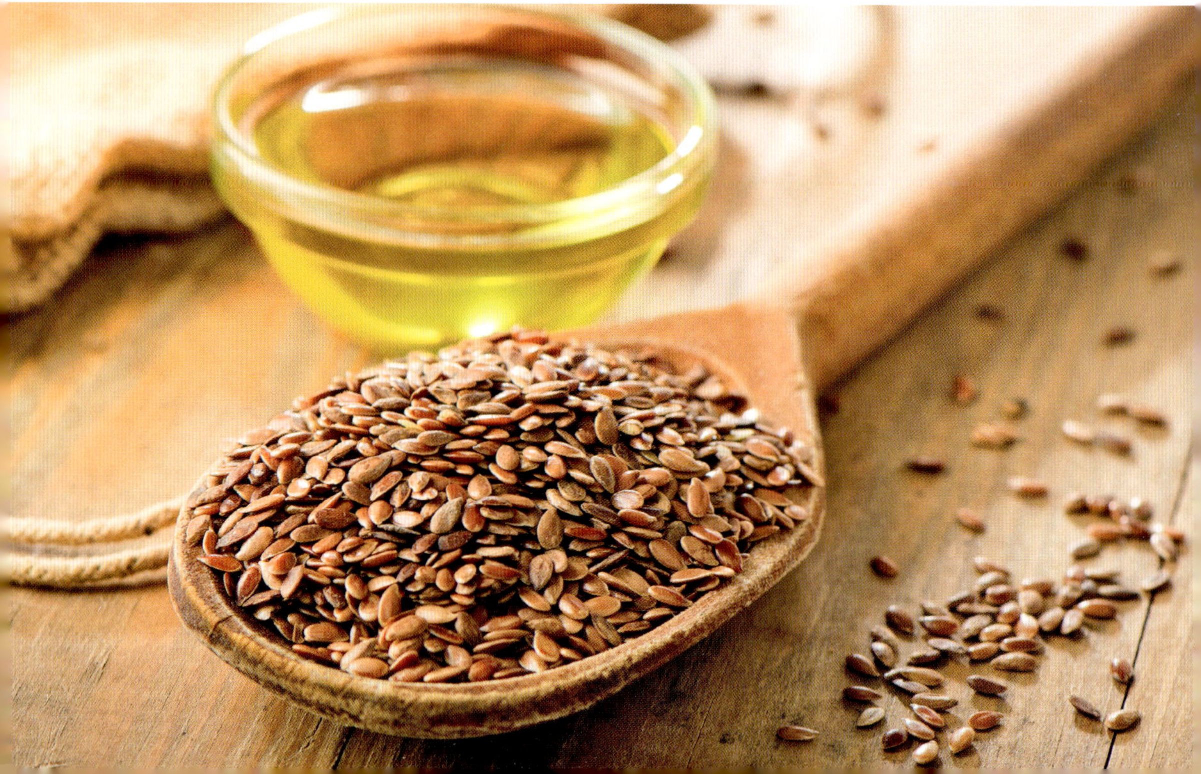

⊕ Bitte beachten: Nehmen Sie Leinsamen gegen Verstopfung immer mit genügend Flüssigkeit ein! Nicht bei Darmtumoren oder Darmverschluss einsetzen.

Bei Sodbrennen oder entzündeter Magenschleimhaut lindert ein schleimhaltiger Leinsamentee die Beschwerden, er wirkt wie ein Säurepuffer. Äußerlich angewendet hilft eine Leinsamenauflage bei Nasennebenhöhlenentzündung.

Das hochwertige Leinöl enthält eine ideale Kombination aus ungesättigten Fettsäuren, Omega-3-Fettsäuren und wertvollen Linol- und Linolensäuren. Es wird schnell ranzig. Deshalb innerhalb von 6 Wochen aufbrauchen. Das Öl schmeckt und ist gesund, lindert äußerlich aufgetragen aber auch Verbrennungen, Ekzeme und Milchschorf. Bei Schuppenflechte mehrmals täglich die Haut mit reinem Leinöl einreiben, zusätzlich Leinöl essen.

LEINSAMENTEE

2–3 EL Leinsamen mit 100 ml kaltem Wasser übergießen. 1 Stunde ziehen lassen, abgießen. Das löst die Pflanzenschleime heraus, die sich jetzt wie ein schützender Film über trockene und entzündete Haut legen und den Heilungsprozess beschleunigen. Bei Sodbrennen oder Entzündung der Magen-Darm-Schleimhaut den Tee schluckweise trinken. Bei Reizhusten, Heiserkeit, trockenem Hals oder Mundschleimhautentzündung mit ihm spülen oder gurgeln. Diesen Tee immer sofort verwenden, nicht aufheben: Pflanzenschleime binden häufig krankmachende Keime an sich.

KÜKALEIWA

Dieser Gemüsetrank erhielt seinen Namen aufgrund seiner Zutaten: Kümmel, Kartoffeln, Leinsamen und Wasser. Der basenüberschüssige Trank neutralisiert die Säure bei Sodbrennen. 500 g rohe, geschälte Kartoffeln mit je 1–2 EL Kümmel- und Leinsamen in 1 l Wasser 20 Min. kochen. Das „Kochwasser" über den Tag verteilt warm trinken: Morgens 30 Min. vor dem Frühstück und als letztes Getränk abends, den Rest tagsüber. Im Kühlschrank aufbewahren, die entsprechende Menge jeweils vor dem Trinken anwärmen. 4–6 Wochen lang trinken.

NEBENHÖHLENENTZÜNDUNGS-AUFLAGE

Leinsamenauflagen sind gute Wärmespeicher und regen die Durchblutung der entzündeten Region an. Sie fördern bei verstopfter Nase und Nasennebenhöhlenentzündung den Abfluss des Nasensekrets und mindern somit auch den typischen drückenden Schmerz.

¾ Tasse Leinsamen mit 1 Tasse kochendem Wasser überbrühen und kurz köcheln, bis sich der Brei zäh und dick vom Löffel löst. Je 1 EL Brei in ein Papiertaschentuch füllen – am besten gleich mehrere Päckchen zubereiten und zwischen zwei Wärmflaschen warm halten. Jeweils zwei Päckchen auf Stirn- und/oder Kieferhöhlen legen; nach 5 Min. die nächsten Packungen auflegen. 45 Min. nachruhen.

Löwenzahn

Taraxacum officinale

Meister im Heilen

Seit dem 11. Jahrhundert wird Löwenzahn in Schriften arabischer Ärzte als Heilkraut empfohlen. In China nennt man ihn aufgrund seiner umfassenden Heilkraft „Ginseng des Westens".

Löwenzahn verankert sich mit seiner kräftigen Pfahlwurzel, aus der er die Rosette mit den gezähnten Blättern treibt. Der milchsafthaltige Stängel trägt die Blütenkörbchen und taucht die Wiesen im April in Goldgelb. Kurze Zeit später verwandelt sich die sonnige Pracht: Es erscheinen runde, silberfarbene Fruchtstände mit strahligen Fallschirmchen, die eine bis 10 km lange Reise auf sich nehmen und eine neue Heimat suchen.

- gut für Leber und Galle
- regt die Nieren an
- feines Wildgemüse

So wirkt Löwenzahn: Löwenzahn ist ein Meister im Heilen. Der Leber hilft er, besser zu arbeiten. Die Galle lässt er regelmäßig fließen, er regt die Nieren und die Verdauung an. Löwenzahn ist das ersehnte Frühlingskraut für die Frühjahrskur, das rheumatische Schmerzen, Hautleiden und Müdigkeit lindert.

Seine Bitterstoffe machen einen Großteil der Wirkung aus: Sie regen die Produktion von Galle in der Leber an, fördern den Galleabfluss aus der Leber, helfen Fette verdauen und entgiften. Die kaliumreichen Blätter sind für die harntreibende Wirkung verantwortlich und unterstützen die Ausscheidung von Giften. Essen Sie deshalb Löwenzahnblätter bei Entzündungen der Harnwege und bei Nierengrieß. Nicht zuletzt verzögert Löwenzahn auch das Fortschreiten einer Arthroseerkrankung.

ERNTEWISSEN

Ernten Sie Löwenzahn von Ende März bis in den Sommer hinein – die Blätter für Tee oder Salat, die Knospen für puren Genuss und Blütenblätter für Salat, Gemüse, Desserts oder fürs Butterbrot. Löwenzahnwurzeln enthalten im Frühjahr die meisten Bitterstoffe, deshalb sollten Sie sie für den medizinischen Einsatz in dieser Zeit ernten. Verwenden Sie sie als Tee, frisch geraffelt in Salaten, getrocknet und gemahlen als Wurzelsalz. Im Herbst enthält die Wurzel mehr Inulin, dann ist sie als Diabetikergemüse gut: frisch und in Scheiben geschnitten aufs Butterbrot, gekocht wie Schwarzwurzeln als leckeres Gemüse oder wie zu Kriegszeiten als „Muckefuck"-Kaffee: die Herbstwurzeln in kleinen Stückchen trocknen, 20 Min. bei 180 °C rösten, dann mahlen und aufbrühen.

⊕ Bitte beachten: Aufgrund der Bitterstoffe sind Magenbeschwerden möglich. Essen Sie Löwenzahn nicht abends, er wirkt harntreibend. Nicht bei Verschluss oder Entzündungen der Gallenwege anwenden. In seltenen Fällen ruft der Milchsaft eine Kontaktallergie hervor.

LÖWENZAHNTEE

1–2 TL Löwenzahnblätter und -wurzeln mit 1 Tasse kaltem Wasser übergießen, kurz aufkochen, nach 10 Min. abgießen. Kurmäßig 4–6 Wochen lang 2–3 Tassen täglich trinken. Zur Durchspülung der Harnwege bevorzugt die Blätter, zur Unterstützung der Leberfunktion mehr Wurzeln verwenden.

FRÜHJAHRSKUR MIT LÖWENZAHN

Wenn nur alle Kuren so einfach und so angenehm wären wie diese! Genießen Sie 4–6 Wochen lang täglich Löwenzahn in jeglicher Form: am besten abwechselnd als Tee, Salat, Blatt- und Knospengemüse, Frischsaft oder Wurzelsalz.

ARTHROSETEE

Je 25 g Birken-, Brennnessel- und Löwenzahnblätter und Weidenrinde mischen. 1 TL mit kochendem Wasser überbrühen, nach 10 Min. abgießen. 4–6 Wochen lang dreimal täglich 1 Tasse trinken.

LÖWENZAHN-MAGENBITTER

In einem 1-l-Gefäß 2 Handvoll Löwenzahnblüten, je 5 Pfefferminz- und Schafgarbenblätter, 1 TL frisch zerstoßenen Fenchelsamen, 1 Stängel Melisse, 5 dünne Ingwerscheiben und 50 ml flüssigen Honig mit 1 l Wodka übergießen, regelmäßig schütteln und nach 2 Wochen abgießen. Gut als Aperitif oder Digestif bei Blähungen, Völlegefühl und Verdauungsstörungen.

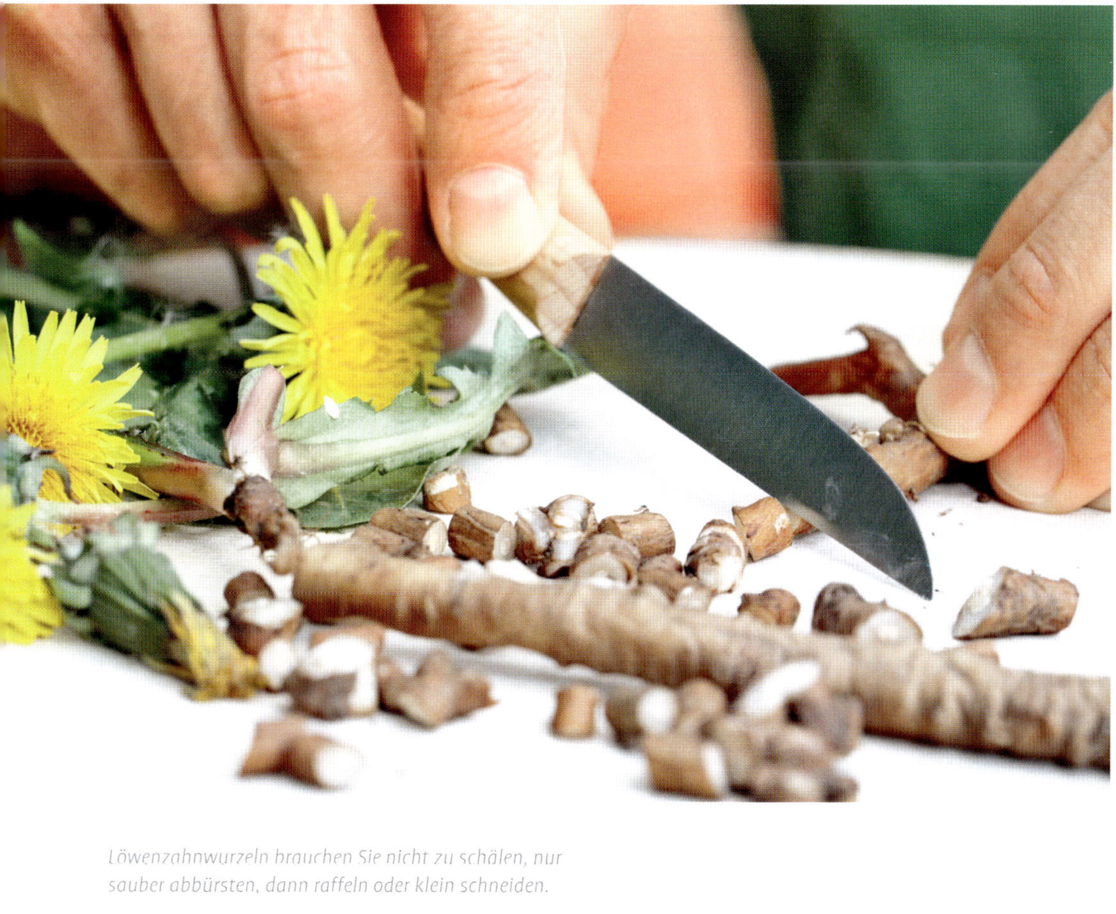

Löwenzahnwurzeln brauchen Sie nicht zu schälen, nur sauber abbürsten, dann raffeln oder klein schneiden.

Meerrettich

Armoracia rusticana

Der Scharfmacher vertreibt Keime

- pflanzliches Breitband-Antibiotikum
- gegen Blasenentzündung
- vertreibt Husten und Schnupfen

ERNTEWISSEN

Sobald das Laub einzieht, ist Wurzel-Erntezeit: von Oktober bis Februar. Dann ist der Gehalt an Senfölen und Vitamin C am höchsten. Am besten Sie schlagen die Wurzeln im frostfreien dunklen Keller in Sand oder Erde ein, dann haben Sie sie jederzeit parat.

Wussten Sie, dass in Milch eingelegter Meerrettich eine schöne glatte Haut bewirken soll und dass ein Stückchen getrocknete Wurzel in der Geldbörse angeblich dafür sorgt, dass diese das ganze Jahr über nicht leer wird?

Meerrettich ist mit Radieschen und Rüben verwandt. Weil er der schärfste Vertreter seiner Kreuzblütlerfamilie ist, nennt man ihn auch Scharf- oder Beißwurzel. Meerrettich erobert die Hausgärten im Sturm – einmal angepflanzt, werden Sie seiner kaum mehr Herr. Gut also, genügend Rezepte parat zu haben! Übrigens: Auch die Blätter und die kleinen weißen Blütchen sind essbar.

Meerrettich war schon bei den Seefahrern zur Vorbeugung von Skorbut, der Vitamin-C-Mangelerkrankung, begehrt. 1719 beschrieb Valentini die Qualitäten einer guten Wurzel: „Am meisten wird der Meerrettich in den Küchen gebraucht. Er muss in die Zunge beißen; wenn er das nicht tut, ist er nicht gut." Recht hatte er damit!

So wirkt Meerrettich: Als scharfes Gewürz regt frischer Meerrettich die Verdauung und den Appetit an. Seine besondere Wirkung entfaltet sich durch seine intensiv keimwidrigen Senföle, die im Dünndarm aufgenommen und über Lunge und Nieren ausgeschieden werden. Dort entfalten sie über Stunden hinweg ihre Wirksamkeit. Meerrettich gilt als „Penicillin aus der Küche", denn er wirkt gegen Viren, Bakterien und Pilze! Deshalb wird er als pflanzliches Antibiotikum bei Harnwegsinfektionen und Infektionen der Atemwege (Bronchitis mit verschleimtem Husten, Mandelentzündung, Nasennebenhöhlenentzündung oder grippale Infekte) eingesetzt. Im Gegensatz zu synthetischen Antibiotika unterstützt er zusätzlich das Immunsystem! Weil die Senföle bereits im oberen Darmabschnitt ins Blut gelangen, greifen sie im Gegensatz zu den klassischen Antibiotika die „guten" Darmbakterien nicht an und stören die gesunde Darmflora nicht. Weil sie jedoch die Schleimhäute reizen, setzen Sie bitte für eine längerfristige Therapie Fertigpräparate (häufig in der Kombination mit Kapuzinerkresse angeboten) aus der Apotheke ein.

⊕ Bitte beachten: Bitte wenden Sie Meerrettich medizinisch nicht länger als 4–6 Wochen an, die Senföle reizen die Schleimhäute. Kindern unter 4 Jahren keinen Meerrettich verabreichen.

RACHENPUTZER

Ein Stückchen Wurzel (etwa 3 EL) raspeln. 5–6 EL flüssigen Honig, 1 EL Zitronensaft und 1 EL klein geschnittene Ingwerwurzel zugeben. Diesen Ansatz über Nacht ziehen lassen, danach den Sud durch ein feines Tuch gießen. Dreimal täglich ½ bis 1 TL davon eingenommen, vertreibt Erkältungsviren mit Macht! Eventuelle Reste dürfen Sie in der Küche verwenden; der Ansatz hält sich etwa 2 Monate.

MEERRETTICHBUTTER

120 g schaumig gerührte Butter mit 2 EL frisch geriebenem Meerrettich sowie etwas Zitronensaft und Salz vermengen. Mit dieser „Erkältungsbutter" brauchen Sie nicht zu warten, bis die Nase tropft und der Hals kratzt. Genießen Sie sie jederzeit zu Gegrilltem oder Gemüse.

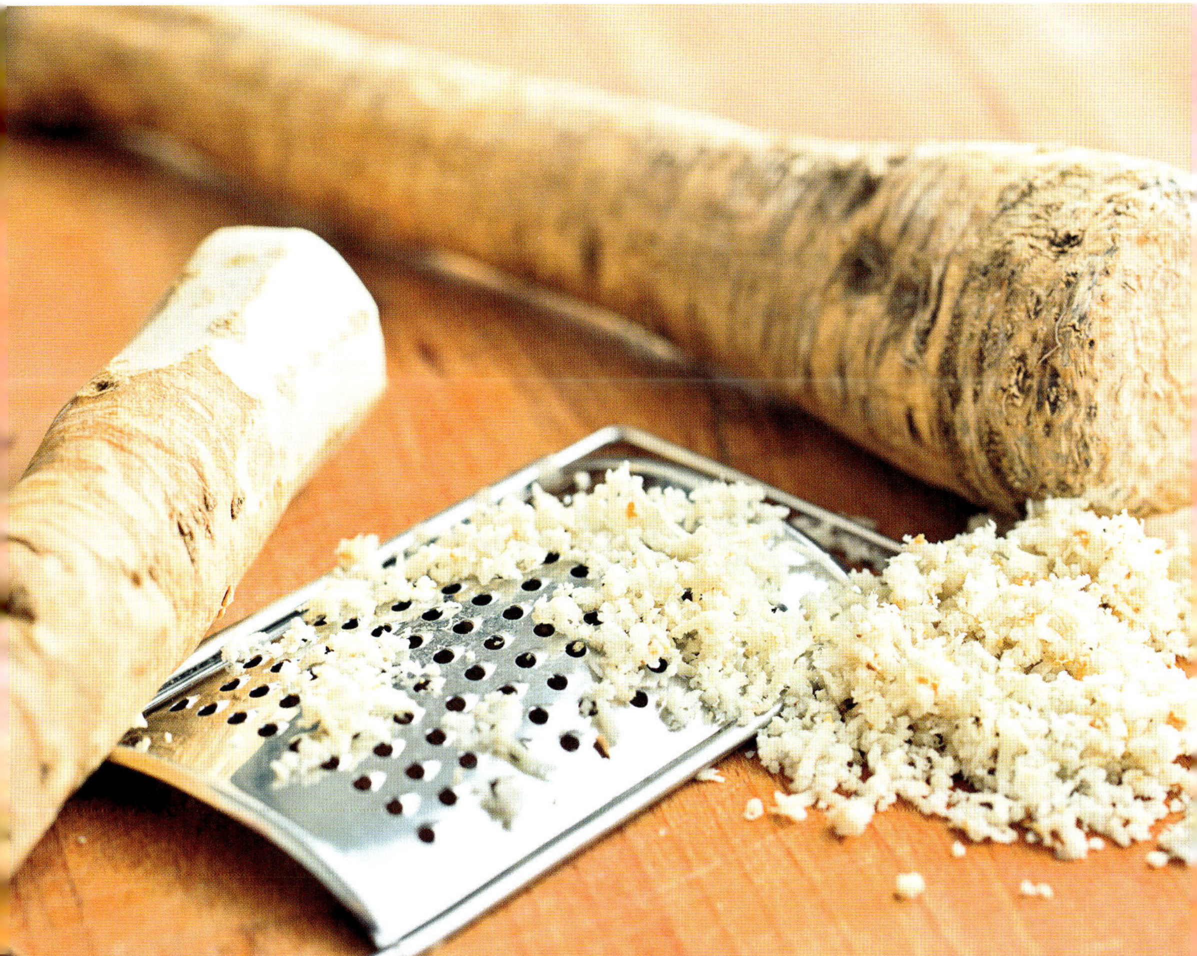

Meerrettich sauber bürsten oder dünn schälen, dann reiben. Vorsicht: Die Schärfe lässt Tränen fließen.

Melisse

Melissa officinalis

Die Seelentrösterin

Im 16. Jahrhundert nannte man die Melisse „Geistesbeschleuniger“. Das ist es doch, was wir suchen: den vielen Anforderungen, die das Leben an uns stellt, nachzukommen. Nicht hektisch und außer Atem, sondern in Ruhe, mit Kraft und Freude. Forscher konnten nachweisen, dass die Einnahme von Melisse die Gehirnleistung verbessert und das Gedächtnis unterstützt.

Die Melisse, auch Zitronenmelisse genannt, aus der Familie der Lippenblütler kann uns durchs Leben begleiten, denn „in der Ruhe liegt die Kraft“. Sie beruhigt das Herz und entspannt.

Ihren Einzug in die Herzen vor allem der Damenwelt hielt die Pflanze, seit 1611 die Karmeliterinnen den „Klosterfrau Melissengeist“ einführten. Ob Kreislaufstörung, Herzbeschwerden, Erschöpfung oder Liebeskummer, die Melisse sollte es richten. Bis heute erfreuen sich solche Rezepturen größter Beliebtheit.

- beruhigt Nerven, Herz und Magen
- Nervenkraut, Frauenwohl und Herztrost
- bei Lippenherpes

So wirkt Melisse: Die aufheiternde Melisse ist die richtige Heilpflanze für die heutige Zeit. Sie entspannt, lindert Stress und stärkt das nervöse Herz. Sie hilft bei Menstruationskrämpfen, stressbedingten Kopfschmerzen, depressiven Verstimmungen und nervösem Magen und lässt Blähungen und Magenkrämpfe erst gar nicht entstehen. Ihre hochwirksamen beruhigenden und krampfstillenden ätherischen Öle machen die Anwendungsmöglichkeiten so vielfältig: Sie schirmen von allzu vielen Außenreizen ab, bringen zur Ruhe und schenken angenehmen Schlaf. Sie wirken innerlich eingenommen oder über die Nase und die Haut. So können Sie ihre Heilkräfte über ein warmes Melissen(fuß)bad erfahren, über Kräuterkissen, Massagen, Auflagen oder Inhalationen.

Melisse wirkt, äußerlich angewendet, antibakteriell und virenhemmend, kann Hautunreinheiten beseitigen und ist als Dampfbad wirksam gegen fettige Haut. In den letzten Jahrzehnten wurde die Hemmwirkung von Melissenblättern gegen das Virus, das Lippenherpes auslöst, entdeckt. Die sehr guten Ergebnisse bei der Abheilungsquote und die gute Verträglichkeit führten zur Entwicklung einer speziellen Melissensalbe. Oder Sie tragen den Pflanzenfrischsaft direkt auf die betroffene Stelle auf.

ERNTEWISSEN

Kurz bevor die Pflanze blüht, schneiden Sie die Melissenstängel an trockenen Tagen um die Mittagszeit handbreit über dem Boden ab und streifen die Blätter direkt danach behutsam vom Stängel, ohne sie zu zerdrücken. Auf einem Tuch zum Trocknen ausbreiten und dann als ganze Blätter gut verschlossen in einem dunklen Glasgefäß aufbewahren. So behält die Pflanze das volle Aroma, das heißt die volle Wirkkraft.

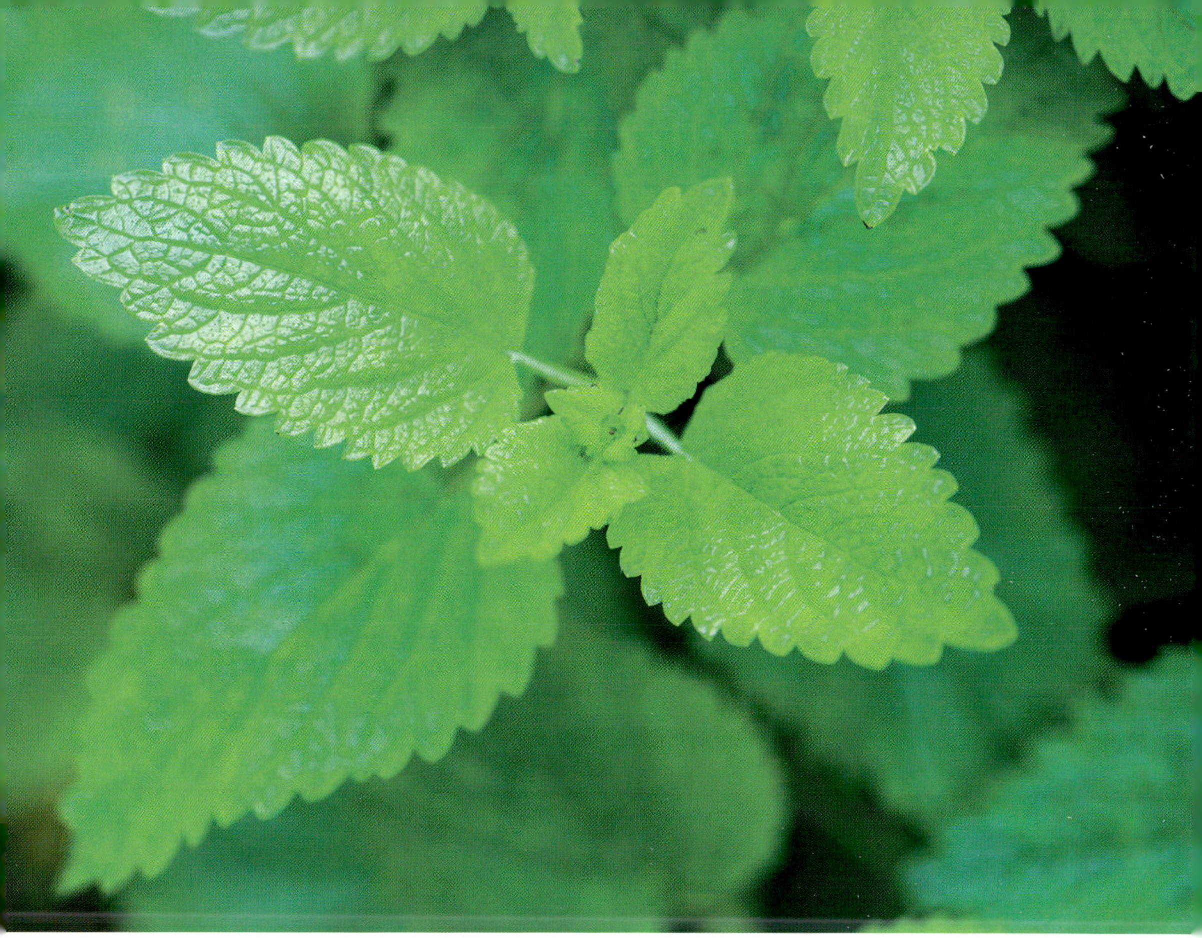

„Herztrost" nannte Hildegard von Bingen die Melisse und hatte recht: Sie lindert nervöse Herzbeschwerden.

BERUHIGENDER MELISSENTEE

1–2 TL Melissenblätter mit 1 Tasse heißem Wasser übergießen, bedeckt 7 Min. ziehen lassen und abgießen. Die mit ätherischen Ölen angereicherten Kondenstropfen am Deckel in den Tee abstreifen.

TEE BEI NERVÖSEM KRAMPFMAGEN

Je 25 g Melissen- und Pfefferminzblätter, Fenchelsamen und Gänsefingerkraut. Bei Bedarf 1–2 TL pro Tasse mit heißem Wasser übergießen, Ziehzeit: 10 Min.

HERZTROST-TEE

Je 30 g Melissen- und Weißdornblätter sowie Herzgespannkraut und 10 g Rosenblütenblätter. 1–2 TL mit 1 Tasse heißem Wasser übergießen, 7 Min. ziehen lassen. Dreimal täglich 1 Tasse, 3–5 Wochen lang.

FRISCHSAFT BEI LIPPENHERPES

2–3 frische Melissenblätter zwischen den Fingern zerreiben und den austretenden Pflanzensaft mehrmals täglich behutsam direkt auf die beginnenden Herpesbläschen auftupfen. Den Saft bitte nicht einreiben, wirklich nur auftupfen, und anschließend die Hände waschen! Wenn Sie bereits bei den ersten Anzeichen mit der Behandlung beginnen, kann sich das Virus gar nicht erst ausbreiten.

Mutterkraut

Tanacetum parthenium

Die Migränevertreiberin

Die Blüten des Mutterkrauts sehen aus wie Kamillenblüten, die Blätter ähneln Asternblättern und der Geruch jenem von Rainfarn, aber in der Wirkung ist die Pflanze arteigen und einmalig gut.

Die Pflanze gehört zur Korbblütlerfamilie und stammt ursprünglich aus dem Orient. Inzwischen ist sie in ganz Europa zu finden, im Garten oder auch verwildert. Mutterkraut gedeiht gut ohne Pflege und kann sich stark vermehren. Nur manchmal verschwindet es plötzlich auf unerklärliche Weise aus dem Beet.

Mutterkraut wurde bereits in der Antike bei Menstruationsbeschwerden und zur Geburtserleichterung eingesetzt. Im 8. Jahrhundert ordnete Karl der Große an, die Pflanze in allen Gärten anzupflanzen. Die Menschen sollten sie bei Arthritis, rheumatischen Erkrankungen und vor allem gegen Kopfschmerz und Migräne jederzeit parat haben. 1772 schrieb der Engländer John Hill in seinem Buch „The family herbal": „Beim schlimmsten Kopfschmerz übersteigt dieses Kraut alles, was man sonst kennt ..."

- lindert Migräne und Kopfweh
- menstruationsfördernd
- nicht in der Schwangerschaft anwenden!

ERNTEWISSEN

Zur medizinischen Verwendung das blühende Kraut von Juni bis September ernten. Sie können es frisch verwenden oder behutsam trocknen. Legen Sie es in einer dünnen Schicht auf feine Tücher in den Schatten, damit möglichst wenig der ätherischen Öle verdunstet. Anschließend gut verschlossen aufbewahren.

So wirkt Mutterkraut: In klinischen Untersuchungen konnte nachgewiesen werden, dass sich nach viermonatiger Behandlung mit Mutterkraut (Seite 40) die Anzahl und Intensität von Migräneanfällen maßgeblich verminderten. Genauso nahmen die damit verbundenen Begleiterscheinungen wie Schwindel, Übelkeit und Erbrechen ab. Mutterkraut vermindert die Freisetzung von Serotonin und Histamin (Botenstoffe, die Auslöser von Migräne sein können). Das wirkt sich entzündungshemmend aus und vermindert Häufigkeit und Schwere der Migräneanfälle. Übrigens: Mutterkraut hat sich besonders zur vorbeugenden Einnahme bewährt bei vor allem hormonell bedingter Migräne und bei Kopfschmerzen.

Mutterkraut setzt man auch begleitend bei rheumatischen Erkrankungen und Fieber ein – nicht umsonst wird es im Englischen „Fewer-fews" genannt. Außerdem unterstützt die krampflösende, bittere Pflanze die Verdauung, kräftigt den Organismus und lindert Menstruationskrämpfe.

Bitte beachten: Selten kommt es bei der Anwendung von Mutterkraut zu Mundschleimhautentzündungen und Verdauungsstörungen. Das Kraut bitte nicht einsetzen bei Korbblütlerallergie und Schwangerschaft.

MUTTERKRAUT-TEE

1 TL getrocknetes oder 2 TL frisches Kraut mit 1 Tasse heißem, nicht mehr kochendem Wasser übergießen und bei geschlossenem Deckel 5 Min. ziehen lassen. Zur Vorbeugung bei Migräne 3 – 6 Wochen lang dreimal täglich 1 Tasse trinken, gerne mit Honig gesüßt. Oder einmalig bei Beginn einer Migräne oder starken Kopfschmerzen ¼ bis ½ l trinken. Bewährt hat sich die Teekur auch bei schmerzhafter Menstruation.

Um Migräne vorzubeugen, können Sie 4 Wochen lang täglich 2 Mutterkrautblätter pur oder in Honig zerstampft auf einem Stück Butterbrot essen.

KOPFWEHTEE

Je 25 g Mutterkraut, Mädesüßblüten, Pfefferminz- und Melissenblätter. 1 TL mit 1 Tasse heißem Wasser überbrühen, 7 Min. ziehen lassen. Bei Bedarf oder kurweise 4 Wochen lang dreimal 1 Tasse trinken.

HONIGMEDIZIN

Das getrocknete Mutterkraut pulverisieren und bei Kopfschmerzen einnehmen: dreimal täglich ½ TL des Krauts mit 1 TL Honig vermengt.

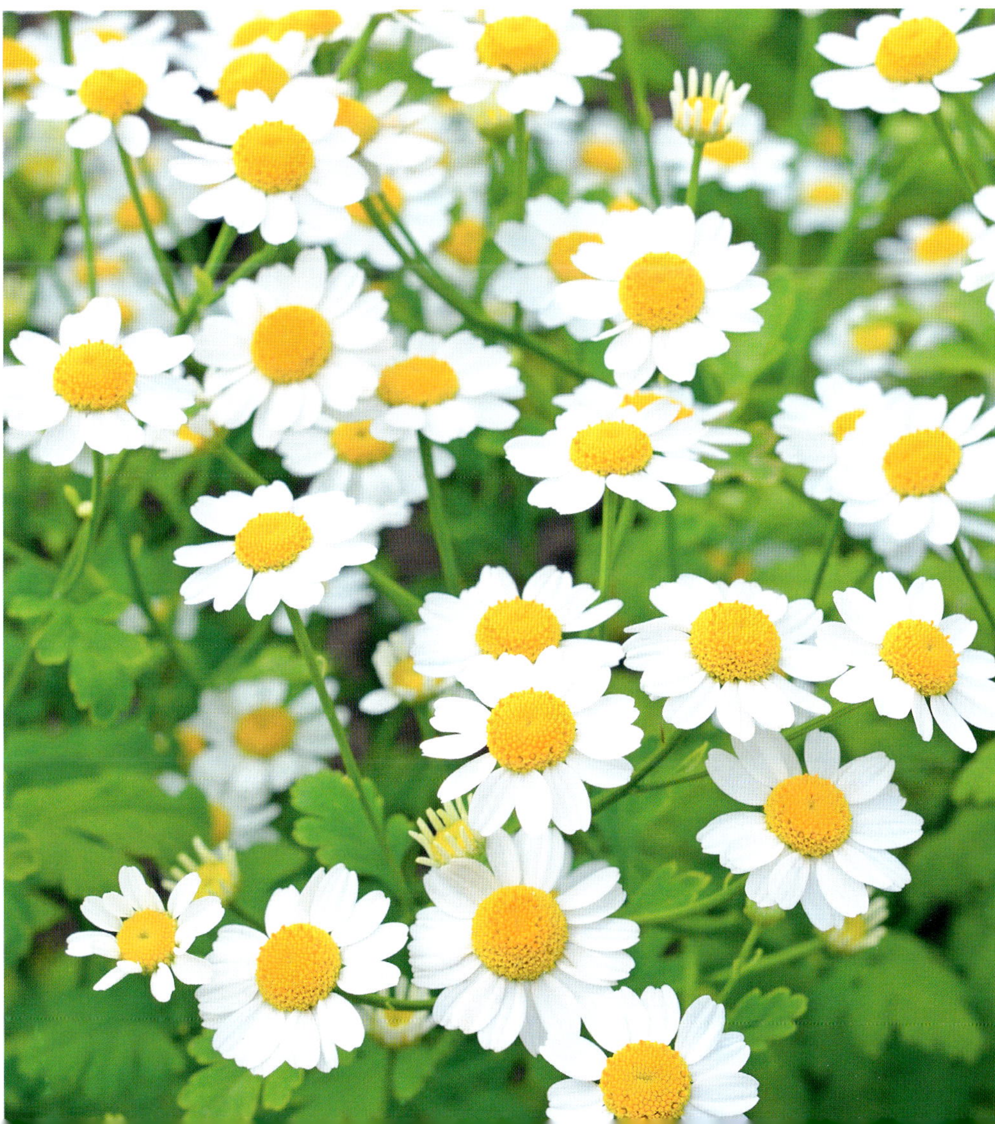

Pfefferminze

Mentha × piperita

Schmerz- und Krampf-Linderin

- stoppt Kopfweh
- fördert die Verdauung
- lindert Übelkeit

ERNTEWISSEN

Bei Blühbeginn ab Juni das Kraut um die Mittagszeit handbreit über dem Boden abschneiden. Sogleich die Blätter vom Stängel abzupfen und zum Trocknen ausbreiten. Anschließend dunkel und aromageschützt als ganze Blätter aufbewahren.

Die vielen Minzearten sind alles Lippenblütler. Die heilwirksame „Echte" Pfefferminze ist wahrscheinlich eine spontane Kreuzung zwischen Wasser-Minze und Krauser Minze.

So wirkt Pfefferminze: Pfefferminzblätter lösen Krämpfe an der glatten Muskulatur des Verdauungstraktes, lindern Blähungen und krampfartige Magen-Gallen-Beschwerden. Außerdem fördern sie die Sekretion der Verdauungssäfte – besonders die reichliche Produktion an Gallensaft – und helfen damit, dass selbst schwer verdauliche Speisen nicht wie ein Stein im Magen liegen. Zugleich

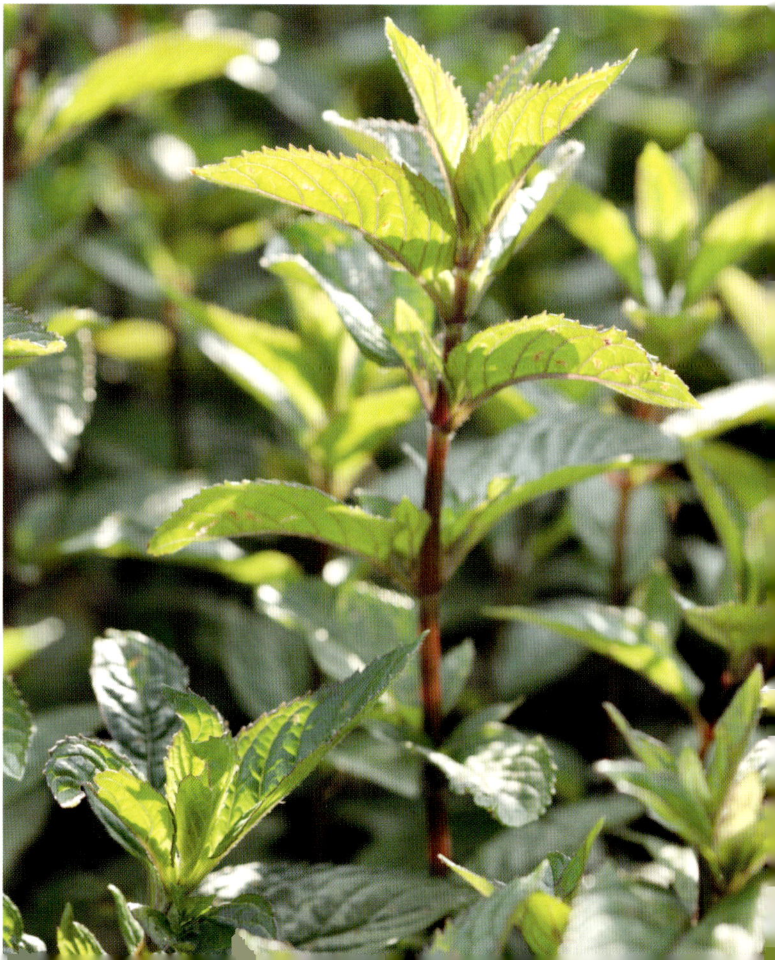

Pfefferminze, einmal eingesetzt in humose Erde, wächst wunderbar im Garten und auch im Kübel auf dem Balkon – so ist sie viele Monate im Jahr frisch parat.

hemmen sie Gärungsvorgänge im Verdauungskanal. Weil die Pfefferminze auch Reiseübelkeit und Schwangerschaftserbrechen, Übelkeit und Brechreiz lindert und antiseptisch wirkt, ist sie eines der besten Mittel bei verdorbenem Magen. In der Volksheilkunde reicht man doppelt starken Pfefferminztee bei Schluckauf und Kopfschmerzen.

Pfefferminztee aber bitte nicht ständig trinken, denn Menthol, der wichtigste Anteil im ätherischen Öl, stimuliert die Bildung von Magensäure und kann auf Dauer zu Magenschmerzen führen. Wer gerne viel Minztee trinkt, wählt die Krause Minze, bekannt aus Urlaubsländern: Sie ist weniger scharf und enthält anstelle von Menthol den Wirkstoff Carvon.

Auch das ätherische Pfefferminzöl besitzt verdauungsfördernde Eigenschaften und wird in Form dünndarmlöslicher Kapseln (nur als Fertigpräparat therapeutisch verordnet, keinesfalls pur einnehmen!) zur Behandlung des Reizdarms eingesetzt. Reizdarm äußert sich in Bauchschmerzen, Unwohlsein, Blähungen und Verdauungsstörungen und ist vermutlich auf eine gestörte Empfindlichkeit und Beweglichkeit des Darmtraktes zurückzuführen. Zubereitungen aus dem ätherischen Öl finden auch Verwendung in der Sporttherapie als schmerzlinderndes Alkohol-Menthol-Spray, bei Hustenbonbons, Zahnpasta, Mundwasser, Deospray oder zur besseren Verdauung als Pfefferminzlikör. Bewährt hat sich der Einsatz des mentholreichen ätherischen Pfefferminzöls bei Spannungskopfschmerzen. Menthol übt auf die Haut einen Kältereiz aus und wirkt schmerzlindernd, auch bei Muskel- und Nervenschmerzen.

FRISCHPFLANZENSAFT

Ein frisches Pfefferminzblatt zerreiben und den Blattsaft auf die Haut tupfen: Das wirkt schmerzstillend, kühlend und abschwellend bei Insektenstichen, Brennnesselquaddeln oder als Erste Hilfe bei Kopfschmerzen.

TEE GEGEN REISEÜBELKEIT

Je 1 TL Pfefferminzblätter, Ingwerwurzeln, Rosmarin- und Melissenblätter mit 1 l heißem Wasser übergießen, 7 Min. ziehen lassen, abgießen und in eine Thermosflasche füllen. Vor Fahrtantritt 1–2 Tassen trinken, den Rest während der Fahrt.

BAUCHKRAMPFTEE

1–2 TL Pfefferminzblätter mit 1 Tasse heißem, nicht mehr kochendem Wasser übergießen und 10 Min. bedeckt ziehen lassen. Bei Bedarf zwei- bis dreimal täglich 1 Tasse trinken. Diesen Tee können Sie auch bei Schnupfen inhalieren oder für Wadenwickel verwenden.

REIZDARMTEE

50 g Pfefferminzblätter mit je 10 g Kamillenblüten, Melissenblättern, Fenchelsamen, Schafgarbenkraut und Süßholzwurzeln mischen. 1 TL der Mischung anmörsern und mit Zimt und Ingwer aromatisieren, mit 1 Tasse heißem Wasser übergießen. 10 Min. ziehen lassen. 6 Wochen lang dreimal täglich 1 Tasse trinken.

Ringelblume

Calendula officinalis

Die Hauttrösterin

- heilt Wunden jeglicher Art
- Hautpflege für alle
- gegen Bakterien, Viren und Pilze

Die Ringelblume oder Calendula ist eine der bekanntesten Kulturpflanzen. Sie liebt die Wärme, ist dennoch wenig kälteempfindlich, braucht keine Pflege und ist eine Zierde für jeden Garten.

Calendula versamt sich reichlich und bringt jedes Jahr gelb-orangefarbene, sonnengleiche Korbblüten hervor. Sie blüht umso üppiger, je häufiger Sie sie ernten. Wie gut, dass man die Blütenblätter der Ringelblume auch essen kann! Sie schmecken mild und passen gut zu herzhaften Gerichten und Desserts.

So wirkt Ringelblume: Ihre Eigenschaft, Wunden schnell und komplikationslos abheilen zu lassen, macht sie zu einer der bekanntesten Wundheilpflanzen. Sie wird ausnahmslos gut vertragen und eignet sich deshalb besonders gut für die Selbstmedikation. Ringelblume ist meine Lieblingspflanze, weil sie so gut heilt, zauberhaft aussieht, zum Färben und zum Essen gut ist – und für die Liebe. Sie gehört in den Hochzeitsstrauß als Symbol der sich verströmenden Liebe.

Wann immer die Haut entzündlich und trocken ist, wirkt Ringelblume ohne Nebenwirkungen und zuverlässig. Sie wirkt entzündungshemmend, fördert die Wundheilung und sorgt für einen raschen Wundverschluss, indem sie die Gefäßneubildung im Wundgebiet anregt. Sie unterstützt den Abfluss von Lymphe und wirkt Flüssigkeitsansammlungen im Gewebe entgegen. Mit ihren Farbstoffen macht sie die Haut geschmeidig, weich, elastisch

ERNTEWISSEN

Ernten Sie die voll erblühten Blütenköpfchen von Juni bis Oktober an sonnigen Tagen zwischen 11 und 12 Uhr und lassen Sie die Blüten im Schatten gut durchtrocknen. Das dauert, weil die Blüten Pflanzenschleime enthalten und daher zum Schimmeln neigen. Bewahren Sie die vollkommen trockenen Blüten licht- und aromageschützt auf; dann bleiben sie farbkräftig – das bedeutet zugleich: heilkräftig!

Da im Kelch und in den Röhrenblüten viel mehr ätherische Öle enthalten sind als in den Zungenblüten, außerdem wundheilungsförderndes Allantoin, können Sie ruhig die Blütenköpfchen sammeln, denn in der Apotheke bekommen Sie nur die Zungenblüten. Wer allerdings zu Allergien neigt, darf nur die Blütenblätter verwenden.

Mit ihren orangefarbenen Blüten nennt man die Ringelblume auch liebevoll „Morgenröte“ oder „Goldblume“.

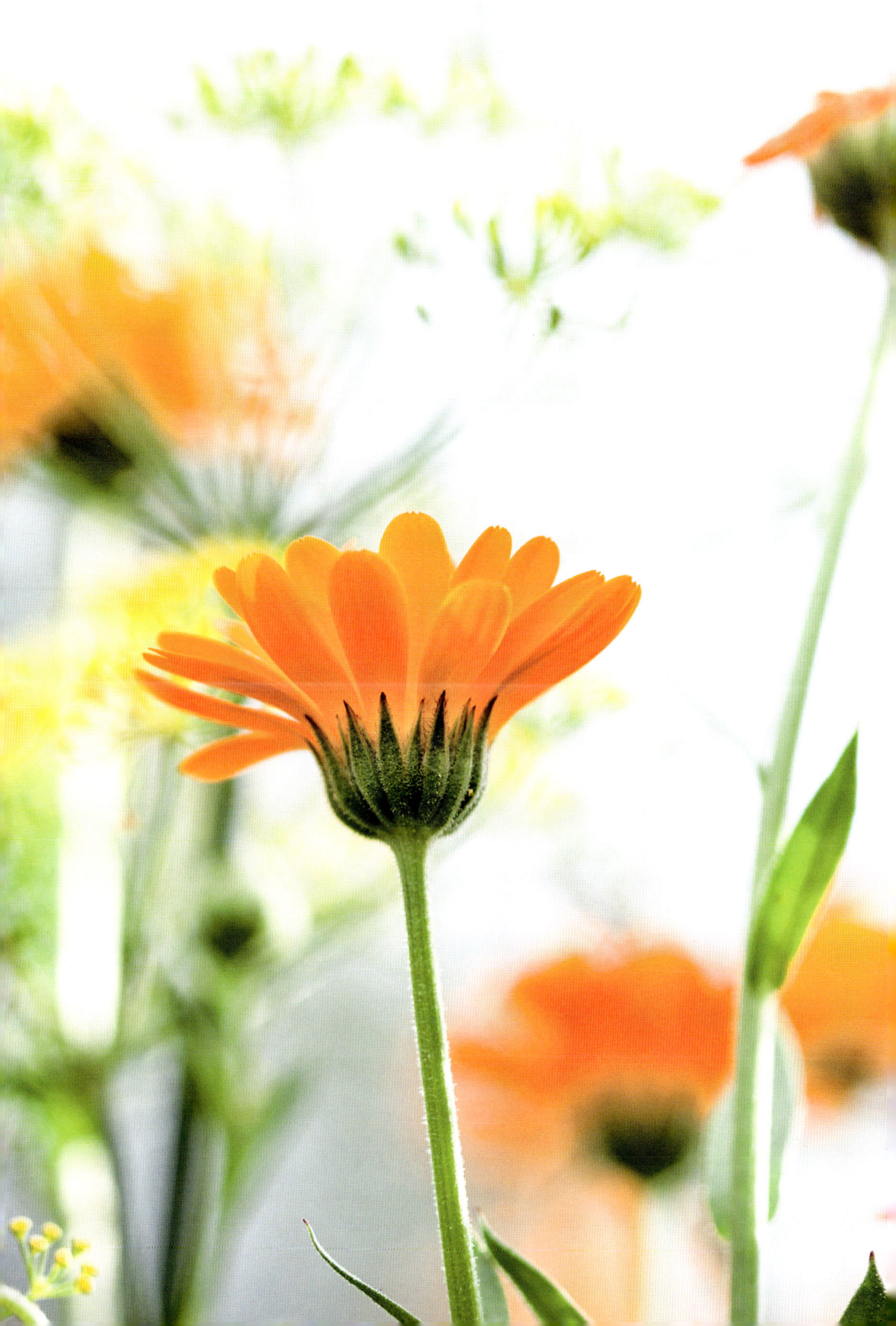

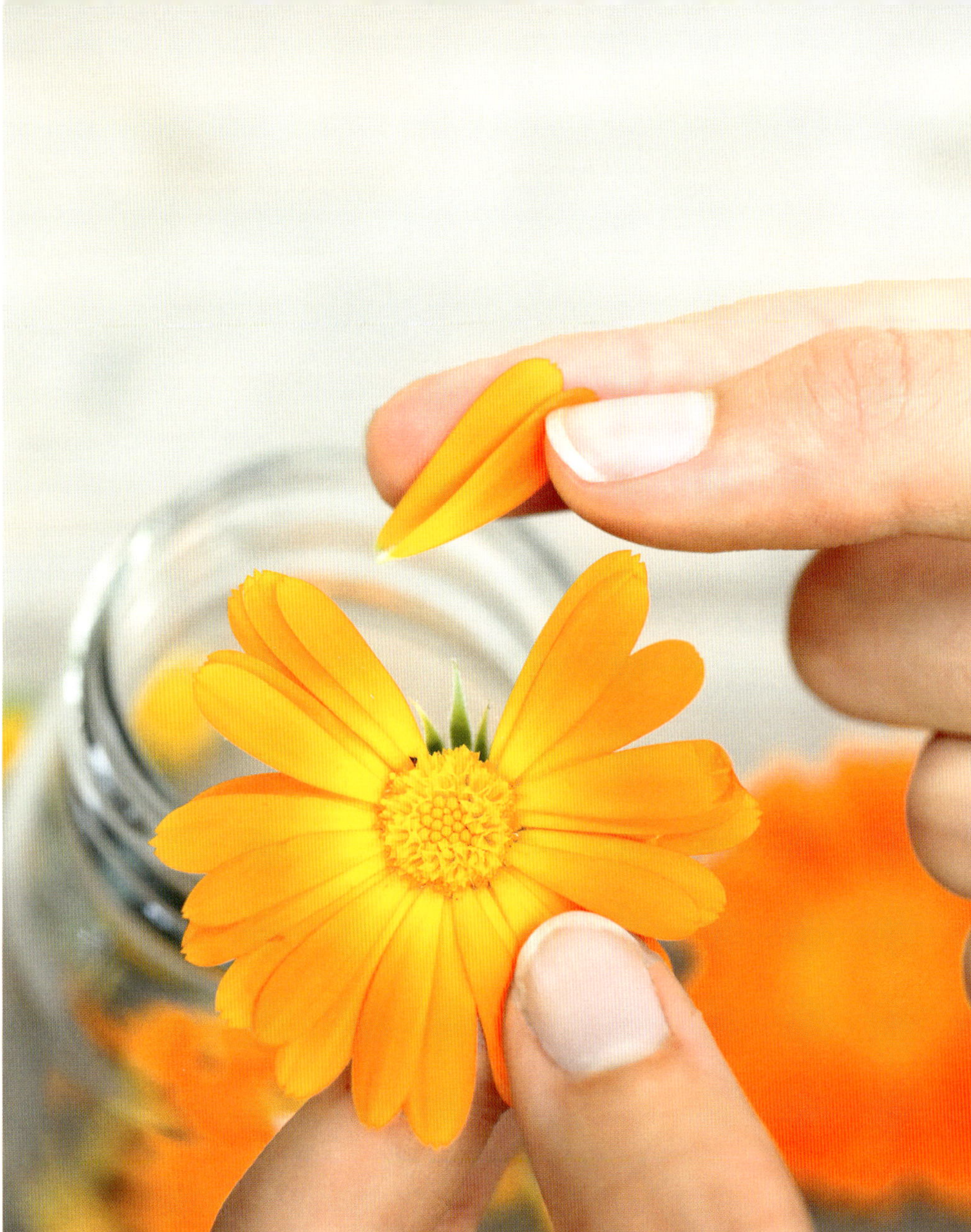

Sorgsam getrocknete Ringelblumen-Zungenblütchen versprechen umfassende Heilkraft ohne Nebenwirkungen und für jedes Alter.

und widerstandsfähig und unterstützt die Narbenabheilung. Sie regt den Zellstoffwechsel der Haut an, stimuliert die Zellneubildung und verbessert die Hautdurchblutung. Deshalb ist sie zur Hautpflege und in der Kosmetik bei trockener, empfindlicher, verletzter, zu Allergien neigender oder gereizter Haut genauso gut geeignet wie für die sensible Baby- und Altershaut. Außerdem bei trockenen, rissigen Händen und Lippen.

Bestens bewährt hat sie sich – zumeist als Salbe – bei jeglichen Entzündungen von Haut und Schleimhaut, bei Ekzemen, Venenentzündung oder Hämorrhoiden (dann als Sitzbad), wunden

Brustwarzen stillender Mütter, Brustdrüsenentzündung, wunden Kinderpopos, Windeldermatitis oder Wundliegen (vorbeugend einreiben), bei Verbrennungen (bis 2. Grades), Erfrierungen und zur Nachbehandlung und schnelleren Wundheilung nach Operationen.

Bei Bindehautentzündung stimuliert Ringelblumentee als Augenlotion das Abwehrsystem und verhindert das Bakterienwachstum. Zum Spülen bei Mandel- und Mundschleimhautentzündung, nach Zahnextraktionen und bei Parodontose hat sie sich ebenso bewährt wie bei Sportverletzungen, Quetsch-, Schlag-, Schnitt-, Biss- und Risswunden, aufgeschürften Knien oder Blutergüssen. Die Ringelblume wirkt immunstimulierend und keimwidrig gegen Bakterien, Viren und Pilze. So sind Ringelblumenzubereitungen besonders geeignet bei tiefen, infizierten Wunden mit schlechter Heilungstendenz wie Geschwüre, Akne, Abszesse und Haarbalgentzündung (Furunkel).

Innerlich setzt man in der Naturheilkunde Ringelblumentee therapiebegleitend ein bei Verdauungsstörungen, Magen-Darm-Geschwüren und -Entzündungen, Menstruationsstörungen sowie als Begleitmittel in der Krebstherapie zur Unterstützung des Immunsystems und des Allgemeinbefindens.

WUNDLÖSUNG

Bei tiefen Wunden, zur Wundreinigung oder zum Verbinden von Wunden sollten Sie verdünnte Calendula-Lösung einsetzen (1 TL Tinktur auf 2 EL Wasser) oder lauwarmen Ringelblumentee.

RINGELBLUMENTEE

2 TL getrocknete Ringelblumenblütenblätter mit 150 ml kochendem Wasser übergießen, 10 Min. bedeckt ziehen lassen, abgießen und trinken oder äußerlich anwenden.

Zur Wundreinigung lauwarm über die frische Wunde gießen oder bei Quetschungen, Krampfadern und Hämorrhoiden Teilbädern zugeben. Als Wundauflage ein mit Tee getränktes Tuch auf Wunden, Quetschungen oder Hämorrhoiden auflegen. Als Gurgelmittel zur Linderung entzündeter Mund- und Rachenschleimhaut, bei Akne als Gesichtswasser einsetzen. Als Haarspülung verleiht er blondem Haar einen goldenen Schimmer.

RINGELBLUMENBLÜTENMILCH

In 50 ml Milch 9 Blütenköpfchen 30 Min. lang sieden lassen, dann abgießen. Bei Akne, Hautentzündungen und geplatzten Äderchen ein Wattepad damit tränken und aufs Gesicht auflegen. Das lindert und beruhigt. Wenige Tage haltbar.

RINGELBLUMENBLÜTENÖL

Ein sauberes Glasgefäß locker mit ausgezupften Ringelblumenblütenblättern füllen und mit kaltgepresstem Oliven- oder Sonnenblumenöl auffüllen. 3 Wochen lang stehen lassen. Regelmäßig schütteln und dabei darauf achten, dass die Blütenblätter stets vom Öl bedeckt sind. Anschließend absieben, auspressen, in kleine dunkle Flaschen abfüllen und kühl aufbewahren. Das Öl dient als Wundheil-, Baby- oder Pflegeöl oder als Grundsubstanz für eine Salbe: in 100 ml warmes Ringelblumenblütenöl 10 – 15 g Bienenwachs einrühren; fertig.

Salbei

Salvia officinalis

Der Saubermacher

- bei Angina
- gegen übermäßiges Schwitzen
- lindert Lippenherpes

ERNTEWISSEN

Die immergrünen Blätter können Sie als Würzkraut übers ganze Jahr ernten. Für die medizinische Anwendung sollten Sie Salbeiblätter kurz vor der Blüte im Mai / Juni nehmen, dann haben sie den höchsten Gehalt an Inhaltsstoffen: die Triebe 10 cm über der Erde abschneiden, Blätter gleich abzupfen, rasch und schattig trocknen. Unzerkleinert luftdicht aufbewahren.

In der Antike kauten die Schüler der großen Philosophen während der Vorlesungen Salbeiblätter, um ihren Geist zu erfrischen und zu Weisheit zu gelangen. Und tatsächlich: Salbeiöl soll die Gedächtnisleistung verbessern.

Seit der Salbeibusch im 8. Jahrhundert über die Alpen zu uns gekommen ist, finden wir ihn in fast jedem Garten. Dort trotzt der Südländer mit den runzeligen Blättern tapfer winterlicher Kälte und übersteht die kalte Jahreszeit recht gut. Der Lippenblütler verbirgt in seinen graugrünen, wollig behaarten Blättern unzäh-

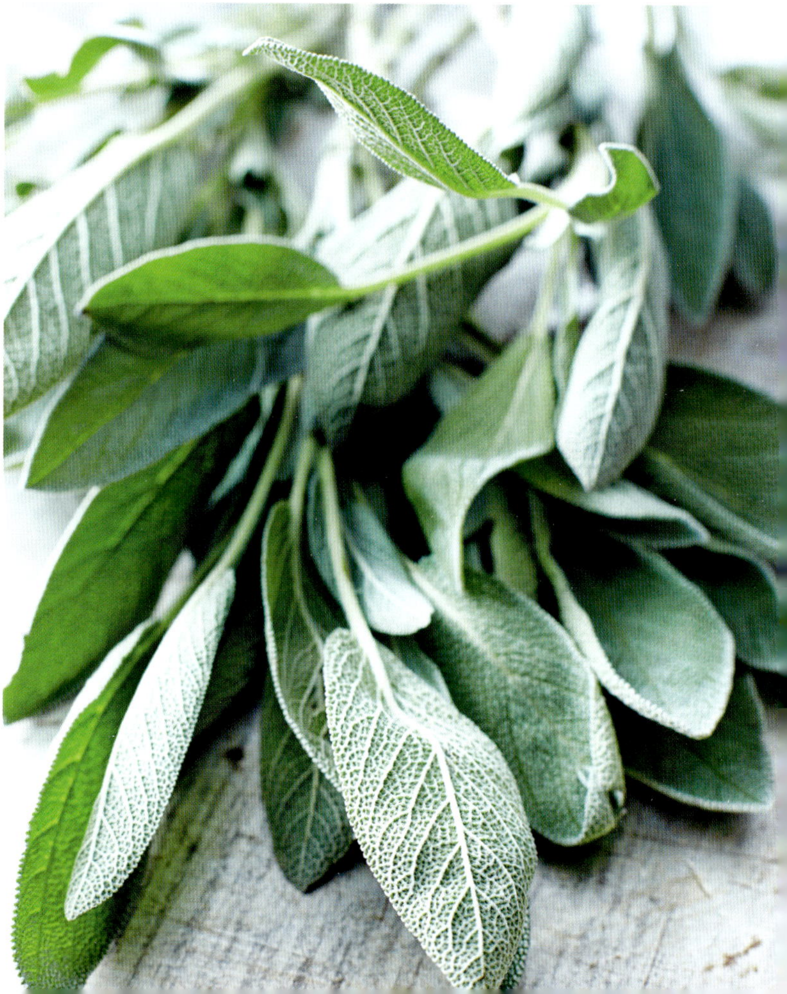

Salbei ist eine hocharomatische, heilkräftige Pflanze. „Wer Salbei baut, den Tod nicht schaut“, hieß es einst.

lige Öldrüsen, die das kostbare, aromatisch duftende ätherische Öl beherbergen. Dieser Duft ist Aroma und Heilkraft zugleich. Die blauvioletten Blüten mit hauchzartem Salbeiaroma, die sich ab Ende Mai in üppiger Fülle zeigen, sind essbar und heilkräftig.

So wirkt Salbei: Salbei gehört zu den wichtigsten Mitteln bei Erkrankungen im Mund- und Rachenraum. Er desinfiziert, hemmt Wachstum und Vermehrung krankmachender Erreger und wirkt zusammenziehend, austrocknend, entzündungswidrig und blutungsstillend. Er hilft bei wundem Zahnfleisch und Mandelentzündung und ist bei eitriger Angina das beste Mittel zum Gurgeln. Aber verwenden Sie Salbei bitte nicht bei trockenem Husten oder Reizhusten: Das trocknet noch mehr aus und dämmt den Speichelfluss ein.

Salbei ist eine Pflanze, die übermäßige Schweißsekretion unterdrückt und – richtig angewendet, nämlich kalt oder lauwarm getrunken – auch unangenehmen Nachtschweiß lindert. Genauso hemmt er die Milchsekretion und hat sich darum zum Abstillen bewährt. Zudem lindert Salbeitee, lange genug gezogen, Durchfall und fördert mit seinen Bitterstoffen den Gallenfluss. Das macht fette Speisen bekömmlicher und verhindert Blähungen.

Damit noch nicht genug: Salbeiblätter wirken gegen Herpesviren bei Lippenbläschen. Diese neue Erkenntnis führte zur Entwicklung einer antiviralen Rhabarber-Salbei-Creme.

SALBEITEE

1 TL Salbeiblätter mit 1 Tasse heißem, nicht mehr kochendem Wasser überbrühen und für die innerliche Anwendung nur 3 Min. bedeckt ziehen lassen (so gehen weniger Gerbstoffe ins Teewasser über, das ist magenfreundlicher). Für die äußerliche Anwendung 10 Min. ziehen lassen und doppelt so starken Tee ansetzen.

Dreimal täglich 1 Tasse trinken, 2–4 Wochen lang zur Förderung der Verdauung und gegen Durchfall. Zur Verminderung übermäßiger Schweißbildung und zum Abstillen lauwarm trinken.

Salbeitee – äußerlich eingesetzt – eignet sich gut als Gesichtswasser bei Akne, unreiner Haut und Körpergeruch. Mehrmals täglich gurgeln oder den Mund spülen bei Erkrankungen der Mund- und Rachenschleimhaut. Für Brustauflagen zum Abstillen, für schweißhemmende und desodorierende Waschungen bei fiebrigen Erkrankungen sowie bei Hitzewallungen und übermäßigem Schwitzen.

WECHSELJAHRSTEE

Je 20 g Salbei- und Melissenblätter, Hopfenzapfen, Hohlzahnkraut und Weißdornblüten und -blätter.
1 TL pro Tasse, 10 Min. Ziehzeit. 2 Tassen lauwarmen Tee 2 Stunden vor dem Zubettgehen trinken.

SALBEIWEIN BEI ERSCHÖPFUNG

1 Tasse Salbeiblüten mit 250 ml Portwein übergießen, nach 7 Tagen abgießen und zweimal täglich 2 EL genießen. Stärkt den Organismus.

Sanddorn

Hippophae rhamnoides

Rotgoldene Multivitaminkapseln

- stärkt die Abwehrkraft
- natürliche „Vitaminpille“
- heilkräftiges Hautöl mit Skin-Repair-Effekt

ERNTEWISSEN

Auch wenn die Ernte ab Ende August beim dornenbewehrten Strauch nicht einfach ist und die saftgefüllten Beeren leicht zerquetscht werden, die Mühe lohnt sich: Kleinere Seitentriebe mitsamt dem Fruchtansatz abschneiden und in den Gefrierschrank legen; tiefgefroren lösen sich die Beeren leicht vom Zweig.

Sanddorn, die „Zitrone des Nordens“, ist eine Vitaminbombe frisch vom Strauch. Vom Altai-Gebirge und der mongolischen Steppe aus eroberte sich der Strauch vor ungefähr 17 000 Jahren den mitteleuropäischen Raum. Er ist ein Dornenstrauch mit weidenartig schmalen Blättern, sie sind durch einen zarten Filzmantel vor Wind und Wetter geschützt, die Blütchen sind unscheinbar. Ins Auge fallen dafür die leuchtend orangeroten Früchte – köstlich, sauer und heilkräftig.

So wirkt Sanddorn: Der Vitamin-C-reiche Sanddornfruchtsaft steigert die Abwehrkräfte und unterstützt die körperliche und geistige Leistungsfähigkeit. Deshalb gilt er bei Erkältungskrankheiten, in der Rekonvaleszenz, bei Erschöpfung und Frühjahrsmüdigkeit als natürliche „Vitaminpille“. 2 EL Sanddornsaft decken den Tagesbedarf an Vitamin C!

Aus dem Presssaft der Beeren wird neben dem Saft auch das leuchtend rote, fette Öl des Fruchtfleisches gewonnen. Sanddorn ist die einzige Obstfrucht, die nicht nur im Samen, sondern auch im Fruchtfleisch fettes Öl enthält. Dieses Sanddornfruchtfleischöl kann äußerlich und innerlich eingesetzt werden. Es wirkt ausgesprochen hautpflegend, antiseptisch, entzündungshemmend und reizmildernd. Durch seinen hohen Anteil an Vitamin E schützt das „rote Gold“ trockene, empfindliche und zu Allergien neigende Haut. Ja, man spricht sogar von einem Skin-Repair-Effekt, weil der Alterungsprozess der Haut verlangsamt wird und die Haut sichtbar regeneriert. Es strafft das Hautgewebe, beugt Faltenbildung und Pigmentstörungen vor, beschleunigt den Heilungsprozess nach Verletzungen und trägt zu einer guten Abheilung ohne Narbenbildung bei. Es wird zur Linderung bei chronischen Hauterkrankungen wie Neurodermitis eingesetzt, bei Wunden und bei Schleimhauterkrankungen des gesamten Verdauungssystems und der Genitalschleimhäute.

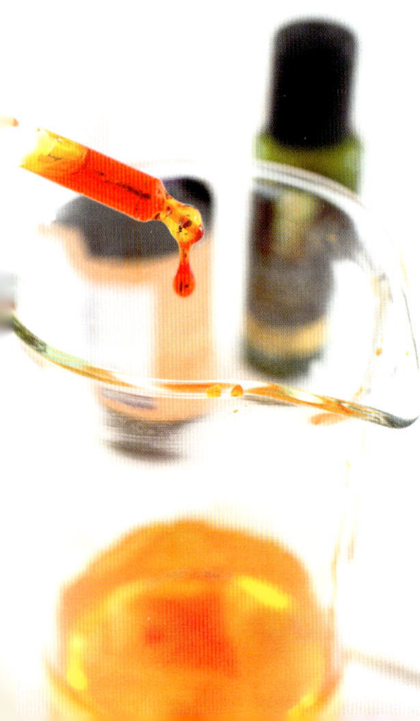

Sanddornfruchtfleischöl, das naturgegebene Öl der Sanddornbeeren, lässt sich kaum selber gewinnen. Man kauft es in Apotheken.

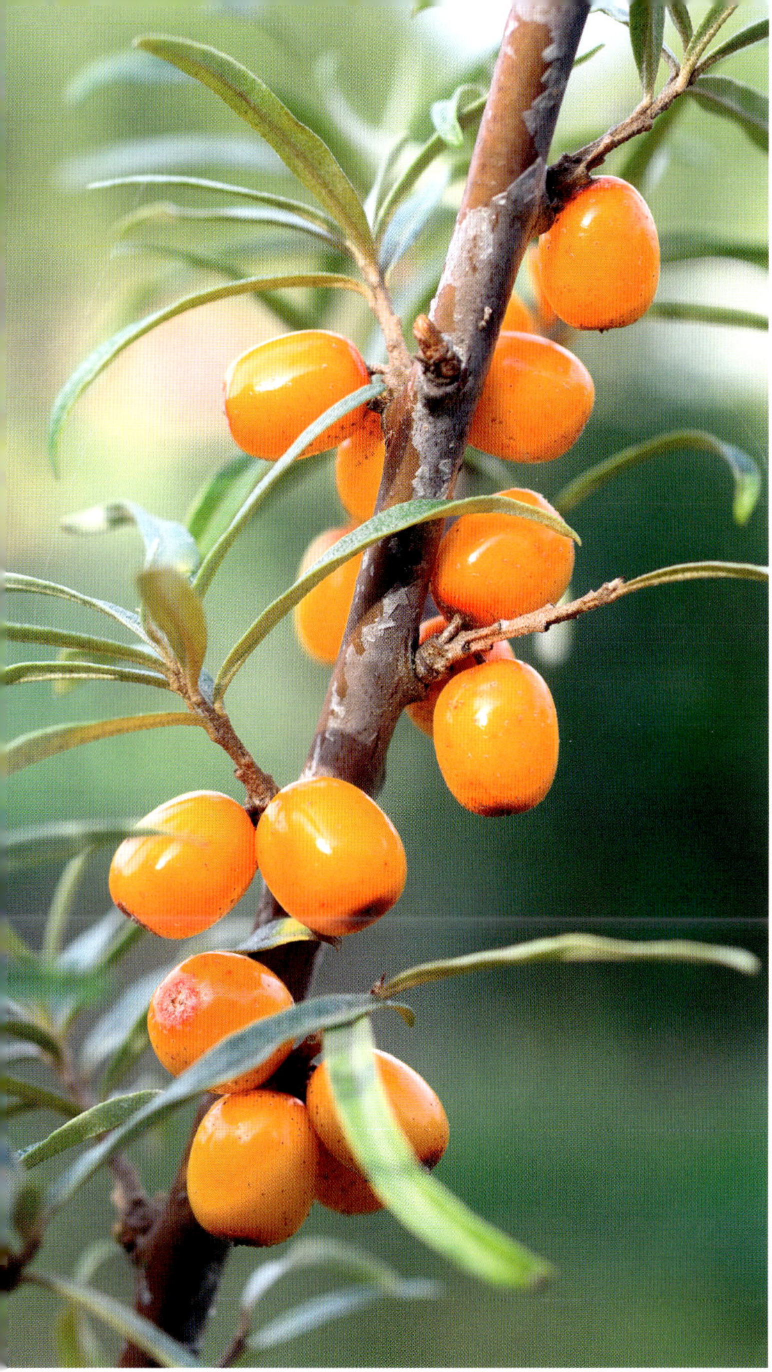

Wenn die leuchtend orangefarbenen Sanddornbeeren auf Druck leicht platzen, sind sie reif.

SANDDORNMUS

Frisch gesammelte Beeren durch ein Sieb streichen und mit etwas Honig verrühren. Pur essen, mit pürierter Banane vermengen oder in Milchmixgetränke, Joghurt, Quark, Obstsalat, Eis oder Müsli rühren. Am besten portionsweise einfrieren, so ist es immer parat und alle wertvollen Vitamine bleiben erhalten.

SANDDORNSAFT

1,5 kg Sanddornbeeren mit 250 ml Wasser 15 Min. leicht kochen, dann passieren. Nach Geschmack mit Birnendicksaft oder Honig süßen, noch heiß in saubere Flaschen füllen.

HAUTPFLEGEÖL

In 50 ml Mandelöl 1 ml (20 Tropfen) Sanddornfruchtfleischöl einrühren. Wer möchte, gibt 2 – 3 Tropfen ätherisches Rosen- oder Neroliöl dazu. Für sensible, trockene, alternde Haut.

SCHÖNHEITSTIPP FÜR JEDEN TAG

Geben Sie wenige Tropfen Sanddornfruchtfleischöl in Bodylotion, Körperöl, Shampoo oder Gesichtscreme. Ein Zusatz von 2 % genügt (20 Tropfen auf 50 g Creme bzw. 50 ml Milch, Öl oder Shampoo) – das wirkt, färbt aber nicht.

ÖL GEGEN VERBRENNUNGEN

50 ml Johanniskrautöl, 20 Tropfen Sanddornfruchtfleischöl und 10 Tropfen ätherisches Lavendelöl mischen. Auch auf geschlossene Wunden und Narben auftragen.

Schafgarbe

Achillea millefolium

Die bittere Heilerin

- Bauchwehkraut und Wundheilmittel
- heilkräftiges Bittermittel
- „Schafgarb' im Leib tut wohl jedem Weib"

ERNTEWISSEN

Schneiden Sie von Juni bis Ende September in der vollen Mittagshitze die oberen 10 cm der blühenden Triebspitzen mit der Schere ab, dann ist der Gehalt an ätherischen Ölen am höchsten. Trocknen Sie sie luftig und schattig und bewahren sie aromageschützt auf.

Die Schafgarbe gehört zur Familie der Korbblütler und weltweit zu den am meisten geschätzten Heilpflanzen. Goethe ließ in seinem „Götz von Berlichingen" die Beschwerden des verletzten Ritters mit Schafgarbe heilen: „Sie stillt das Blut, gibt neue Kraft."

Schon lange weiß man um die wundheilenden und entzündungshemmenden Eigenschaften der Schafgarbe (althochdeutsch „garwe": gesund machen). Sie ist ähnlich vielseitig einzusetzen wie die Kamille. Nur bitte nicht bei Überempfindlichkeit gegen Korbblütler.

So wirkt Schafgarbe: „Viel Unheil würde den Frauen erspart, würden sie ab und zu einmal nach Schafgarbe greifen", pries Pfarrer Kneipp den Einsatz des Frauenmittels. Schafgarbe lindert Bauchschmerzen und reguliert den oft wechselhaften Monatszyklus junger Mädchen ebenso wie den von Frauen in den Wechseljahren: Sie fördert eine zu geringe und hemmt eine zu starke Blutung und sorgt für eine gute Durchblutung und Durchwärmung der Organe des kleinen Beckens. Sitzbäder mit Schafgarbe lindern schmerzhafte Unterleibskrämpfe und fördern die Heilung eines Dammschnitts im Wochenbett. Bei Reizblase und Blasenschwäche unterstützt sie die Schließkraft der Blasenmuskulatur – in Kombination mit Frauenmantelkraut, Johanniskraut und Brennnesselwurzel.

Schafgarbe wirkt kamilleähnlich als Bauchwehkraut, nur ist Schafgarbe sehr viel bitterer. Deshalb sind Verdauungsstörungen ihr Hauptanwendungsgebiet: verdauungs- und gallefördernd, krampflösend und die Verdauung von Fetten unterstützend. Weil Bitterstoffe die Darmdrüsen aktivieren, fördern sie einen geregelten Stuhlgang. Bei Verdauungsstörungen mit Leber-Gallen-Beteiligung, bei Entgiftungs- oder Fastenkuren fördert ein Schafgarben-Leberwickel (Seite 17) die Entgiftung, löst Krämpfe, und der leicht schweißtreibende, bittere Tee unterstützt die Ausschwemmung von Giftstoffen.

Namen wie „Soldatenkraut" oder „Zimmermannskraut" zeugen von der Verwendung der Schafgarbe bei Blutungen und Verletzungen mit zusammenziehenden, blutstillenden, entzündungshemmenden und keimwidrigen Eigenschaften. Bei Nasenbluten den Tee hochschnupfen, bei Hämorrhoiden ein Sitzbad nehmen und bei Wunden zu Schafgarbenauflagen greifen.

SCHAFGARBENTEE

1 TL Schafgarbenkraut mit 1 Tasse heißem Wasser überbrühen, 7 Min. bedeckt ziehen lassen und abgießen. Drei- bis viermal täglich 1 Tasse frisch bereiteten Tee trinken als Bauchweh- oder Frauenkraut.

BEGLEITTEE BEI ENTGIFTUNGSKUREN

Je 20 g Schafgarbenkraut, Birken-, Löwenzahn-, Brennnessel- und Pfefferminzblätter mischen. 1 TL der Mischung pro Tasse, 7 Min. ziehen lassen. 3 – 6 Wochen lang dreimal täglich 1 Tasse trinken.

Gegen Menstruationsschmerzen hilft ein Tee aus Schafgarbe. Mit Frauenmantel wird er noch wirkungsvoller.

TEE GEGEN MENSTRUATIONSKRÄMPFE

Je 20 g Schafgarben-, Frauenmantelkraut und Gänsefingerkraut, Kamillenblüten und Melissenblätter. 1 TL / Tasse. 2 Tage vor der erwarteten Menstruation bis 1 Woche nach Beginn dreimal täglich 1 Tasse trinken; bis zur nächsten Periode pausieren.

SCHAFGARBENSITZBAD

Bei Unterleibsbeschwerden 100 g Schafgarbenkraut mit 1 – 2 l heißem Wasser übergießen, 20 Min. bedeckt ziehen lassen, abgießen und dem Badewasser zugeben. 20 Min. baden und dabei darauf achten, dass die Nierengegend unter und das Herz über dem Wasserspiegel liegen. Anschließend eine Stunde nachruhen.

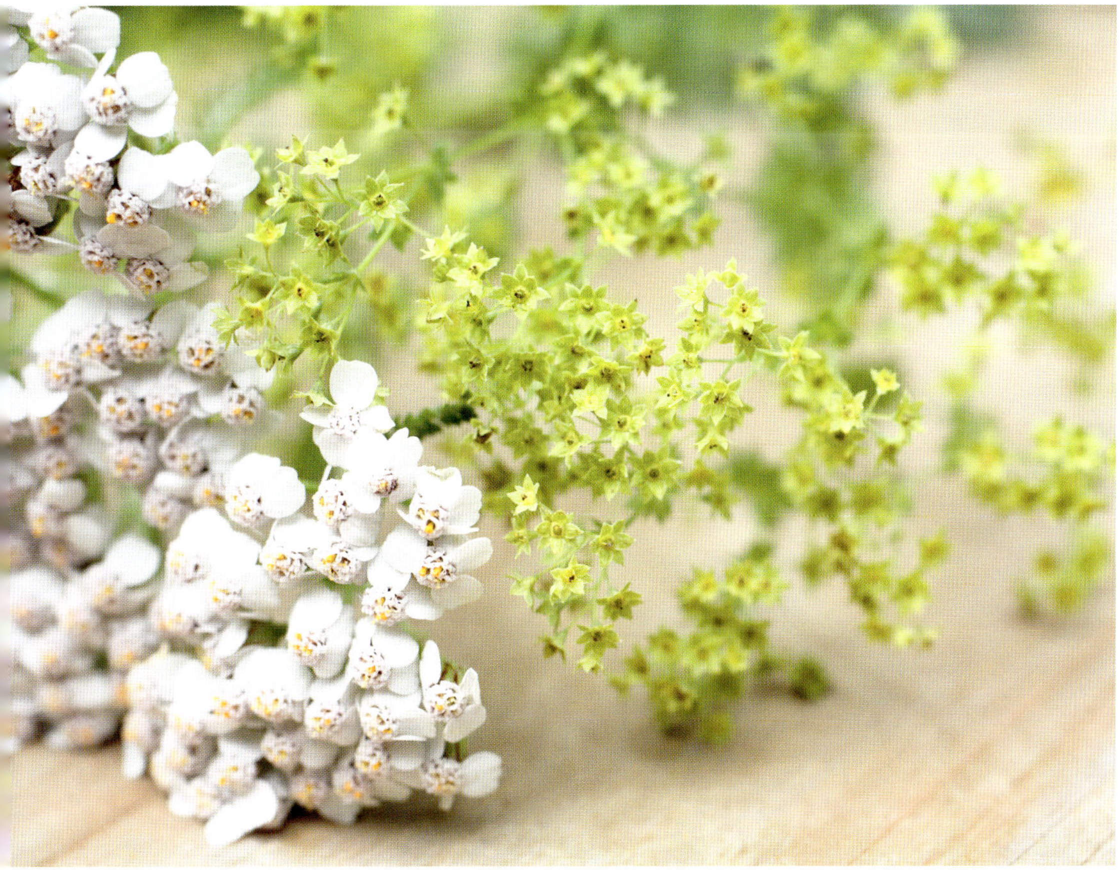

Schlüsselblume

Primula veris

Kleiner Erstling des Frühlings

Hildegard von Bingen (1098–1179) stellte die Pflanze unter dem Namen „hymelsloszel" (Himmelsschlüssel) vor: Sie sei „warm", weil von der Sonne gestärkt, und unterdrücke die Melancholie im Menschen, wenn man sie auf das Herz des Kranken lege.

- vertreibt Husten
- lässt Schnupfen fließen
- die Blüten beruhigen

ERNTEWISSEN

Primula veris steht unter Naturschutz. Damit die hübschen Wildblümchen wieder häufiger werden, dürfen in freier Natur weder die Blattrosette noch Wurzeln gesammelt werden. Am besten Sie kaufen sie in der Apotheke oder ziehen in Ihrem Garten eigene Pflänzchen. Im dritten Herbst nach der Pflanzung können Sie Wurzeln, jährlich ab Mai die Blüten samt den wirksamen „Kelchhosen" ernten.

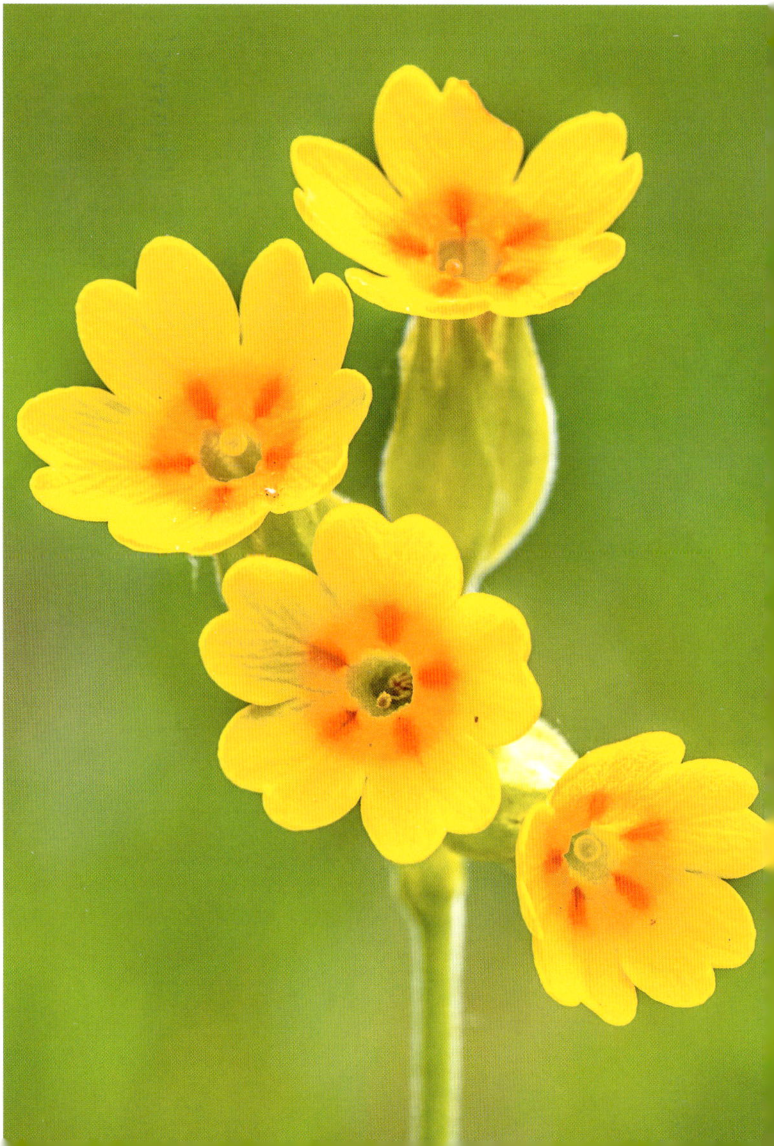

Die medizinisch verwendete „Echte“, heilkräftige Schlüsselblume *Primula veris* ist „der kleine Erstling des Frühlings“ aus der Familie der Primelgewächse. Aus der runzligen Blattrosette reckt sich der Blütenstängel nach oben und präsentiert leuchtend warmgelbe Blüten mit orangefarbenen Schlund-Tupfen und himmlisch honigähnlichem Duft.

So wirkt Schlüsselblume: Mit ihrem hohen Gehalt an Saponinen (Seifenstoffen) löst die Schlüsselblume festsitzendes Sekret in den Nasennebenhöhlen und den Bronchien – Sie müssen allerdings die grünen Blütenkelche mitverwenden, nur darin befinden sich die heilsamen Saponine. Sie erleichtert das Abhusten und befreit vom dumpfen Kopfdruck bei Nebenhöhlenvereiterung. Wer schon einmal erlebt hat, wie sich eine Nasennebenhöhlenentzündung anfühlt, nämlich als ob „alles zu“ ist, kann die drastischen Worte von Tabernaemontanus nachvollziehen. Er empfahl die Schlüsselblume im 16. Jahrhundert gegen „Blödhaupt und Gehirnverschleimung“. Schlüsselblumenblüten und -wurzeln können Sie also mit Erfolg einsetzen bei fiebrigen Erkältungen mit Kopfweh und verstopfter Nase, bei Bronchitis und bei Stirn- und Nebenhöhlenentzündungen. Die Wurzeln wirken zudem gegen Influenza-A-Viren und zusätzlich entzündungshemmend und schmerzlindernd, denn sie enthalten in geringer Menge Salicylsäure.

Schlüsselblume eignet sich auch für eine Frühjahrskur und bei rheumatischen Beschwerden. Sie regt den Stoffwechsel an und wirkt schweiß- und harntreibend.

⊕ Bitte beachten: Schlüsselblumen vertragen nicht alle Menschen gleich gut. Manche entwickeln eine Primelallergie. Bei einer Überdosierung sind Magenbeschwerden, Übelkeit, Erbrechen oder Durchfall möglich.

SCHLÜSSELBLUMENWURZELTEE

¼ TL fein geschnittene oder grob gepulverte Schlüsselblumenwurzel mit 2 Tassen kaltem Wasser ansetzen. Bis zum Sieden erhitzen und 5 Min. ziehen lassen, danach abgießen. Alle 2–3 Stunden 1 Tasse mit Honig gesüßt trinken. Bei Bronchitis und Nebenhöhlenentzündung.

SCHLÜSSELBLUMEN-HUSTENTEE

1 TL Schlüsselblumenblüten samt Kelchen mit 1 Tasse heißem Wasser übergießen, 5 Min. bedeckt ziehen lassen und abgießen. Mehrmals täglich 1 Tasse trinken. In der Kinderheilkunde zieht man die Blüten den Wurzeln vor; sie schmecken besser und reizen den Magen weniger. Als Einschlaftee genügen die himmlisch duftenden Blütchen.

Die Echte Schlüsselblume – erkennbar an ihren goldenen Schlundtupfen – duftet wunderbar.

Süßholz

Glycyrrhiza glabra

Heilkraft in Lakritze

Süßholz ist ein Strauch aus der Familie der Schmetterlingsblütengewächse und stammt ursprünglich aus Asien. Die holzige Staude mag trockene, sandige Böden, wird bis 2 m groß und trägt gefiederte Blätter. Unterirdisch bildet sie von ihrer Pfahlwurzel fingerdicke Nebenwurzeln aus; diese werden kulinarisch und medizinisch verwendet.

Lange vor unserer Zeitrechnung war Süßholz schon bekannt. Die ersten überlieferten Berichte stammen aus Assyrien. Im alten Ägypten und antiken Griechenland kannte man schon die heilsamen Eigenschaften der süßen Wurzel gegen Husten, Asthma und Magenbeschwerden. Napoleon nahm die Wurzel regelmäßig zur Linderung seiner Magenverstimmungen. Und nicht zuletzt sind die holzigen Stückchen Ausgangsstoff für eine schwarze Leckerei. Einfach nach alter Tradition die süß schmeckenden Wurzeln des Süßholzstrauches raspeln und lange köcheln, bis sie eingedickt sind – das gibt leckere Lakritze!

- lindert Sodbrennen
- auswurffördernd bei Husten
- hemmt Viren- und Bakterienwachstum

So wirkt Süßholz: Viele Teemischungen und Fertigpräparate enthalten geraspeltes Süßholz. Vor allem bei Erkrankungen der Atemwege und des Magens greift man auf die heilsamen Eigenschaften zurück. Süßholzwurzeln lindern, ähnlich wie Cortison, Entzündungen und Krämpfe des Magen-Darm-Trakts. Sie schützen die Schleimhaut, normalisieren die gestörte Schleimzusammensetzung bei Magengeschwüren und beschleunigen deren Abheilung. Außerdem lindern die Wurzeln Sodbrennen. Zudem wirkt Süßholz keimhemmend gegen *Helicobacter pylori*, einem Bakterium, das Magengeschwüre verursacht.

Bei Bronchitis wirkt Süßholz sekretlösend, entzündungshemmend und schleimhautschützend. Es mindert den Hustenreiz und ist auswurffördernd. Süßholz hemmt das Wachstum von Bakterien, Pilzen und Viren und es soll laut neueren Forschungen wirksam sein gegen Aids- und Grippeviren, gegen die Lungenkrankheit SARS und als Leberschutz dienen. Nicht zuletzt mindert Süßholz das Fortschreiten von Karies.

ERNTEWISSEN

Normalerweise kauft man Süßholzwurzeln in der Apotheke. Aber die „Gründaumigen" unter Ihnen können auch selbst zum Spaten greifen und im Herbst des dritten oder vierten Jahres nach der Pflanzung die Nebenwurzeln Ihres Strauches mit einem scharfen Messer kappen und aus der Erde herausziehen. Säubern und in 20 cm langen Stangen trocknen. Lassen Sie aber die Hauptwurzel unbedingt stehen.

⊕ **Bitte beachten:** Die Dosis macht das Gift: Nehmen Sie Süßholz als Einzeldroge und bei einer Dosierung von über 50 g pro Tag nicht länger als 4–6 Wochen ein. Nicht anwenden bei Schwangerschaft, Lebererkrankungen, Kaliummangel und Bluthochdruck.

SÜSSHOLZTEE

½ TL zerkleinerte Süßholzwurzel mit 1 Tasse kaltem Wasser ansetzen, 5 Min. aufkochen lassen und abgießen. Mehrmals täglich 1 Tasse trinken bei Erkältungen oder Magenproblemen.

SCHLEIMLÖSENDER HUSTENTEE

Je 25 g Süßholzwurzel, Fenchel- und Anissamen sowie Thymiankraut mischen. 3 TL der Mischung und 1 zerkleinerte frische Feige mit ½ l heißem Wasser überbrühen, 10 Min. bedeckt ziehen lassen und abgießen. So heiß wie möglich trinken.

TEE GEGEN SODBRENNEN

Je 25 g Melissenblätter, Kamillen- und Ringelblumenblüten und fein geraspelte Süßholzwurzeln mischen. 1 TL der Mischung mit 150 ml heißem Wasser überbrühen und nach 10 Min. abgießen. Dreimal täglich schluckweise trinken. Kamille hemmt die Entzündung und schützt vor Geschwüren, Melisse beruhigt und schleimhautschützende Ringelblumen- und Malvenblüten puffern die Magensäure ab.

Sie wollten schon immer einmal „Süßholz raspeln"? Dann tun Sie das und bereiten einen Hustentee daraus!

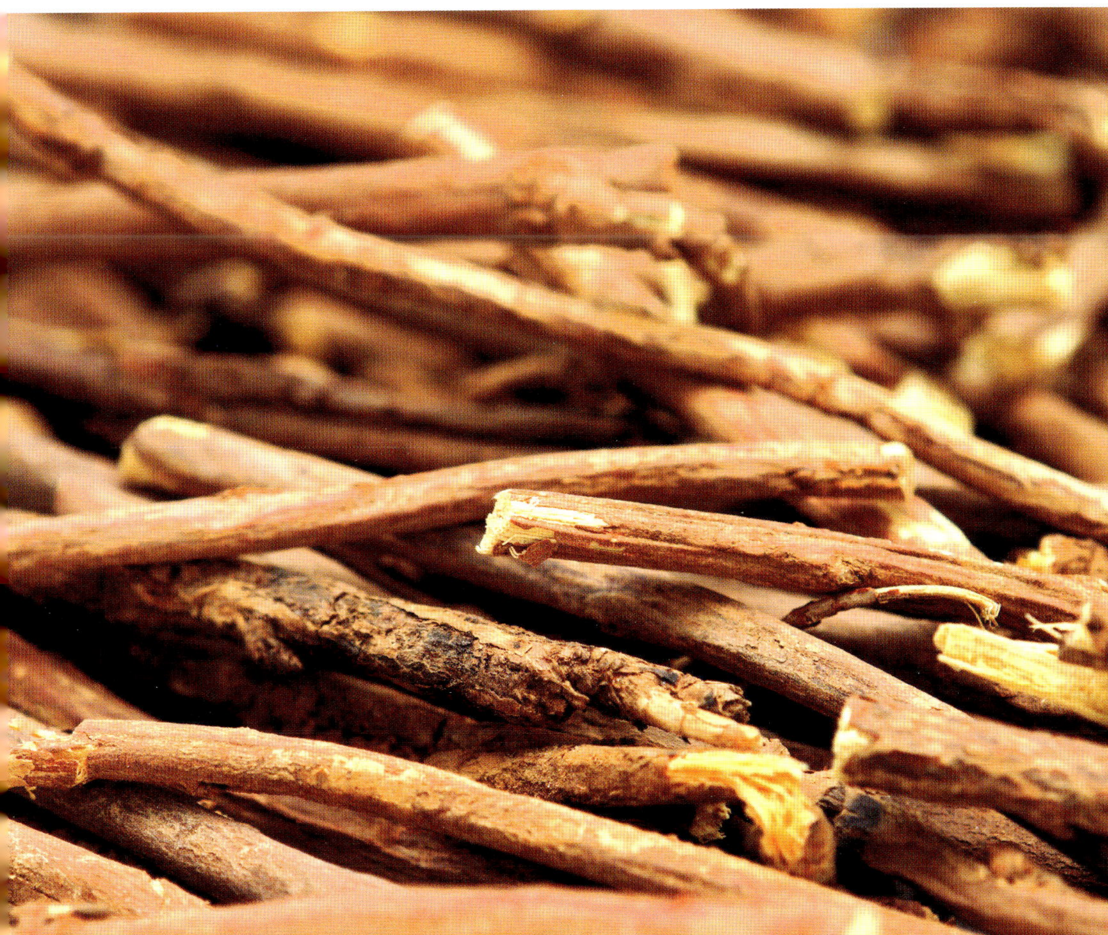

Thymian

Thymus vulgaris

Der Mut- und Muntermacher

Thymian – ein kleiner mediterraner Lippenblütler mit aromatischen, dunkelgraugrünen Blättchen und lilarosa Blüten von Mai bis Oktober – ist eine begehrte Bienenweide. Die heilende Wirkung auf Lunge und Bronchien war schon in der griechischen Antike bekannt, und auch Hildegard von Bingen pries den Thymian bei Atemnot, Asthma und Keuchhusten. „Thymian mit Honig gekocht und getrunken ist förderlich und nützlich denjenigen, die das Keuchen und das schwere Atmen haben", schrieb der deutsche Arzt und Botaniker Leonhart Fuchs 1543. Und die Legende sagt, dass Thymian als „Männerkraut" Mut und Tapferkeit verleihen und die Schüchternheit nehmen sollte: Bevor die römischen Soldaten in den Krieg zogen, mussten sie in Thymian baden. Das griechische „thymos" (Mut, Kraft, Stärke) nimmt darauf Bezug.

- „Antibiotikum der armen Leute"
- Hustenkraut bei Bronchitis
- Küchenkraut mit Verdauungskraft

So wirkt Thymian: „Die nächste Grippe kommt bestimmt, doch nicht zu dem, der Thymian nimmt." Diese Worte aus dem Volksmund rühmen zu Recht das „Antibiotikum der armen Leute", das auf natürliche Weise die Abwehrkräfte stärkt und vor Grippe schützt. Thymian strotzt nur so vor intensiv keimhemmenden und krampflindernden ätherischen Ölen, die das Wachstum von Bakterien, Viren und Pilzen hemmen und sich somit gegen die häufigsten Erreger von Atemwegsinfekten richten. Thymian entkrampft und beruhigt die Bronchialmuskulatur, regt die Tätigkeit der Flimmerhärchen in den Atemwegen an, verflüssigt den Schleim und fördert das Abhusten. Somit ist er eines der wichtigsten Mittel bei krampfartiger Bronchitis und festsitzendem Husten, Keuchhusten und Asthma.

Mit seinen krampflösenden und zugleich verdauungsfördernden Eigenschaften lindert Thymian Blähungen, Magen-, Bauch- und Menstruationskrämpfe, regt die Produktion von Speichel und Magensaft an und fördert damit Appetit und Verdauung. Und Thymiantee wärmt, fördert die Durchblutung und regt an. Deshalb gilt er als „Muntermacher" und wird eher vormittags und nachmittags getrunken, seltener abends.

Äußerlich dient Thymian als antibakterielles und desodorierendes Gurgelmittel bei Entzündungen im Mund- und Rachenraum und beseitigt unangenehmen Mundgeruch. Die keimhemmenden Eigenschaften lindern als Gesichtswasser oder Dampfbad Akne und unreine Haut.

ERNTEWISSEN

Ernten Sie das blühende Kraut, die oberen Triebspitzen mit Blüten und Blättern, von Juni bis September um die Mittagszeit. Lassen Sie das Kraut rasch im Schatten trocknen, rebeln dann Blüten und Blättchen vom Holz ab und bewahren diese licht- und aromageschützt auf.

THYMIANTEE

1 TL Thymiankraut mit 1 Tasse heißem Wasser übergießen, bedeckt ziehen lassen und nach 10 Min. abgießen. Als Hustentee mit Honig süßen, als Magentee ungesüßt drei- bis viermal täglich 1 Tasse warm trinken. Als anregendes Stärkungsmittel nach Infektionskrankheiten morgens 1 Tasse trinken.

Sie können Thymiantee auch gegen Verschleimung und bei Schnupfen inhalieren oder zum Gurgeln für Hals und Rachen verwenden. Außerdem als lauwarme Auflage bei schlecht heilenden Wunden oder als Gesichtswasser zur Pflege bei Akne.

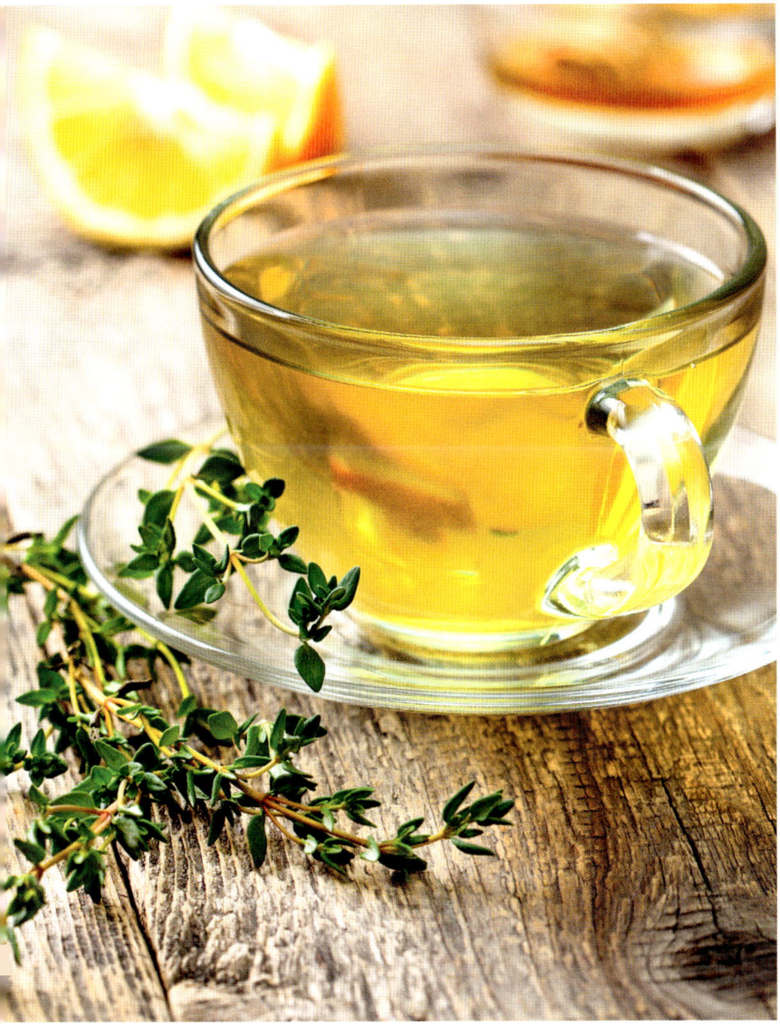

ASTHMA-BEGLEITTEE

Je 20 g Thymiankraut, Anissamen, Süßholzwurzeln, Huflattichblätter und Weißdornkraut. 1 TL/Tasse heißes Wasser, 10 Min. ziehen lassen. 6 Wochen lang dreimal täglich 1 Tasse trinken.

VITALISIERUNGSTEE

Je 25 g Thymiankraut, Rosmarin-, Basilikum- und Mateblätter, 1 TL/Tasse heißes Wasser, 10 Min. ziehen lassen. Morgens anstelle von Kaffee oder Schwarztee trinken.

Das, was beim Thymian nach sonnigem Süden duftet, sind seine ätherischen Öle. Sie wirken gegen Viren, Bakterien und Pilze.

⊕ Bitte beachten: Halten Sie vor einer Eigenbehandlung ärztliche Rücksprache, wenn Sie an schweren Leberschäden oder Schilddrüsenfunktionsstörungen leiden sollten.

Weißdorn

Crataegus laevigata

Herzblatt und Herzblüte

„Das Wunderbarste von all dem, was im Menschen ist, ist sein Herz, denn es ordnet sein ganzes Wesen", steht in den Märchen von 1001 Nacht. Und die wunderbarste Pflanze, die des Menschen Herz schützt, ist Weißdorn.

Im April beginnt Weißdorn, ein Dornenstrauch aus der Familie der Rosengewächse, seine weiße Blütenpracht zu entfalten. Dann ist es Zeit für die Ernte von Blättern und Blüten. Nicht ganz einfach, denn oft ist der Wildstrauch im dichten Heckengebüsch mit Schlehen, Brombeeren und Heckenrosen verflochten. Doch damit bietet er unzähligen Tieren Nahrung und Schutz.

- unterstützt das Herz
- zur Nachsorge nach Grippe
- gut für Sportler

So wirkt Weißdorn: Das Beste ist seine Schutzwirkung auf das Herz. Es beginnt mit einer verbesserten Durchblutung der Herzkranzgefäße und des Herzmuskels, das erhöht die Sauerstoffversorgung des Herzens und lässt es besser arbeiten. Das spürt man nicht nur beim kranken Herzen, auch Bergsteiger und Hochleistungssportler profitieren von dieser verbesserten Sauerstoff-

ERNTEWISSEN

Ernten Sie Blüten und Blätter zur Vollblüte Ende April bis Mai. Rasch trocknen und unzerkleinert aufbewahren. Im September/Oktober die vollreifen Früchte ernten und ebenfalls trocknen.

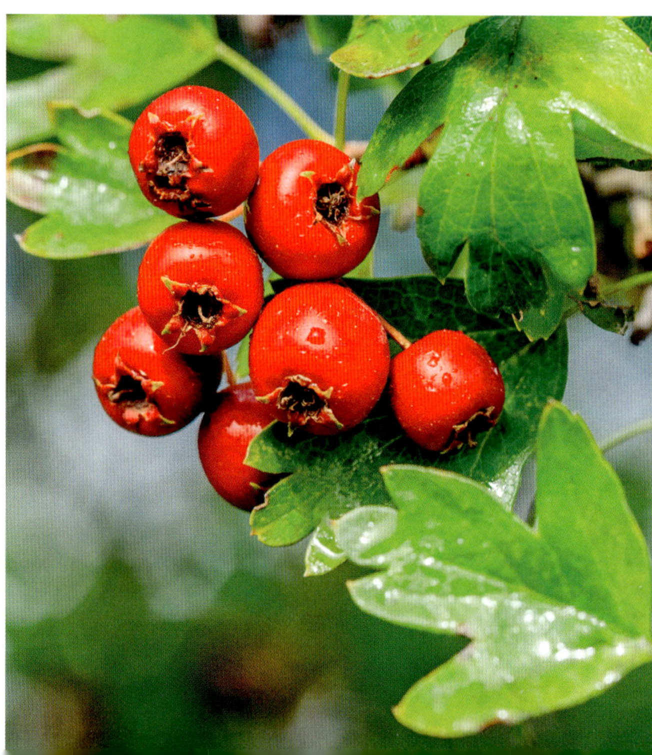

Weißdorn ist eine der wenigen gänzlich nebenwirkungsfreien Heilpflanzen. Deshalb ist er für die Selbstmedikation so gut geeignet.

versorgung (garantiert dopingfrei!). Wenn der Herzmuskel mit Sauerstoff gesättigt ist, wird er vor Schädigung durch Sauerstoffmangel geschützt. Das verringert krampfartige Beklemmungsgefühle, die sich wie Herzenge anfühlen.

Zudem entspannt Weißdorn die Gefäße, senkt dadurch den Gefäßwiderstand und reguliert beziehungsweise harmonisiert den Blutdruck – deshalb wird er sowohl bei zu hohem als auch zu niedrigem Blutdruck verordnet. Weißdorn stabilisiert den Herzrhythmus. Das ist besonders dann wohltuend spürbar, wenn sogenannte funktionelle Herzbeschwerden bestehen, bei denen das Herz organisch gesund ist, aber Beschwerden wie Herzdruck mit Beklemmungsgefühlen, Herzstolpern oder Herzrasen den Alltag beeinträchtigen.

Weißdorn ist das Mittel der Wahl bei einer beginnenden Herzschwäche im Alter, dem Altersherz. Er unterstützt auch die Herzfunktion bei Unruhe, Schlafstörungen, Ängsten, Nervosität oder Depressionen. Bei längerer Einnahme beugt er Arteriosklerose vor.

Ein wichtiger Einsatz von Weißdorn ist die Nachsorge nach Infektionskrankheiten oder Grippe, um einer Herzmuskelschwäche vorzubeugen. Geben Sie ihn in jede Grippe-Teemischung!

Weißdorn steigert die Lebensqualität und das körperliche wie das seelische Befinden. Er kann (und soll!) mindestens 6–8 Wochen, darf aber auch über Monate bis Jahre eingenommen werden. Er ist für die Selbstbehandlung bestens geeignet; dennoch sollten Sie vorher ärztlich abklären lassen, ob eventuell vorhandene Beschwerden nicht doch auf ernstere Ursachen zurückzuführen sind.

WEISSDORNTEE ZUR STÄRKUNG

1 TL Weißdornblüten und -blätter mit 1 Tasse kochendem Wasser überbrühen, zugedeckt 15 Min. ziehen lassen, abgießen. Über mehrere Wochen bis Monate drei- bis viermal täglich 1 Tasse trinken zur allgemeinen Stärkung und Kräftigung des Herz-Kreislauf-Systems. Bei bestehenden Erkrankungen des Herzens Fertigpräparate einnehmen.

TEE BEI NERVÖSEM HERZ

Je 25 g Weißdornblätter und -blüten, Melissenblätter, Rosenblüten und Baldrianwurzel. 1 TL/Tasse, 10 Min. ziehen lassen. 6 Wochen lang dreimal täglich 1 Tasse trinken.

TEE BEI BLUTHOCHDRUCK

Je 20 g Weißdornblätter und -blüten, Melissen- und Mistelblätter, Lindenblüten und Schafgarbenkraut. Zubereitung und Anwendung wie beim Tee bei nervösem Herz.

GRIPPETEE

Je 20 g Weißdornblätter und -blüten, Rosmarinblätter, Mädesüßblüten, Engelwurzwurzel und Thymiankraut. Zubereitung und Anwendung wie beim Tee bei nervösem Herz.

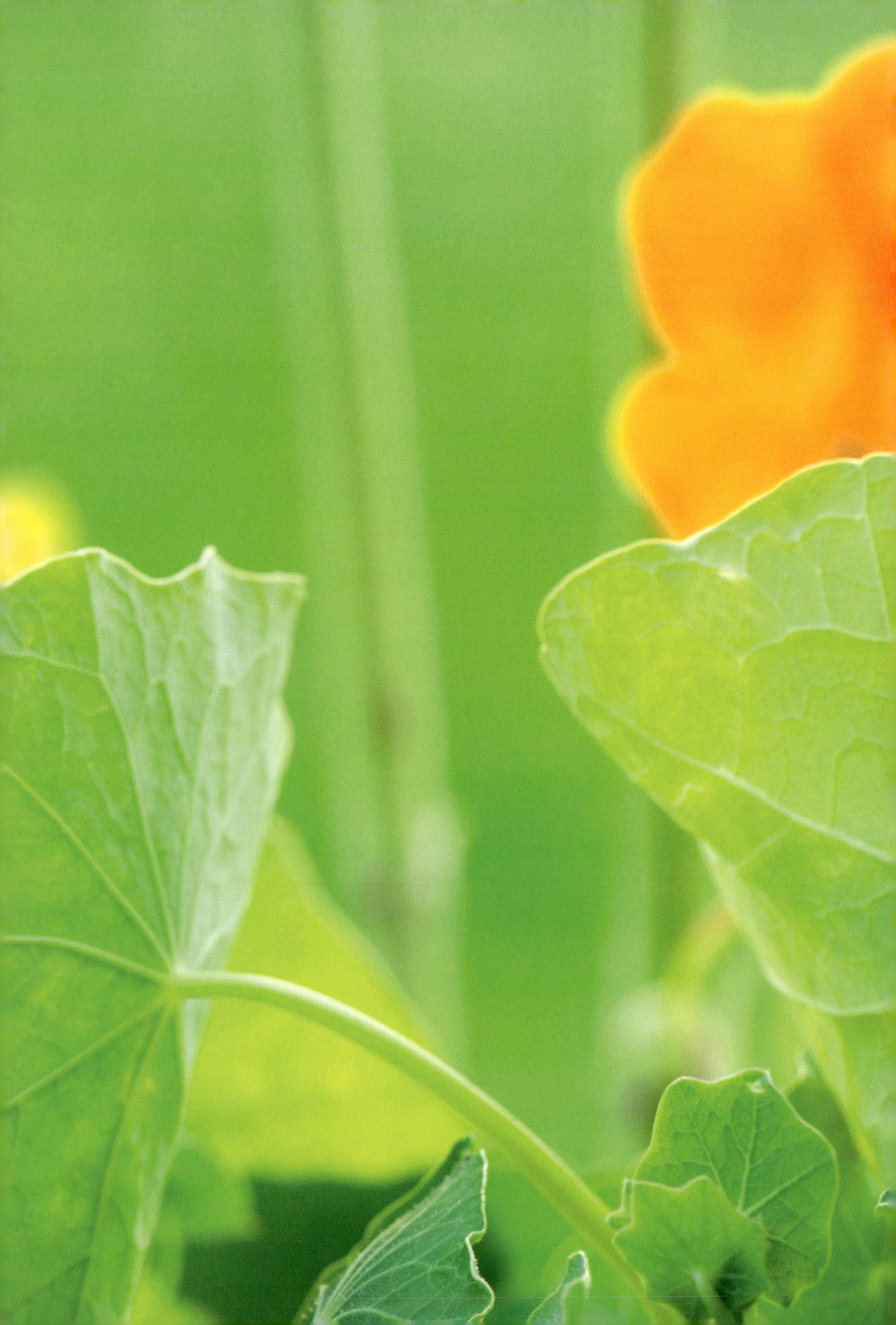

Service

Welchen Teil der Pflanze sammle ich wann?

	Januar	Februar	März	April	Mai	Juni	Juli	August	September	Oktober	November	Dezember
Bärlauch		[Blatt]	[Blatt] [Wurzel]	[Blatt]	[Blatt]				[Wurzel]	[Wurzel]		
Beinwell	[Wurzel]	[Wurzel]	[Wurzel]		[Blatt]	[Blatt]	[Blatt]			[Wurzel]		
Birke				[Blatt]	[Blatt]							
Blutwurz			[Wurzel]	[Wurzel]						[Wurzel]		
Brennnessel			[Blatt] [Wurzel]	[Blatt]	[Blatt]	[Blatt]		[Frucht]	[Frucht]	[Wurzel]		
Buchweizen						[blaue Blüte]	[blaue Blüte]	[blaue Blüte]	[blaue Blüte]			
Engelwurz			[Wurzel]						[Wurzel]	[Wurzel]		
Fenchel								[Frucht]	[Frucht]	[Frucht]		
Frauenmantel					[blaue Blüte]	[blaue Blüte]	[blaue Blüte]	[blaue Blüte]				
Gänseblümchen				[rote Blüte] [Blatt]	[rote Blüte] [Blatt]	[rote Blüte] [Blatt]	[rote Blüte] [Blatt]	[rote Blüte] [Blatt]				
Gänsefingerkraut					[blaue Blüte]	[blaue Blüte]	[blaue Blüte]	[blaue Blüte]				
Goldrute							[blaue Blüte]	[blaue Blüte]	[blaue Blüte]	[blaue Blüte]		
Heidelbeere							[Frucht]	[Frucht]	[Frucht]			
Holunder					[rote Blüte]	[rote Blüte]	[rote Blüte]	[Frucht]	[Frucht]			
Hopfen								[Frucht]	[Frucht]			
Johanniskraut						[blaue Blüte]	[blaue Blüte]	[blaue Blüte]	[blaue Blüte]			
Kamille					[rote Blüte]	[rote Blüte]	[rote Blüte]	[rote Blüte]				
Kürbis								[Frucht]	[Frucht]	[Frucht]	[Frucht]	
Lavendel						[rote Blüte]	[rote Blüte]					
Lein								[Frucht]	[Frucht]			

	Januar	Februar	März	April	Mai	Juni	Juli	August	September	Oktober	November	Dezember
Linde						Blüte	Blüte					
Löwenzahn		Wurzel	Wurzel	Blüte, Blatt	Blüte, Blatt	Blatt	Blatt	Blatt	Blatt	Wurzel	Wurzel	
Majoran, Dost						blühendes Kraut	blühendes Kraut	blühendes Kraut	blühendes Kraut			
Malve, Eibisch						Blüte	Blüte	Blüte		Wurzel		
Meerrettich	Wurzel	Wurzel									Wurzel	Wurzel
Melisse						Blatt	Blatt	Blatt				
Mutterkraut						blühendes Kraut	blühendes Kraut	blühendes Kraut				
Pfefferminze						Blatt	Blatt	Blatt	Blatt			
Ringelblume						Blüte	Blüte	Blüte	Blüte			
Rose					Blüte	Blüte	Blüte	Blüte, Frucht	Blüte, Frucht	Frucht	Frucht	
Rosmarin					Blatt	Blatt	Blatt					
Salbei					Blatt	Blatt		Blatt				
Sanddorn								Frucht	Frucht			
Schafgarbe			Blatt	Blatt	Blatt	blühendes Kraut	blühendes Kraut	blühendes Kraut	blühendes Kraut			
Schlüsselblume			Blüte	Blüte						Wurzel	Wurzel	
Spitzwegerich				Blatt	Blatt	Blatt	Blatt	Blatt				
Süßholz										Wurzel	Wurzel	
Thymian					blühendes Kraut	blühendes Kraut	blühendes Kraut	blühendes Kraut	blühendes Kraut			
Weißdorn				Blüte, Blatt	Blüte, Blatt				Frucht	Frucht		

Blüte *Blatt* *Wurzel* *Frucht* *blühendes Kraut*

Die Grundausrüstung für Selbermacher

Zum Sammeln

- ein Körbchen
- Stofftaschen und Papiertüten
- Messer und Schere

Zum Trocknen

- einen Wäscheständer oder flache Körbchen-Schalen
- Küchenhandtücher oder -papier
- ein Dörrapparat ist von Vorteil, wenn Sie viel trocknen wollen

Zum Aufbewahren

- saubere dunkle Schraubgläser
- schöne Dosen aus Holz (Birken- oder Lindenholzdosen sind „Schätze"), Papp- oder auch Teedosen

Für die Teezubereitung

- all das, was Sie sowieso für Ihre Lieblingstees zu Hause haben
- einen Mörser

Zur Tinkturenherstellung

- ein richtig gutes Küchenmesser (Keramikmesser) mit glatter Schneide
- ein Brettchen
- absolut saubere Schraubgläser, die gut schließen
- ein Messbecher
- ein Trichter
- Wodka oder Korn
- evtl. Mörser

Für Salben & Co.

- ein Topf mit guter Schütte
- ein Sieb
- ein feuerfestes Gefäß mit Maßeinheit (Laborglas, Becherglas) aus Borosilikatglas (kann direkt auf der Herdplatte oder im kochenden Wasserbad erhitzt werden)
- eine grammgenaue Küchenwaage
- Salbendosen

Für Wickel und Auflagen

- Küchenhandtücher, Wollschal, Waschschüssel
- evtl. Wärmflasche
- auf Wunsch spezielle Wickelsets (siehe Bezugsquellen)

Für Aromasprays

- naturreine ätherische Öle
- Flaschen mit Sprühaufsatz
- destilliertes Wasser oder Lavendel- oder Rosenhydrolat (Rosenwasser)
- 96 %iger Alkohol

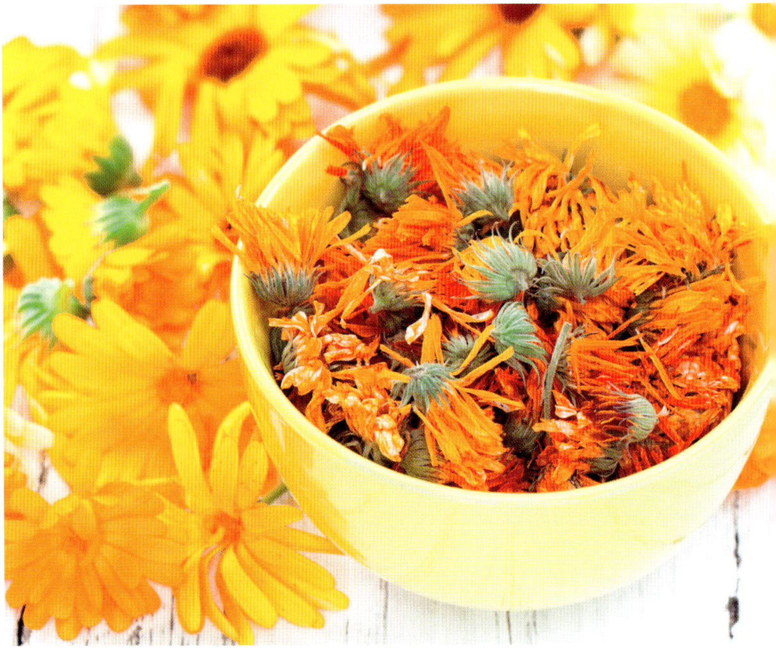

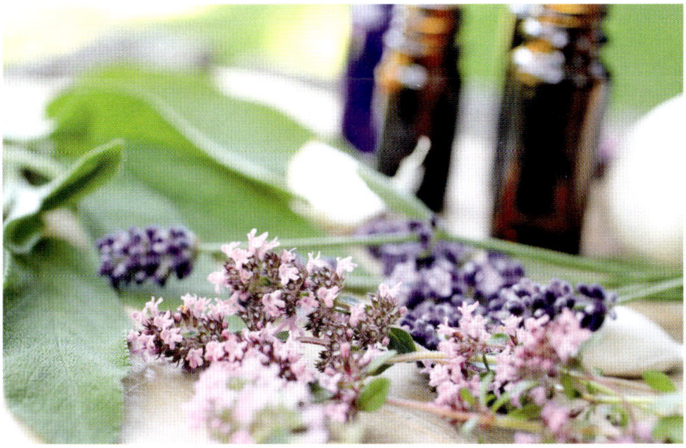

Bezugsquellen

Laborware (Laborgläser, Waagen, Flaschen, Salbendosen ...)

- Bio-Shop Stübener Kräutergarten: www.hinterauer.info/shop
- Packland: www.Paracelsus-Versand.de
- Rosa Heinz: Packaging in Glass and Plastic, www.rosa-heinz.de

Dörrapparate

- Stöckli-Dörrgerät: www.getreidemuehlen.de/Doerrgeraete/Stoeckli-Doerrex-K/991391.html

Tee und Gewürze, ätherische und fette Öle, Alkohol, Hydrolate

- Aliacura: naturkosmetische Rohstoffe, Ethanol 96 %ig, www.aliacura.de
- Aromapflege-Gesundheitsschule Evelyn Deutsch: Seminare und Shop, Wickelsets, ätherische und fette Öle, Rohstoffe und Laborware, www.aromapflege.com
- Farfalla Essentials AG: Seminare, ätherische und fette Öle, www.farfalla.ch
- Herbathek-Naturheilmittel: Kräuter, Gewürze, Imkereiprodukte, www.herbathek.com
- Oleofactum: Bio-Speiseöle, www.oleofactum.de
- Primavera: Seminare, ätherische und fette Öle, www.primavera-duftshop.de
- Wurzel-Sepp: Wilhelm Lindig Kräuterparadies, München, www.phytofit.de

Wickel und Auflagen

- Allgäuer Bergwiesen: Heuprodukte, www.heuprodukte.de
- Aßmus: Stoffe und Wolle, www.assmus-natur.de
- Bahnhofapotheke: Bienenwachsauflagen, Öle, Heilwolle, Wickelsets, www.bahnhof-apotheke.de
- Brumm, Vreni: Wickelsets, www.vreni.brumm.ch
- Buchmayr, Bärbl: Wickelsets, www.baerbl-buchmayr.com
- Wachswerk: natürliche Rohstoffe, Wickel, Wärmekissen, www.wachswerk.de

Pflanzen

- Artemisia Allgäuer Kräutergarten: Heilkräuter, Teemischungen, Seminare, www.artemisia.de
- Blumenschule Schongau: Kräuter und Heilpflanzen, Kurse und Veranstaltungen, Naturland-Gärtnerei, ökologischer Landbau, www.blumenschule.de
- Hof Berg-Garten: Wilde Blumen für lebendige Gärten, Bioland, www.hof-berggarten.de
- Kräuterei Bioland: Duft-, Heil-, Gewürz- und Teekräuterpflanzen, www.kraeuterei.de
- Schaugarten Syringa: Duftpflanzen und Kräuter, www.syringa-pflanzen.de
- Staudengärtnerei Dieter Gaissmayer: www.staudengaissmayer.de

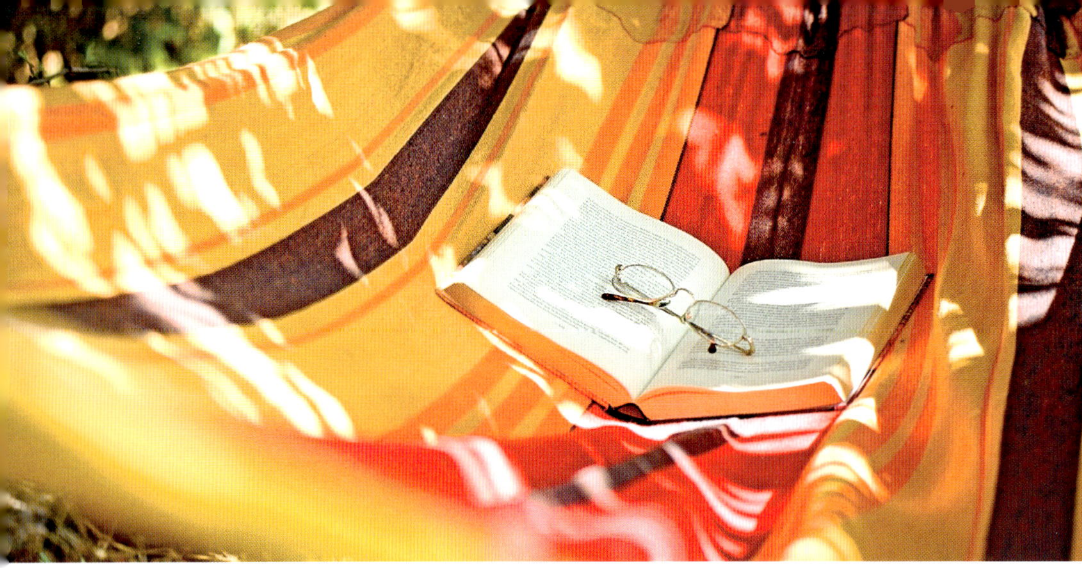

Zum Weiterlernen

Wer sich den Pflanzenschatz zu eigen machen möchte, braucht Zeit. Nehmen Sie sich daher nicht zu viel auf einmal vor: lieber jeden Monat eine Pflanze auswählen und sich gezielt mit ihr beschäftigen, oder auch nur eine im Vierteljahr. Wissen wächst mit der Zeit – wie die Pflanzen auch. Setzen Sie sich nicht unter Druck, lassen Sie geschehen. Dann kommen Genuss und Freude dabei nie zu kurz. Am meisten lernen Sie über eine Pflanze, wenn Sie sie nutzen und kosten: einen Tee trinken, eine Salbe auf die Haut bringen oder einfach genießen. Dann wissen Sie, ob und wie sie Ihnen guttut. Horchen Sie in die Märchen, Mythen, Lieder und Gedichte „Ihrer" Pflanze hinein – die Welt ist voll davon – und staunen Sie über neue Forschungen. Oder versuchen Sie, sie zu zeichnen. Dabei lernen Sie viel mehr über sie als beim Fotografieren. Vielleicht möchten Sie Ihre Pflanzen übers Jahr „begleiten": Wie sieht sie im Frühjahr aus, wie ihre jungen und wie die älteren Blätter, die Knospen, Blüten und wie ihre Früchte im Herbst? Dokumentieren Sie, was Sie sehen, tauschen Sie sich mit anderen darüber aus.
Und nicht zuletzt gibt es Literatur in Fülle: Lehrbücher, botanische Bücher, Schmankerl mit Pflanzengeschichten und -geschichte. Auch Kurse, Seminare und Ausbildungen werden heutzutage zuhauf angeboten. Sie werden finden, was Sie anspricht. Hier ein paar Vorschläge.

Literatur

Heilpflanzen allgemein

- Bühring, U.: Alles über Heilpflanzen. Stuttgart: Ulmer; 2018
- Fintelmann, V., Weiß, R. F.: Lehrbuch der Phytotherapie. 13. Aufl. Stuttgart: Hippokrates; 2016

- Fischer-Rizzi, S.: Medizin der Erde. Legenden, Mythen, Heilanwendung und Betrachtung unserer Heilpflanzen. CH-Aarau: AT; 2010
- Storl, W. D.: Kräuterkunde. Braunschweig: Aurum; 2011
- Vonarburg, B.: Natürlich gesund mit Heilpflanzen. CH-Aarau: AT; 2001

Bestimmungsbücher

- Dal Cero, M.: Pflanzen für die Gesundheit. Botanik in der Praxis. Bern: hep; 2004.
- Schönfelder. I., Schönfelder, P.: Der Kosmos-Heilpflanzenführer. Über 600 Heil- und Giftpflanzen Europas. Stuttgart: Kosmos; 2010

Anwendungen und Rezepte

- Bühring, U.: Heilpflanzen-Rezepte. Stuttgart: Ulmer; 2014
- Bühring, U.: Wickel und Auflagen. Stuttgart: Ulmer; 2013

Für Kinder

- Bühring, U.: Heilpflanzen für Kinder. Stuttgart: Ulmer; 2015

Gesund leben und Naturkosmetik

- Bühring, U.: Heilkraft von Obst und Gemüse. Stuttgart: Ulmer; 2017
- Bühring, U.: Heilpflanzen-Kuren. Stuttgart: Ulmer; 2016
- Hess, P., Jossen, W.: Naturkosmetik. Natürliche Pflege für den ganzen Körper. Zum selber machen. Pia Hess Naturkosmetik; 2011
- Fleischhauer, S. G.: Kleine Enzyklopädie der essbaren Wildpflanzen. Aarau: AT; 2016

Kurse und Exkursionen

Das Internet ist voller Angebote. Am besten informieren Sie sich in Ihrem Heimatort, bei der Volkshochschule, dem BUND oder bei Kräuterpädagoginnen. Wie Sie herausfinden, wer gute Seminare und Ausbildungen anbietet? Fragen Sie nach der Ausbildung der Dozenten, das ist ein guter Gradmesser. Und falls Sie mit einer längeren (und meist kostenintensiven) Ausbildung liebäugeln, fragen Sie nach einer „Schnupperstunde“. Danach können Sie besser abschätzen, ob Ihnen die Qualität und Art des Unterrichts zusagt. Denken Sie immer daran: Pflanzenlernen muss Freude machen! Mein persönliches Motto seit vielen Jahren heißt: „Schau hin, aber schau genau hin!“ – möge auch Sie dieses leiten.

Auf viele „grüne Freundinnen“!

Rezepturen und Anwendungen

Auf diesen Seiten finden Sie Hilfe bei …

A

B

D

E

F

G

H

I

K

L

Bildquellen

Die Fotos im Innenteil und auf dem Umschlag stammen von **Heike Schmidt-Röger** mit Ausnahme der folgenden: AmyLv/Shutterstock.com: 30; aniana/Shutterstock.com: 35; Baumann, Patrick: 102; Bildagentur Zoonar GmbH/Shutterstock.com: 108; bitt24/Shutterstock.com: 120; Bühring, Ursel: 42, 47; Christian Musat/Shutterstock.com: 63; Daniels, Sabrina Sue: 38; Elena Zajchikova/Shutterstock.com: 154; FabrikaSimf/Shutterstock.com: 89; Flora Press/Ute Klaphake: 71; Guenter Albers/Shutterstock.com: 90; HandmadePictures/Shutterstock.com: 113; Hath, Jessica Alice: 16, 17, 41, 50, 53, 67; Hecker, Frank: 4, 57, 115; Henrik Larsson/Shutterstock.com: 150/151; images72/Shutterstock.com: 48; Jiri Hera/Shutterstock.com: 125; Lipatova Maryna: 107; Madeleine Steinbach/Shutterstock.com: 12; madorf/Shutterstock.com: 105; Manfred Ruckszio/Shutterstock.com: 111; matunka/Shutterstock.com: 119; mauritius images: 13, 86, 130, 136, 156; McGraw/Shutterstock.com: 98/99; melei5/Shutterstock.com: 83; Melinda Nagy/Shutterstock.com: 133, Buchrückseite; Miroslav Hlavko/Shutterstock.com: 27; Nadezhda Nesterova/Shutterstock.com: 129; Nadisja/Shutterstock.com: 32/33; Natasha Breen/Shutterstock.com: 59; natashamam/Shutterstock.com: 147, Umschlag hinten; nnattalli/Shutterstock.com: 148; OK Media/Shutterstock.com: 22; Oksana Shufrych/Shutterstock.com: 127; Ole Schoener/Shutterstock.com: 43; Olha Lavrenchuk/Shutterstock.com: 103; Radka Palenikova/Shutterstock.com: 24/25, 64; Rudmer Zwerver/Shutterstock.com: 142; sasimoto/Shutterstock.com: 40; Siegi/Shutterstock.com: 145; Stockfood / Diez, Otmar: 15; tarapong srichaiyos/Shutterstock.com: 52; Vetter, Ina: 76; Viktory Panchenko/Shutterstock.com: 31, 84/85; vinbergv/Shutterstock.com: 139; Zeller, Susi: hintere Außenklappe; Zoonar/Ingo Schulz: 117
Pflanzenzeichnungen auf den Klappeninnenseiten: Lutz-Erich Müller
Hellgrüne Schmuckzeichnungen: Susanne Junker, red.sign, Stuttgart

Die in diesem Buch enthaltenen Empfehlungen und Angaben sind von der Autorin mit größter Sorgfalt zusammengestellt und geprüft worden. Eine Garantie für die Richtigkeit der Angaben kann aber nicht gegeben werden. Autorin und Verlag übernehmen keine Haftung für Schäden und Unfälle. Bitte setzen Sie bei der Anwendung der in diesem Buch enthaltenen Empfehlungen Ihr persönliches Urteilsvermögen ein und ziehen Sie im Zweifelsfall einen Arzt zurate.
Der Verlag Eugen Ulmer ist nicht verantwortlich für die Inhalte der im Buch genannten Websites.

Impressum

Bibliografische Information der Deutschen Nationalbibliothek

Die Deutsche Nationalbibliothek verzeichnet diese Publikation in der Deutschen Nationalbibliografie; detaillierte bibliografische Daten sind im Internet über http://dnb.d-nb.de abrufbar.

Wollgrasweg 41, 70599 Stuttgart (Hohenheim)
E-Mail: info@ulmer.de
Internet: www.ulmer.de
Lektorat: Christine Hutschenreuther, Antje Krause
Herstellung: Verlag Eugen Ulmer
Umschlag-Gestaltung: Anette Vogt, red.sign, Stuttgart
Satz und Gestaltung: Susanne Junker, red.sign, Stuttgart
Reproduktion: timeRay Visualisierungen, Jettingen
Druck und Bindung: Druck Westermann, Zwickau
Printed in Germany

ISBN 978-3-8186-0352-6